絵で見てわかる

定番おかずをおいしく減塩

―計量スプーンでできる 味つけのコツ―

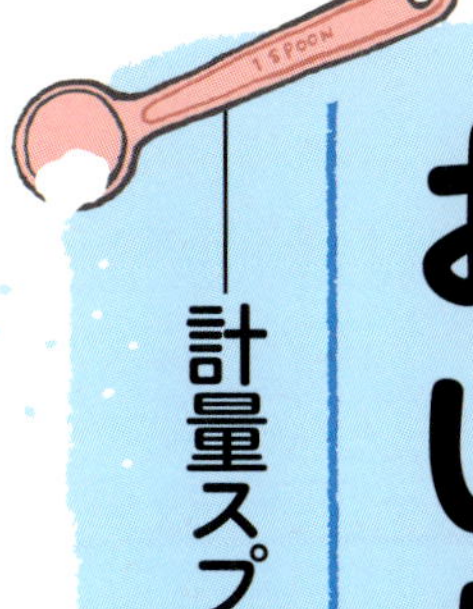

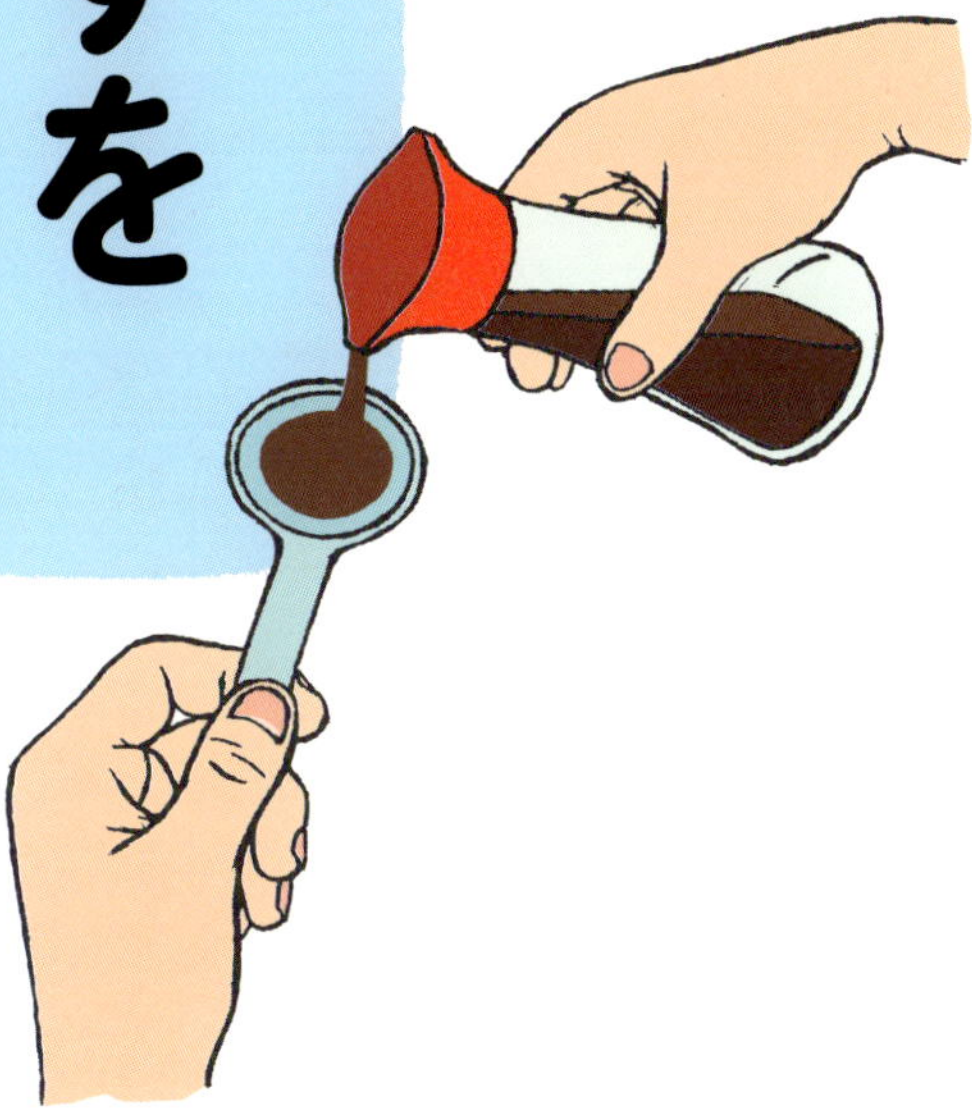

女子栄養大学調理学研究室教授
松田康子

女子栄養大学出版部

目次

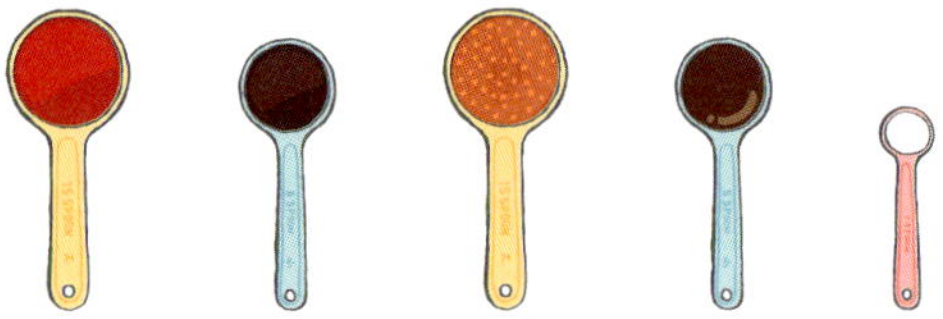

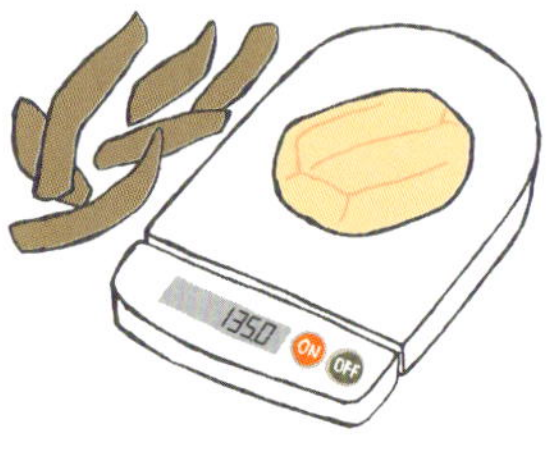

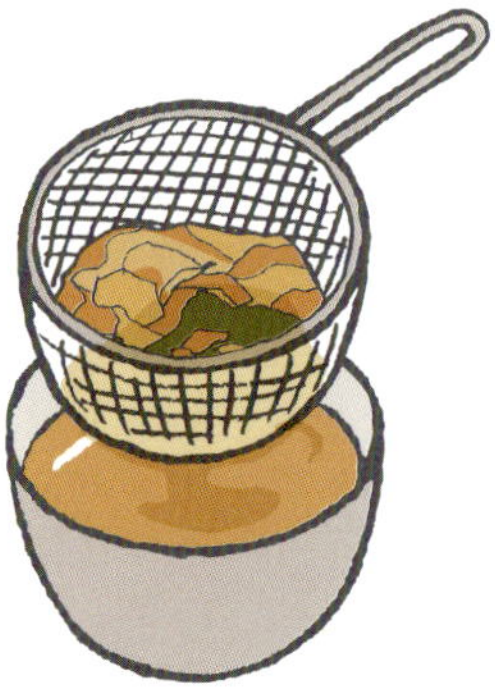

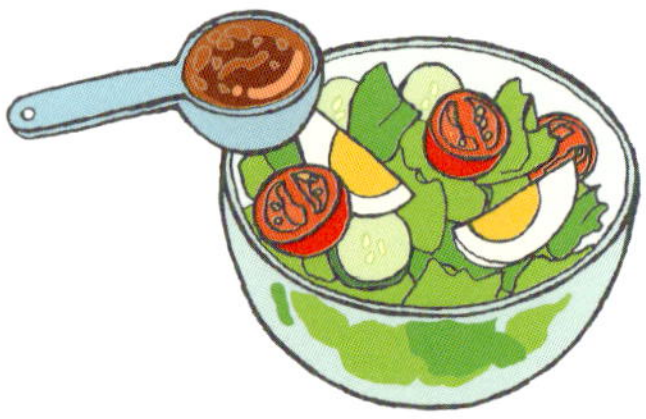

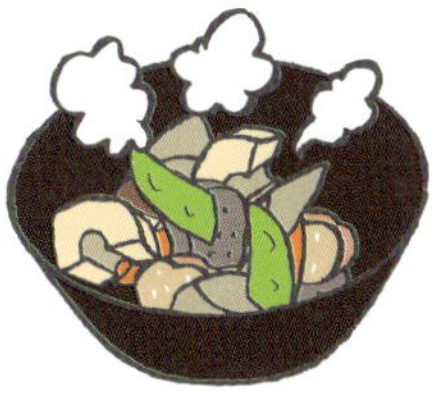

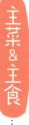

はじめに

食べ物の味の好みは、長い間の食生活によって培われるものです。健康のために、高血圧予防のために減塩しましょうといわれても、味の好みは急に変えられないからとか、おいしくないものは食べたくないから、などといいわけを並べて、なかなか対応しようとしないかたもいらっしゃるでしょう。そして、減塩はしたいと思っていても、どの程度減塩したらよいかもわからないというかたもいらっしゃるでしょう。しかし、実はうす味にしても1～2週間で慣れてくるとの報告があります。これは、みそ汁のみその量を変えて行った実験からわかったことです。

すべての食べ物や料理の塩分を減らさなくてはいけない、と考えるのでなく、まずは今よりも少し塩分を減らすことを考えましょう。料理の味つけや食べ方を見直して、実行に移すきっかけ作りに、この本がお役に立てればと思います。

しかし、うす味は慣れてくるとはいいましたが、ただ塩分を減らせばよいわけではありません。おいしく食べるためには、いろいろなくふうがありますので、自分や家族に合う味やくふうを見つけて、これからの家庭の味にしてください。

女子栄養大学調理学研究室教授
松田康子

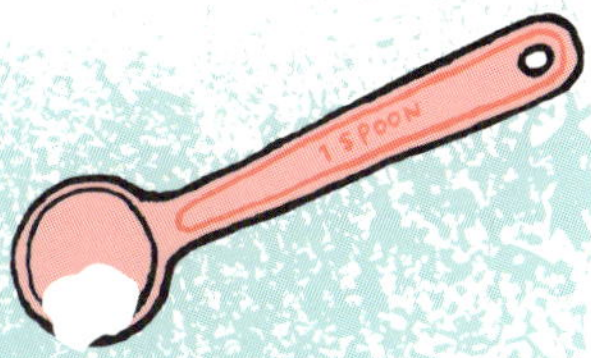

どうして減塩が必要なのでしょうか

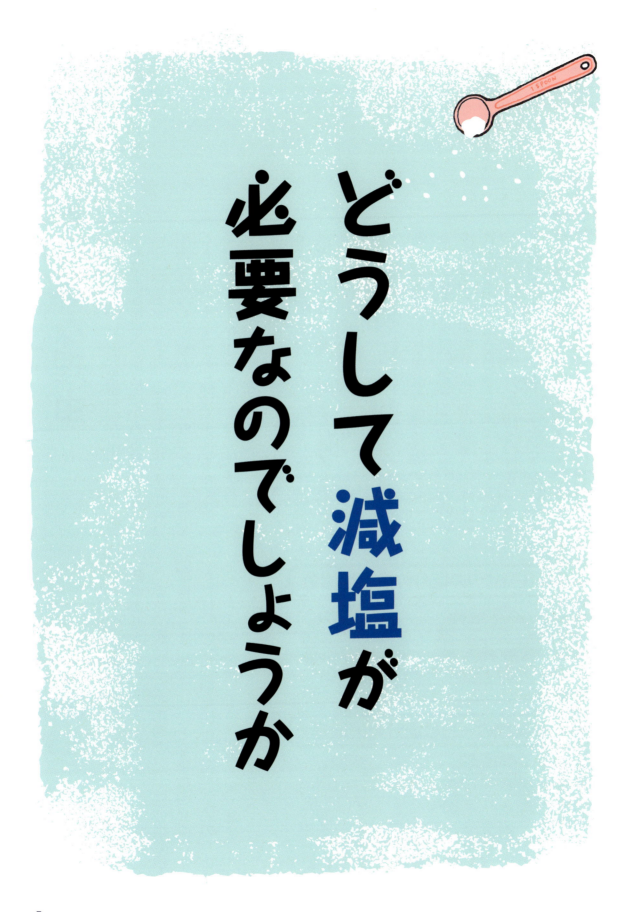

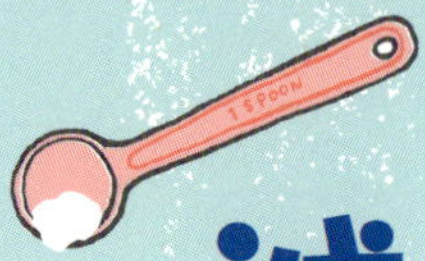

減塩が必要な理由

日本人に多い心筋梗塞や脳卒中などは、循環器系の病気で、命にかかわる状況が突然に発生します。また、一命をとりとめても、障害が残ったり寝たきりになったりすることもあり、そうなると健康な生活をおくることができなくなります。この心筋梗塞や脳卒中の危険性を高めるのが高血圧といわれ、塩分のとりすぎが血圧を上げるリスクであることが知られています。さらに近年、食塩摂取量とがん、特に胃がんとの関係も明らかになり、胃がんのリスクになることもいわれています。

これらの病気を予防するために、塩分を過剰にとらないよう適量の塩分摂取することをおすすめします。適量の塩分とは、日本人の一日当たりの塩分の摂取目標量は、成人男性8g未満、成人女性7g未満です。実際の一日の塩分の摂取量※は、男性平均11g、女性平均9.2gとなっています。この10年前は、男性12.4g、女性10.7gだったので、減ってきてはいるのですが、もう少し努力して減らす必要があります。

また、医師からの指導で、「一日の塩分摂取量を6g以下」に、と食事指導を受けたかたは、症状の悪化防止や再発予防のために、さらに減塩の必要性が高くなります。

※平成27年「国民健康・栄養調査」（厚生労働省）

1日あたりの塩分の摂取目標量

成人女性 7g未満

成人男性 8g未満

実際の一日の塩分の摂取量

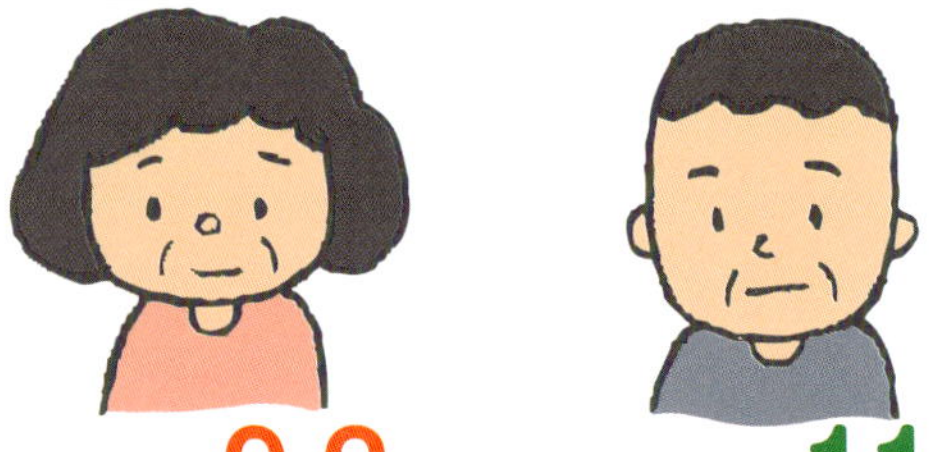

女性平均9.2g　男性平均11g

減塩してもおいしく

自分の好む味は、今までの習慣から培われるので、気づかないうちに濃い味になっていることもあります。また、外食は全体的に味が濃く、その味と比べたら家庭の料理の味は濃いと感じないかもしれません。そのため、家庭で食べている料理の塩分について気にしておらず、ましてや見直そうと思わないのではないでしょうか。

実は、女子栄養大学で教えているレシピも同様で、見直しをしないまま従来のレシピを使っていました。ですが、塩分の摂取目標量が低くなってきた（成人男性8g未満、成人女性7g未満）昨今、今までのレシピの見直しを行いました。そして、料理ごとにさまざまなくふうをすることで、塩分を減らしても、充分においしい料理になることを再認識ました。

料理にはさまざまな調理法、味つけがあるので、この方法さえ行えば減塩できる、といった唯一の万能な方法はありません。今までいわれてきている減塩のポイントを踏まえつつ、それぞれの料理でどんなくふうをしたらよいかをこの本で示しました。

また、一挙に低い塩分にするのではなく、段階を追って塩分を減らして、その味に慣れたら、さらに塩分を減らす、といった方法を紹介しています。塩分を減らしてもおいしいと感じてもらいながら、無理せずに減塩を成功させてほしいと思っています。

いつも家庭で作られている基本の料理を収載しているので、減塩ができそうな料理から始めてみてください。そして、改めて自分なりの味、家庭の味を作ってください。

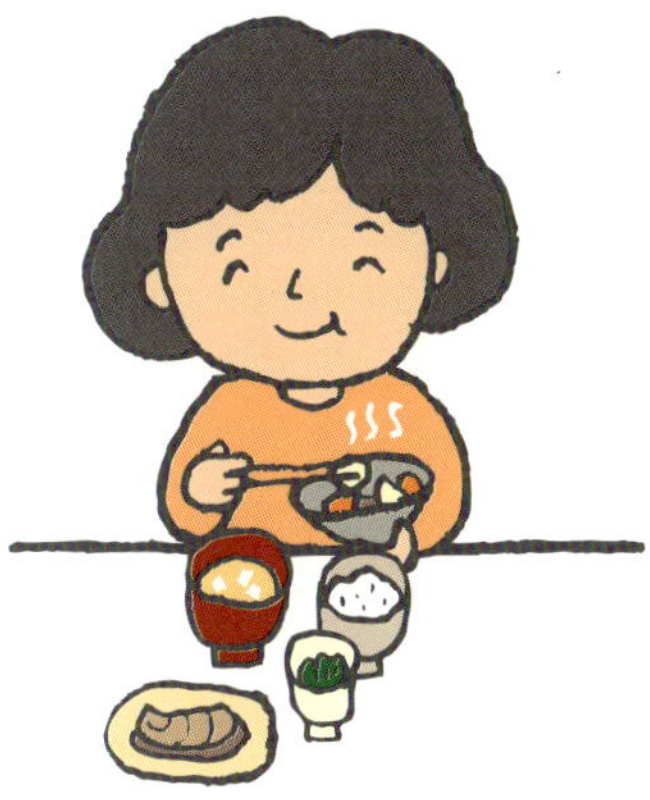

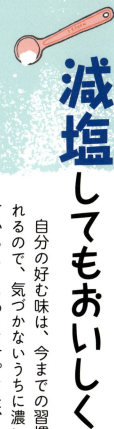

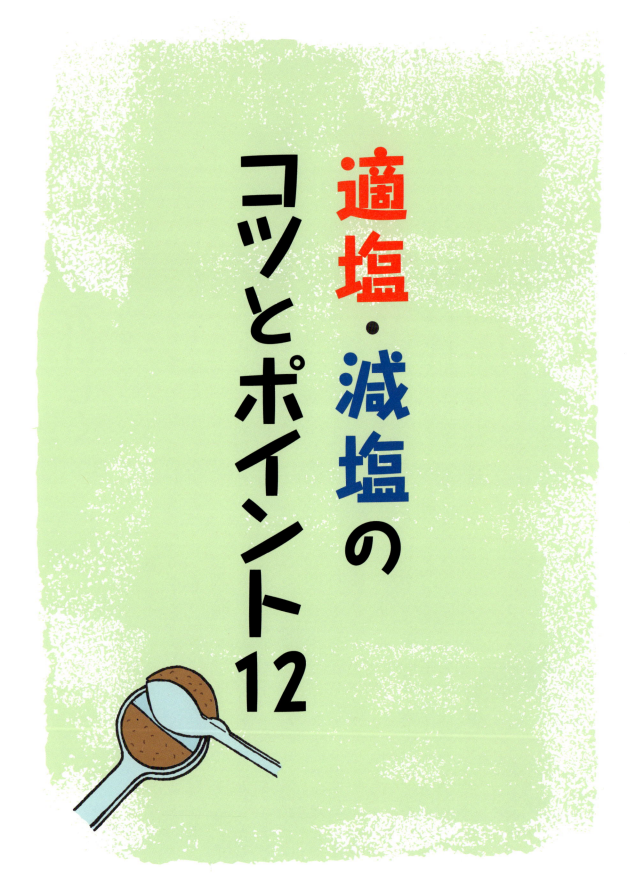

適塩・減塩のコツとポイント12

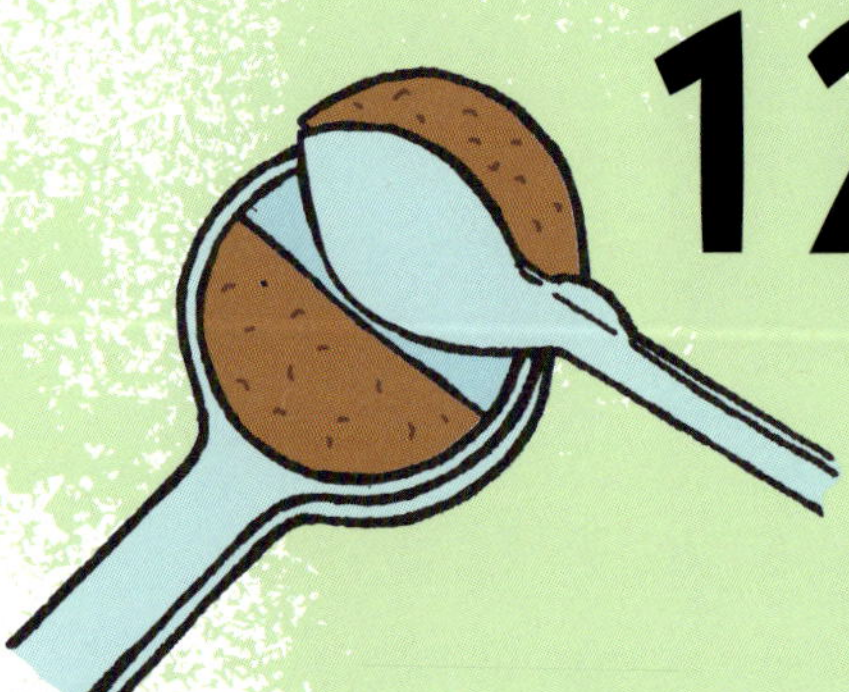

1 調味料は、徐々に減らす

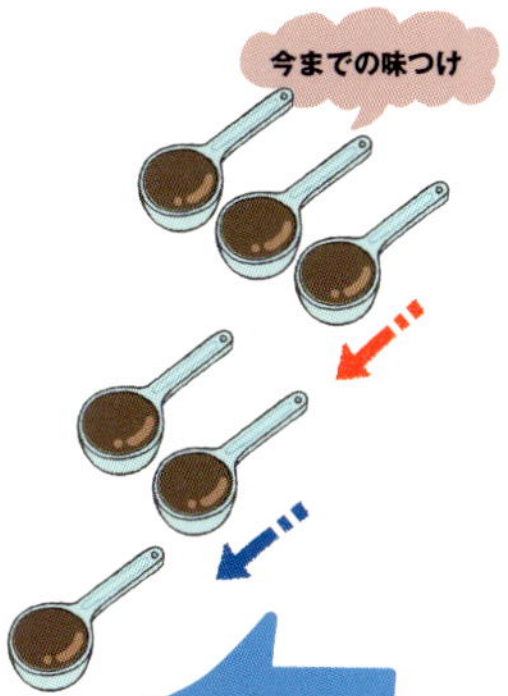

p.10へ

2 材料や調味料をきちんと計る

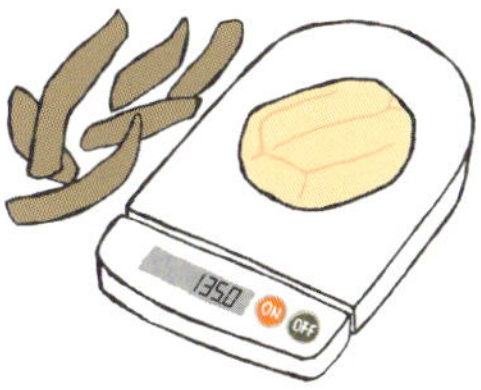

p.12へ

3 新鮮なものや季節（旬）の食材を使う

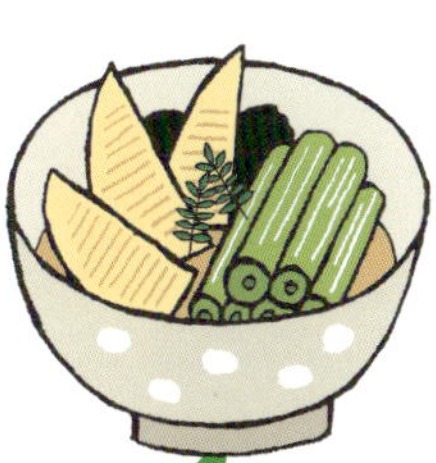

p.14へ

4 うま味（だし）を利用する

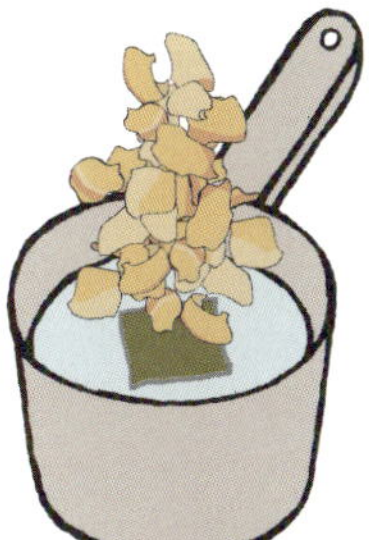

p.16へ

5 うす味を補う食品を使う

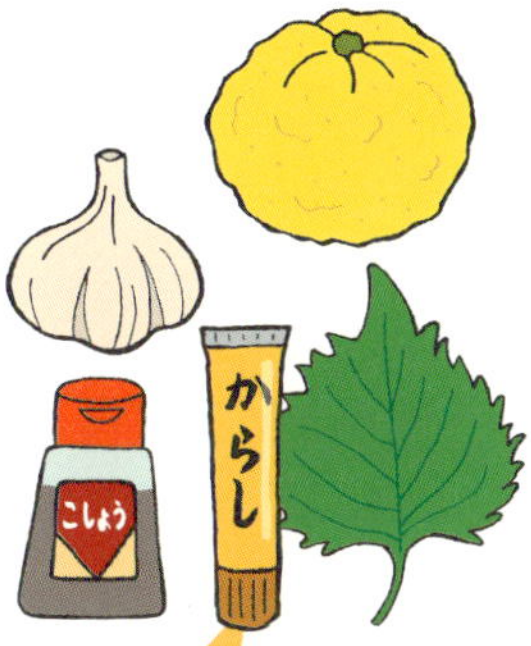

p.18へ

6 調味料の塩分を知る

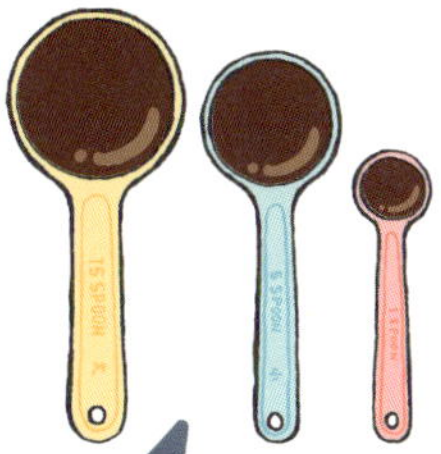

p.20へ

7 食卓で使う調味料は計って使う

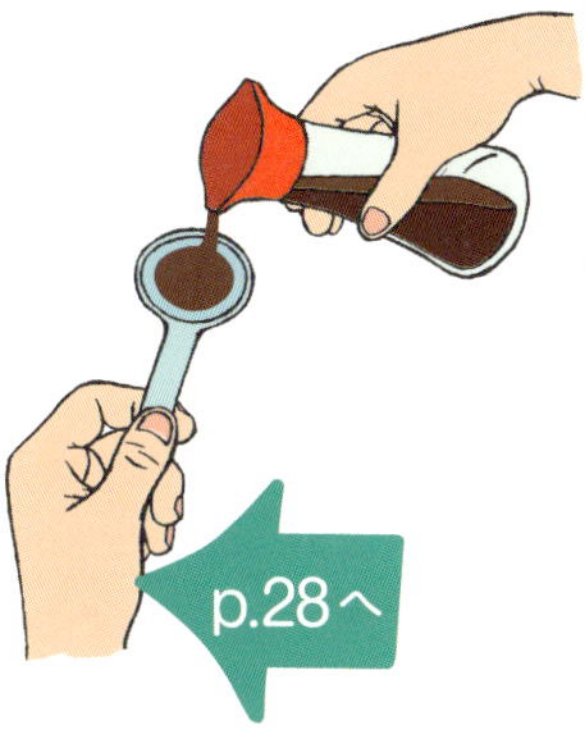

p.28へ

8 塩分が多い食品とのじょうずなつき合い方

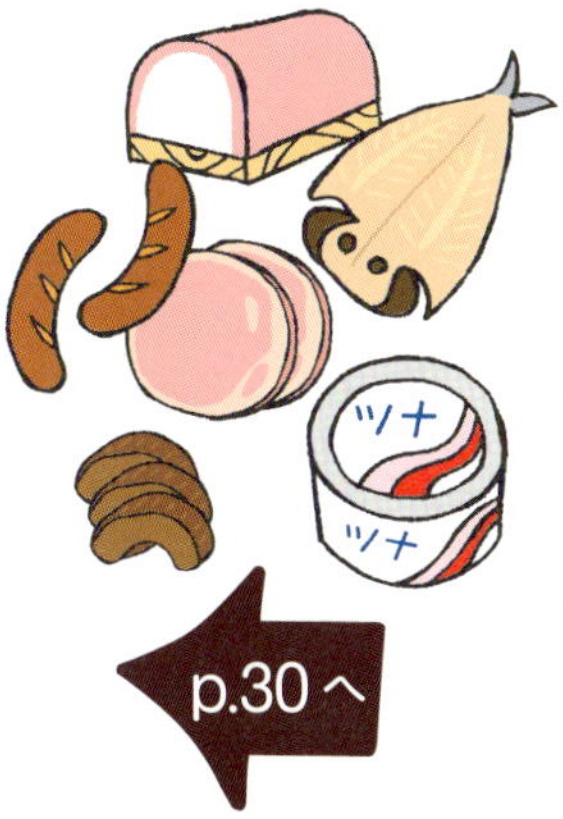

p.30へ

9 インスタントめんや総菜の減塩テクニック

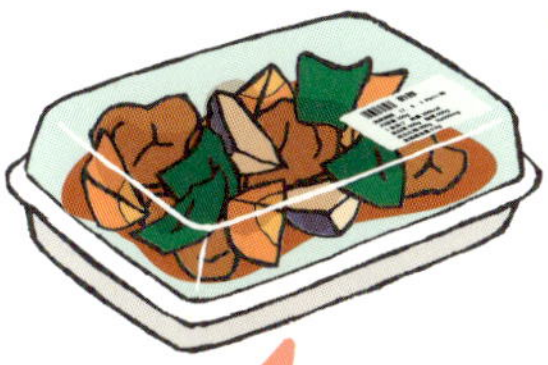

p.32へ

10 減塩できる献立のポイント

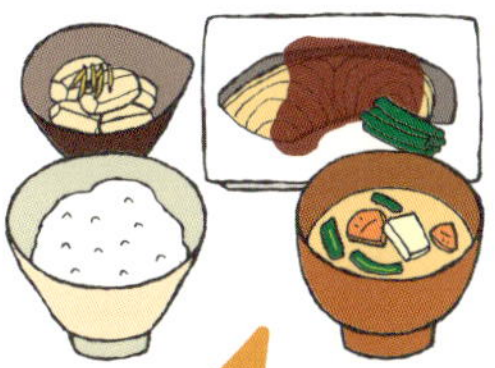

p.34へ

11 減塩できる調理のコツと食べ方

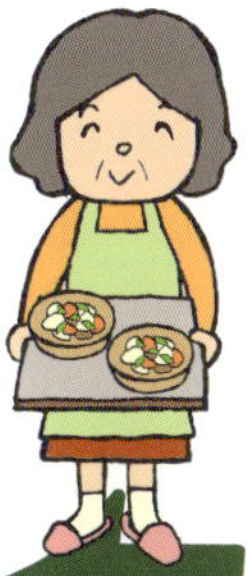

p.36へ

12 調味料パーセントについて

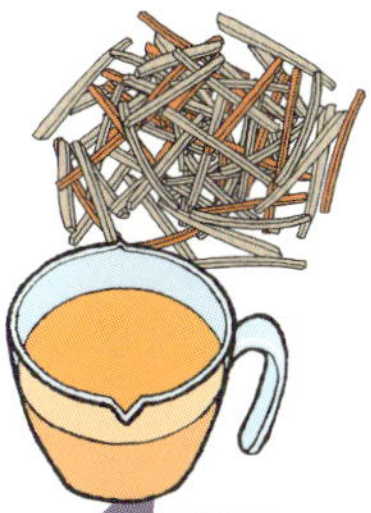

p.37へ

適塩・減塩のコツとポイント 1

調味料は、徐々に減らす

今の味つけから少しずつ調味料を減らしながら減塩しましょう

　健康のために減塩をしたいと思っている人も、病気などが原因で医師から減塩を指導された人も、最初はどうしたらよいのか、とまどうのではないでしょうか。また、今まで塩分のことなど気にせずに料理を作ったり味の濃いものを好んで食べてきた人が、一挙に「一日塩分6g」まで減塩するのはむずかしいでしょう。おそらく、料理をおいしいと感じられないのではないでしょうか。それでは、食事が楽しめず、減塩料理に幻滅してしまいますね。

　そこでまずは、日ごろ自分が味つけするときの調味料の量を計ってみましょう。次に、今までの味つけから、少しずつ調味料を減らして味を少しうすくし、その味に慣れたら、さらに調味料を減らすといった方法で、徐々に減塩することをおすすめします。1～2週間で、うす味に慣れてくるといわれています。

　この本では、40ページから各料理の作り方を紹介しています。「適塩」は、健康な成人の一日の摂取塩分量の目標量（男性8g未満、女性7g未満）になるような味つけです。「減塩」は、一日の摂取塩分量を6gと塩分制限された場合の味つけです。

　健康のために減塩を目指す人は、「適塩」の料理になるまで続けてみましょう。

　一日の塩分摂取量を6gにしたい人は、最初は「適塩」から、それに慣れたら「減塩」にと段階を追って減塩していくとよいでしょう。

　ですが、「適塩」で調味してみて、この味がどうしてもおいしく感じられない場合は、今までの味つけより少しずつ調味料を減らすことから始めましょう。そこから始めて、徐々に味に慣れながら減塩していき、最終的に「適塩」または「減塩」を目指しましょう。

今までの味つけの思い込みを捨てましょう

　煮物など、甘辛くて濃い味がおいしい、と思い込んでいませんか？　調味料を減らすと食材そのものの味が引き立ってきます。「うす味にすると料理がおいしくない」と思い込まずに、うす味のおいしさを感じ、味わいましょう。

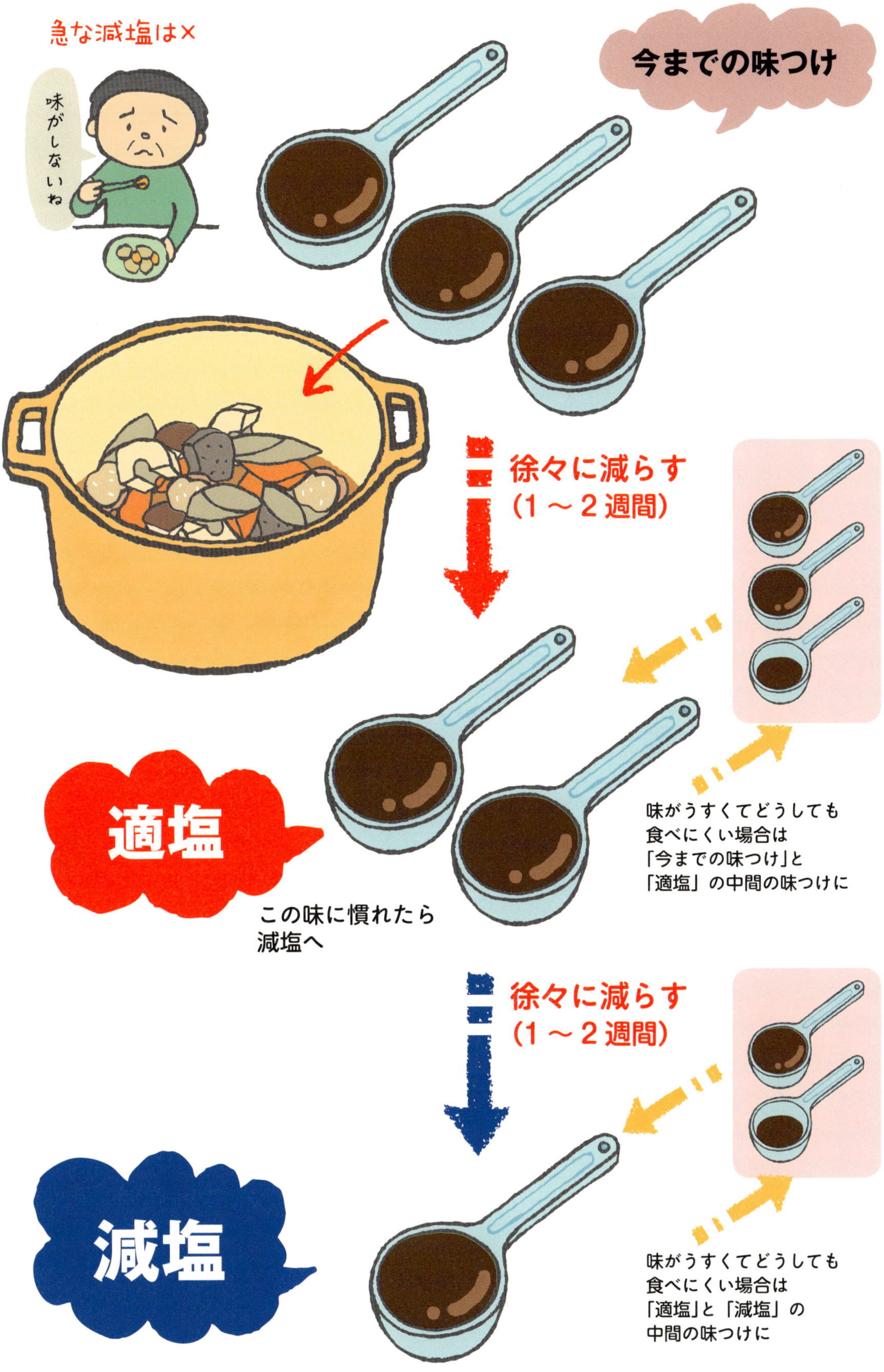
急な減塩は×
味がしないね
今までの味つけ
徐々に減らす
（1～2週間）
味がうすくてどうしても
食べにくい場合は
「今までの味つけ」と
「適塩」の中間の味つけに
適塩
この味に慣れたら
減塩へ
徐々に減らす
（1～2週間）
味がうすくてどうしても
食べにくい場合は
「適塩」と「減塩」の
中間の味つけに
減塩

材料や調味料をきちんと計る

「計る」ことが減塩の第一歩です

減塩を始めるときに、まず大事なことは、塩分の摂取量を把握し、正確に調味するために、「計る」ことを実行することです。

材料の分量に対して塩分量を決めます。それを基に調味料の量が決まります。ですから、材料も調味料もきちんと計ってから料理をしましょう。計らないで適当にしてしまうと、塩分量がわからなくなりますし、味も薄く感じたり濃く感じたりと毎回変わってしまいます。

材料は、調理する直前の状態で計ります

塩分量を決めるときの材料の分量は、調理する直前の状態の量です。この本のレシピに示してある分量も同様です。野菜であれば、皮をむいたり種やへたなどを除いた状態のものです。魚などは三枚おろしにしたものや切り身にしたものです。また、一尾魚の場合は、えらや内臓やうろこなどを除いた状態の重量です。

計量カップ・スプーン

計り方は21ページを参照してください。

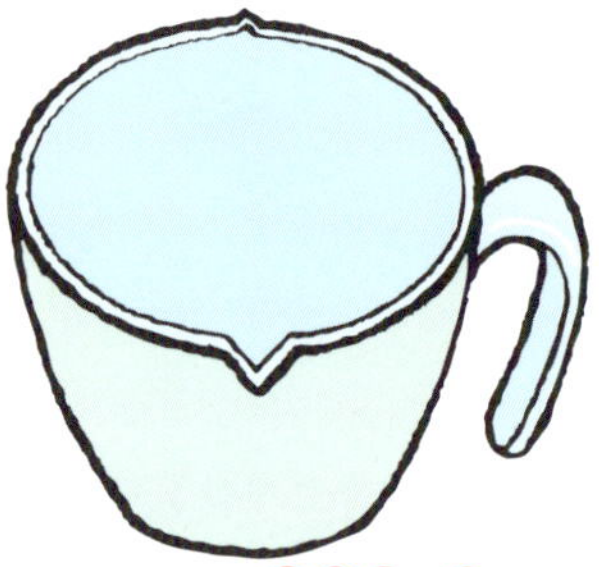

カップ＝200mℓ

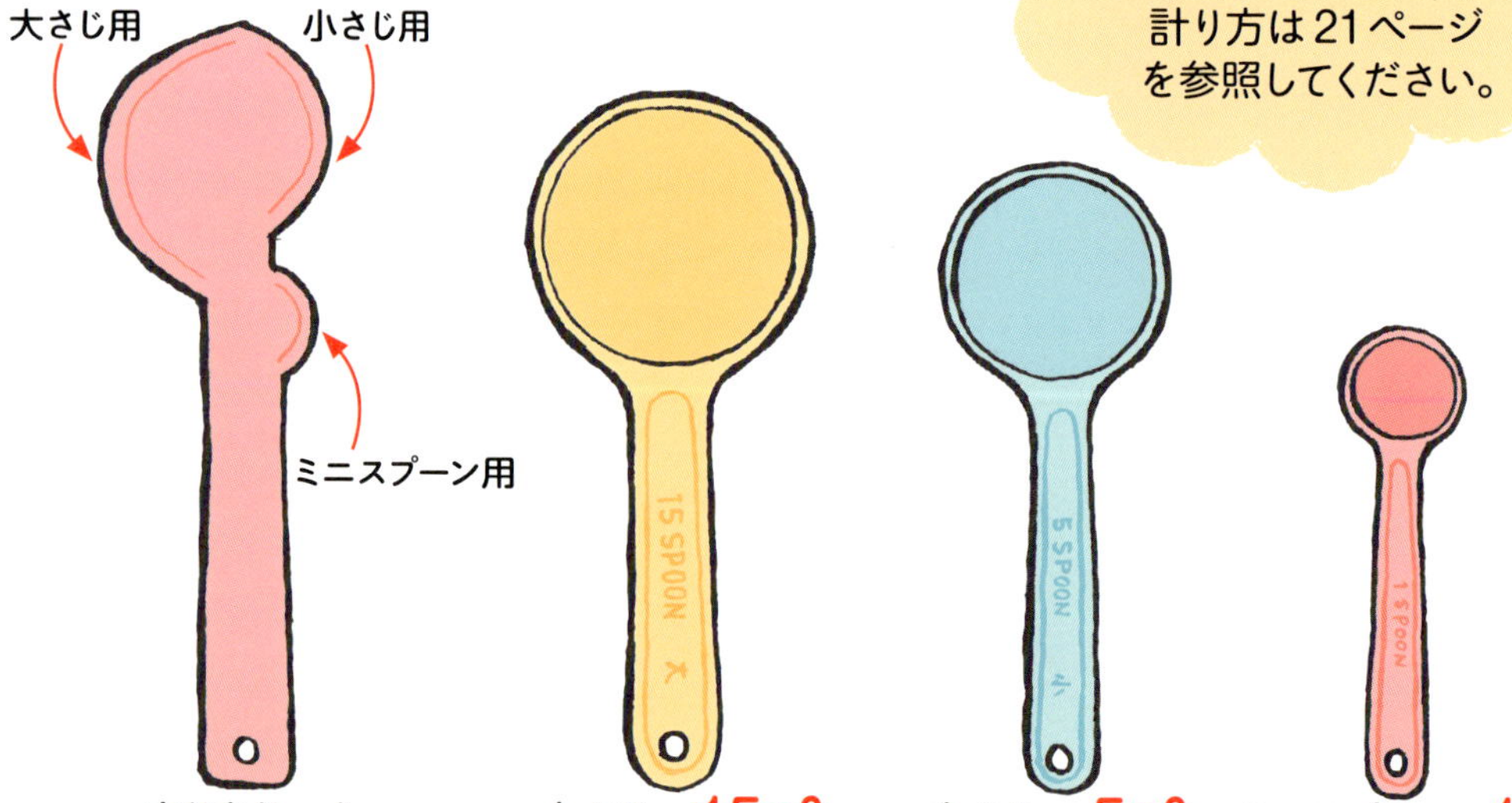

すりきりへら　大さじ＝15mℓ　小さじ＝5mℓ　ミニスプーン＝1mℓ

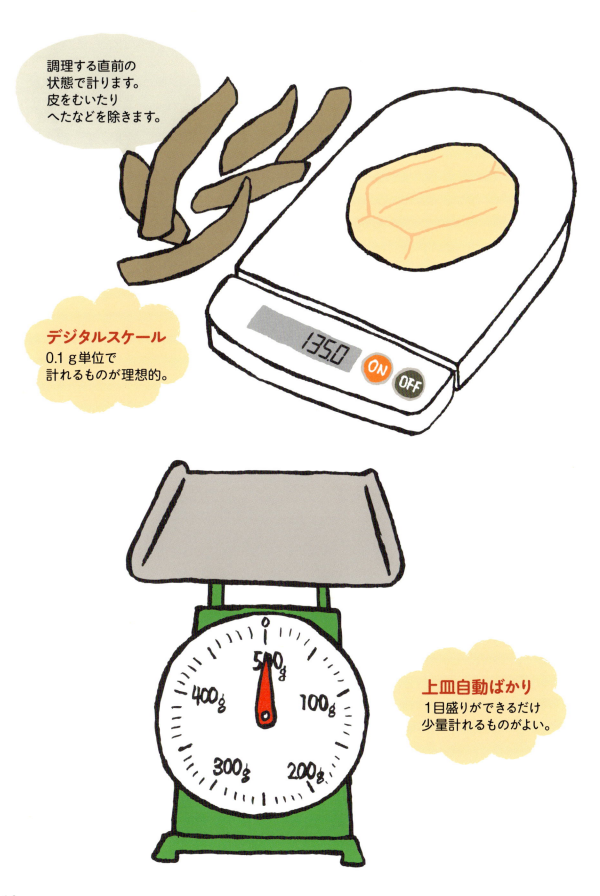

調理する直前の
状態で計ります。
皮をむいたり
へたなどを除きます。

デジタルスケール

0.1ｇ単位で
計れるものが理想的。

上皿自動ばかり

1目盛りができるだけ
少量計れるものがよい。

3 新鮮なものや季節（旬）の食材を使う

食材の味わいが濃いと、うす味でもおいしく味わえます

新鮮な食材や旬の食材は、アクや生臭みが少なく、食品本来の味わいが濃いので、うす味で充分おいしく味わえます。むしろ、うす味のほうが食材そのものの味が生きてきます。食材の本来のおいしさを味わえますし、減塩もでき、さらに旬の食材は栄養価も高いので、「一石三鳥」ですね。ですので、できるだけ、新鮮な旬の食材を使いましょう。

新鮮な食材を使えないときでも、濃い味つけにするのではなく、香辛料やスパイスなどをじょうずに利用してうす味を心がけましょう。

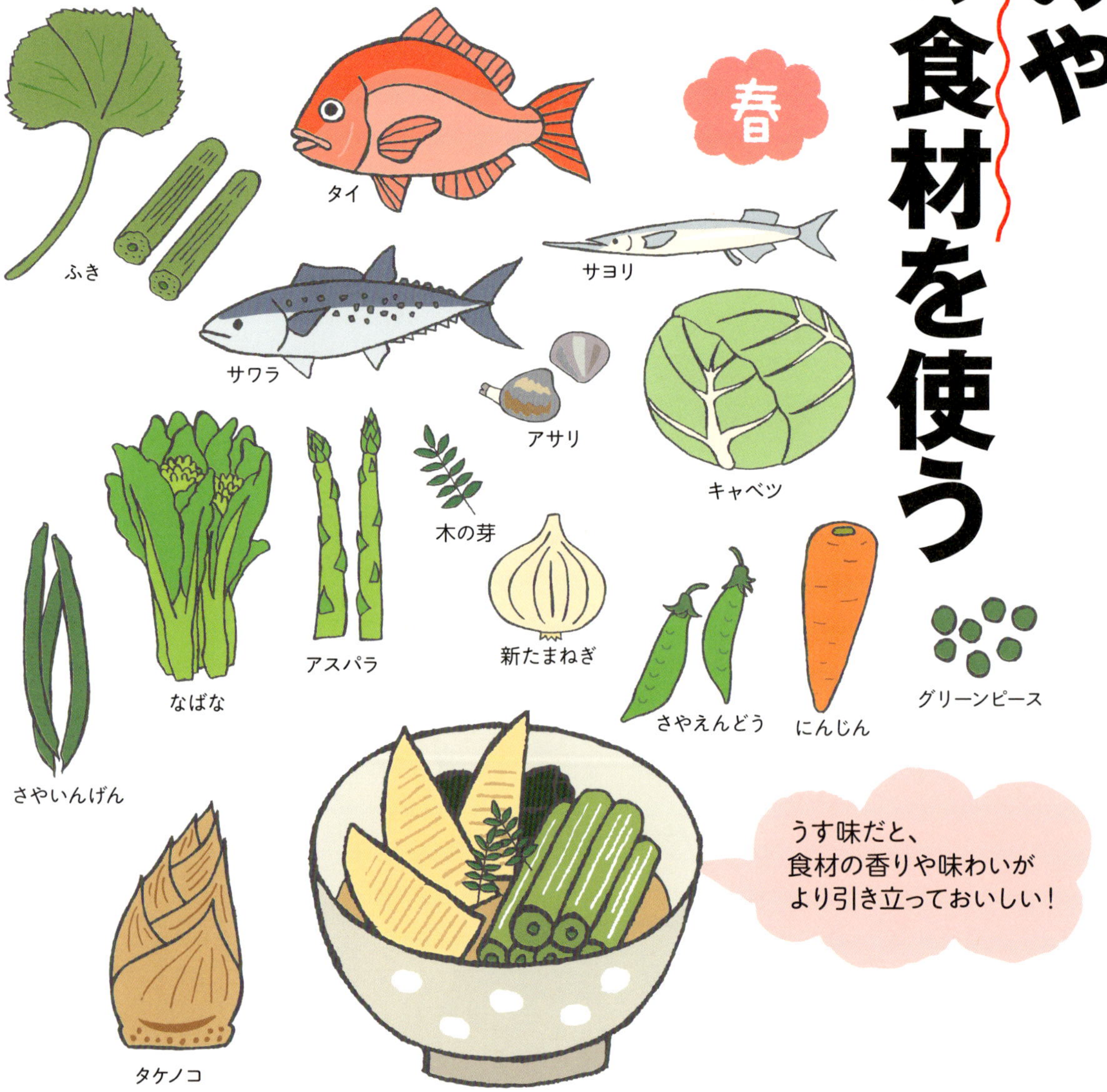
春
タイ
ふき
サヨリ
サワラ
アサリ
キャベツ
木の芽
なばな
アスパラ
新たまねぎ
さやえんどう
にんじん
グリーンピース
さやいんげん
タケノコ
うす味だと、
食材の香りや味わいが
より引き立っておいしい！

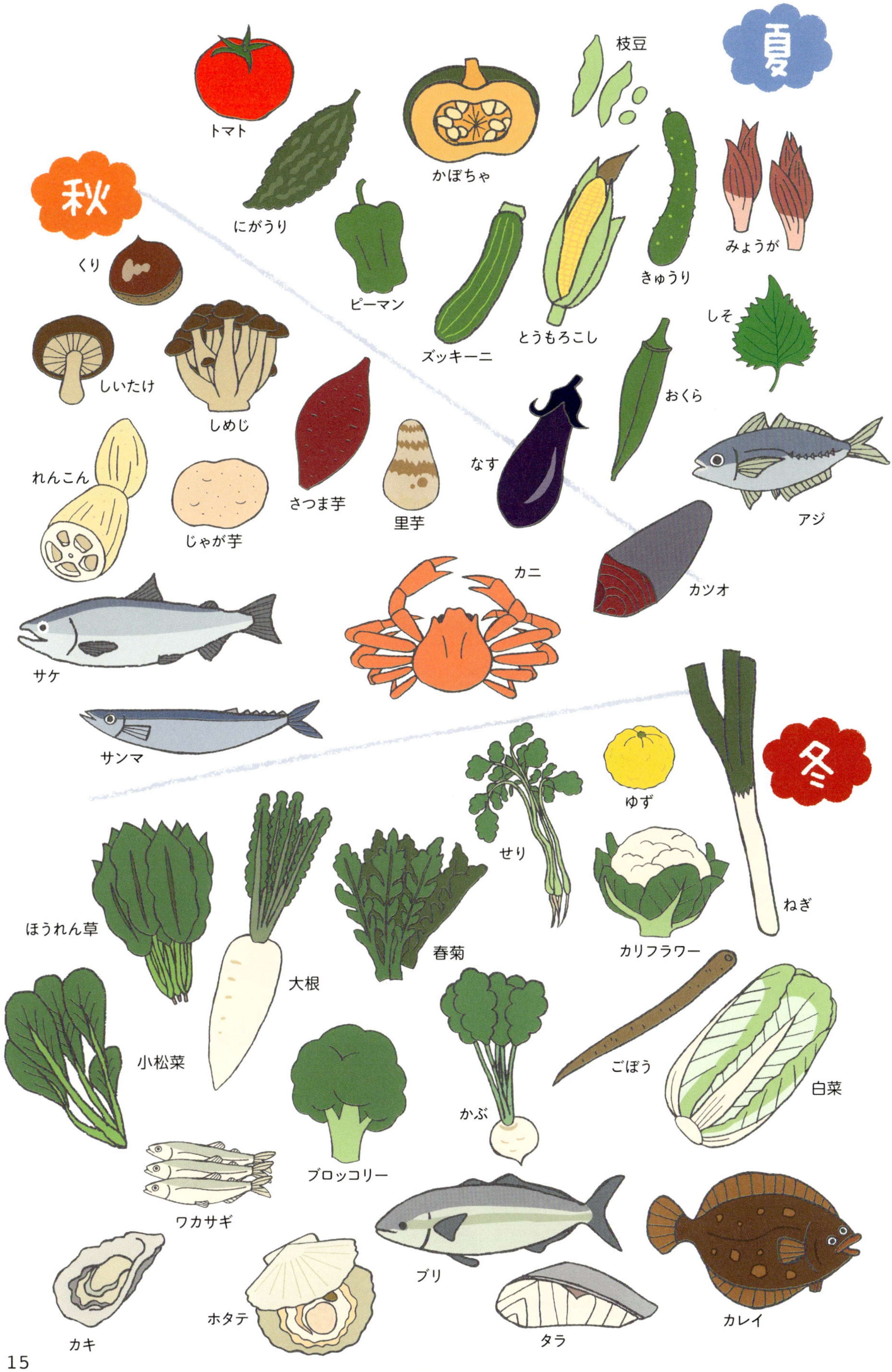
夏
トマト
枝豆
かぼちゃ
にがうり
ピーマン
ズッキーニ
とうもろこし
きゅうり
みょうが
しそ
おくら
なす
アジ
カツオ
秋
くり
しいたけ
しめじ
れんこん
じゃが芋
さつま芋
里芋
カニ
サケ
サンマ
冬
ゆず
せり
ねぎ
カリフラワー
ほうれん草
大根
春菊
小松菜
ごぼう
白菜
かぶ
ブロッコリー
ワカサギ
ブリ
カレイ
カキ
ホタテ
タラ

4 うま味（だし）を利用する

うま味があると、うす味でもおいしく感じます

うま味があると、うす味でもおいしく感じることができるので、減塩にはうま味を利用することをおすすめします。

では、どんな食材にどんなうま味成分が含まれるのかというと、こんぶにはグルタミン酸、カツオ節にはイノシン酸、しいたけにはグアニル酸、アサリにはコハク酸です。こんぶやカツオ節は和風だしの材料ですし、しいたけは精進料理のだしになります。日本人はこれらからおいしい味が抽出されることを経験から知っていて、だしの材料にしたのでしょう。

これらのうま味を料理にきかせると、うす味でもおいしく感じることができることは、いろいろな論文からも確かめられ、減塩に有効であることがよく知られています。例としては、うま味のうすいすまし汁にうま味物質（グルタミン酸）を足すと低塩でもおいしく感じるというものです。また、だしが濃くなるにつれて好まれるみそ汁の塩分濃度が下がるという結果があります。ただし、うま味が濃すぎると反対においしくないと感じるようになりますので、市販の顆粒だしを使うときは、気をつけましょう。

さらに、最近では、だしにはうま味物質によるおいしさ効果に加えて、だし特有の風味によって、うす味でもおいしく感じることができるということが分かってきました。特有の味やにおいにもうま味を感じ、減塩効果があるというものです。だしのにおいは、100種類以上の成分からなり、人為的に再構成することはむずかしいため、天然のだしを使うことが有効であるというものです。

日本のだしは、だしをとる素材のカツオ節や煮干しは手間と時間をかけて加工してありますので、実はだしを作る手間や時間はそんなにかかりません。ぜひ、チャレンジしてみてください。

また、うま味成分が違う素材を合わせると、うま味を強く感じるという相乗効果があります。カツオ節とこんぶの合わせだしはその代表的な例です。

それに、一般的なだしの材料以外にも、魚介類や野菜類の乾物のもどし汁もよいだしになりますし、魚介類の乾物や練り製品、トマトやきのこ類などはうま味成分を多く含むので、料理にじょうずに利用しましょう。

だしのとり方

カツオだし

材料

(でき上がり約 300mℓ分)

水…………400mℓ(2カップ)

こんぶ……4g(6〜7cm角)

削りガツオ‥8g(1カップ弱)

作り方

❶なべにこんぶを入れて 10〜30分おく(前の晩から水に浸して冷蔵庫に入れておくとよい)。

❷なべを弱火にかけ、沸騰したら削りガツオを散らしながら入れ、火を消す。

❸1〜2分たったら万能濾し器などで濾す。

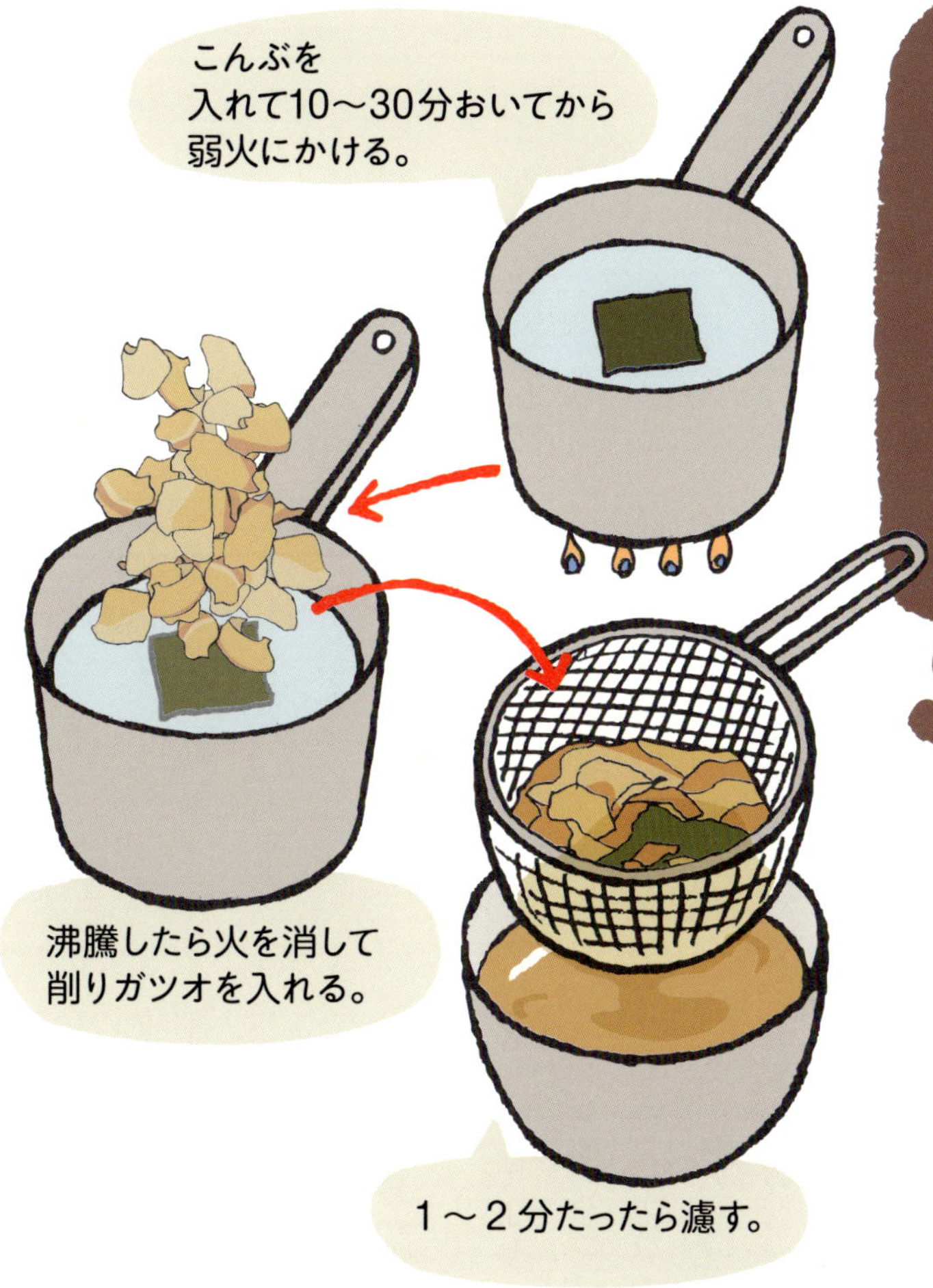

こんぶを
入れて10〜30分おいてから
弱火にかける。
沸騰したら火を消して
削りガツオを入れる。
1〜2分たったら濾す。

煮干しだし

材料

(でき上がり約 300mℓ分)

水…………400mℓ(2カップ)

こんぶ……4g(6〜7cm角)

煮干し…………………… 8g

作り方

❶煮干しは頭とわたを除いて身を半分に割る(前の晩から水に浸しておく場合は、身は割らなくてもよい。わたが気になる場合は除く)。

❷なべに煮干しとこんぶを入れて 10 〜 30 分おく。

❸なべを中弱火にかけ、沸騰したら火を弱火にし、アクを除きながら5〜6分煮出す。

❹万能濾し器などで濾す。

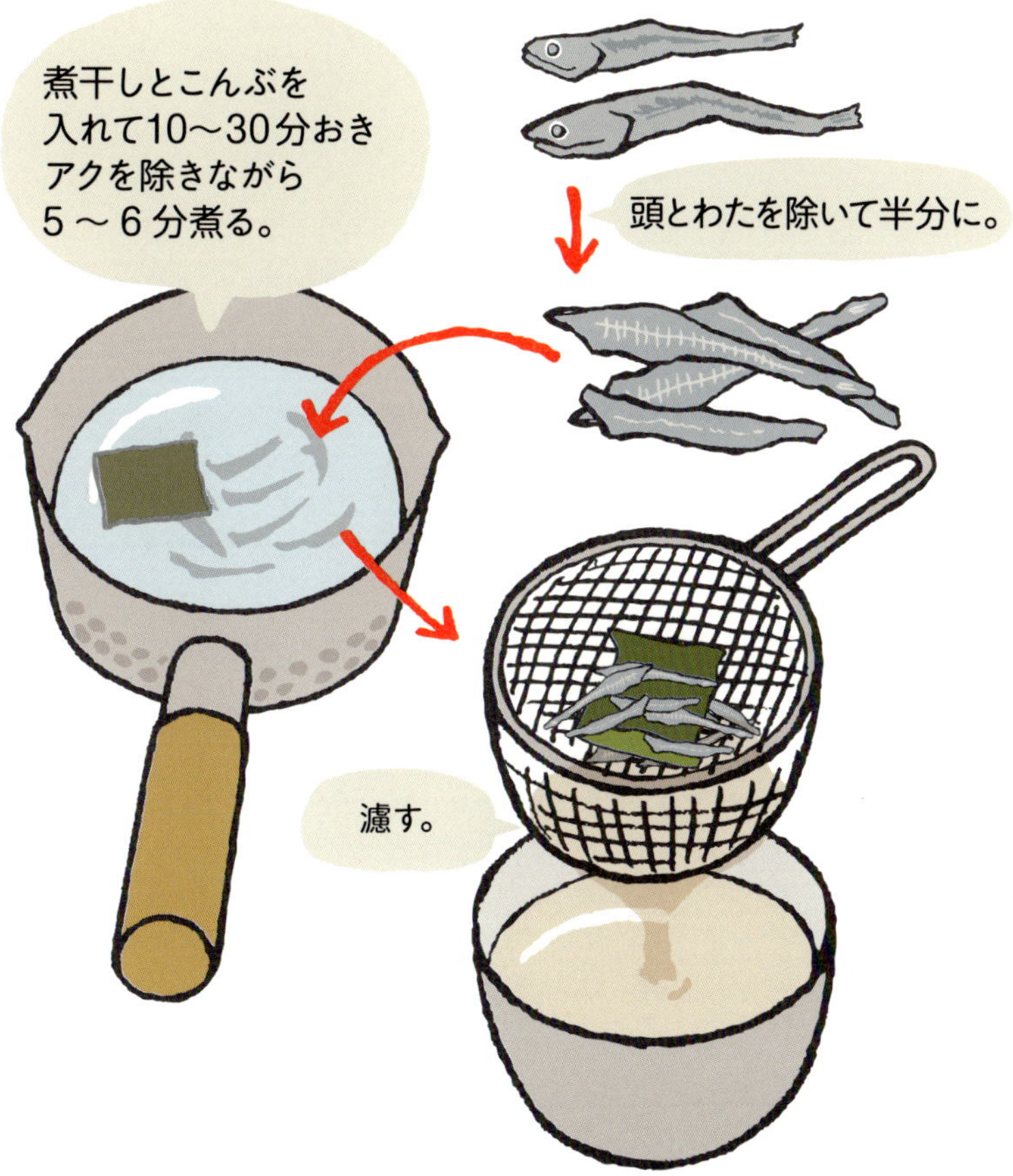

煮干しとこんぶを
入れて10〜30分おき
アクを除きながら
5〜6分煮る。
頭とわたを除いて半分に。
濾す。

うす味を補う食品を使う

香りをつける

減塩すると味がうすくなりぼけたように感じますが、香味野菜やハーブを活用するとそれらの香りで、味がしまり、おいしく感じられます。

しそ、木の芽（さんしょうの葉）、しょうが、ねぎ、みょうが、ゆず、にんにく、バジル、パセリ、香菜（パクチー）など。

香辛料やスパイスの刺激を活用

香辛料には食欲を増進させる働きがありますが、独特の辛味や香りの効果で減塩してもうす味と感じにくいようです。

とうがらし、こしょう、さんしょう、わさび、からし、カレー粉など。

酸味のあるものを活用

酢を使った料理は塩分が少なくても酸味のさわやかさで、味がうすいと感じにくいようで、酸味は減塩に有効です。しかし、塩分が高くても塩からく感じにくいので、調味のときに気をつける必要があります。

酢の物料理だけでなく、焼き魚にすだちなどの搾り汁をかけると、低塩でも味がしまって、おいしく食べることができます。

レモン・すだち・かぼす・ゆずなどかんきつ類の搾り汁、酢各種など。

油や脂質の多い食品を活用

油を使う揚げ物やいため物は、油で表面がコーティングされているので、味をつけても表面味（表面だけに味がつくこと）となり、うす味でもおいしく食べることができます。また、脂質が食べ物のおいしさに関わっていることは経験的にわかっていますが、味覚への影響については不明な点が多くあります。ですが、油や脂質の多い食品を使うとコクやうま味の感じ方を高めるようです。

焦げの風味を活用

食品の焦げの風味には食欲を増す働きがあるようで、焼き魚、焼き肉、焼きなす、焼き芋などのおいしさを考えてもわかります。この焦げの風味があると低塩でもおいしく食べることができます。

たんぱく質食品の焦げは、がんのリスクがあるといわれていますが、リスクのある焦げは真っ黒になるほど焦がしたもので、さらに量も大量にとると高まるというものですので、適度に焦げた程度では問題ありません。

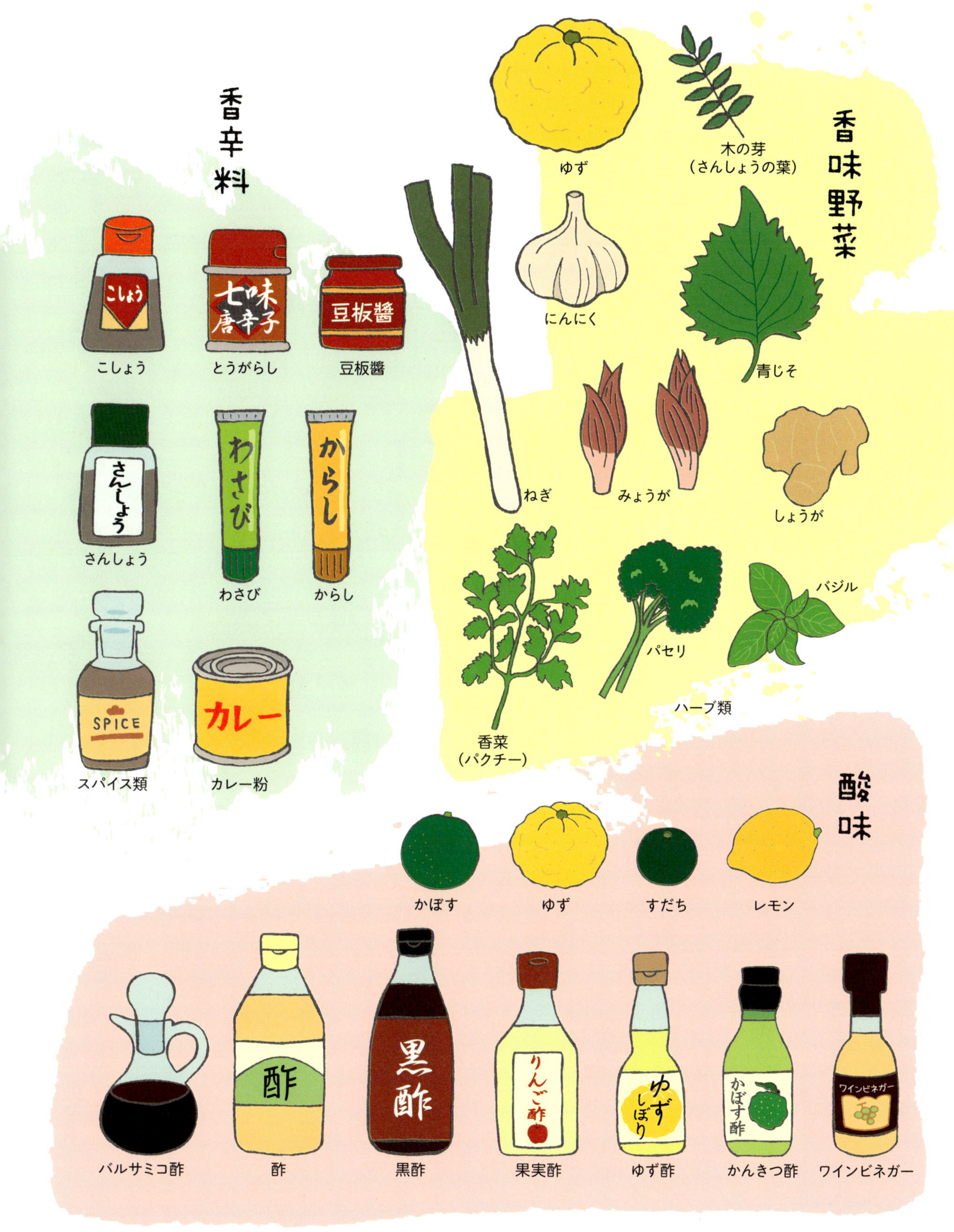
香辛料
こしょう
こしょう
七味唐辛子
とうがらし
豆板醤
豆板醤
さんしょう
さんしょう
わさび
わさび
からし
からし
SPICE
スパイス類
カレー
カレー粉
香味野菜
ゆず
木の芽
（さんしょうの葉）
にんにく
青じそ
ねぎ
みょうが
しょうが
香菜
（パクチー）
パセリ
バジル
ハーブ類
酸味
かぼす
ゆず
すだち
レモン
バルサミコ酢
酢
酢
黒酢
黒酢
りんご酢
果実酢
ゆず しぼり
ゆず酢
かぼす酢
かんきつ酢
ワインビネガー
ワインビネガー

6

調味料の塩分を知る

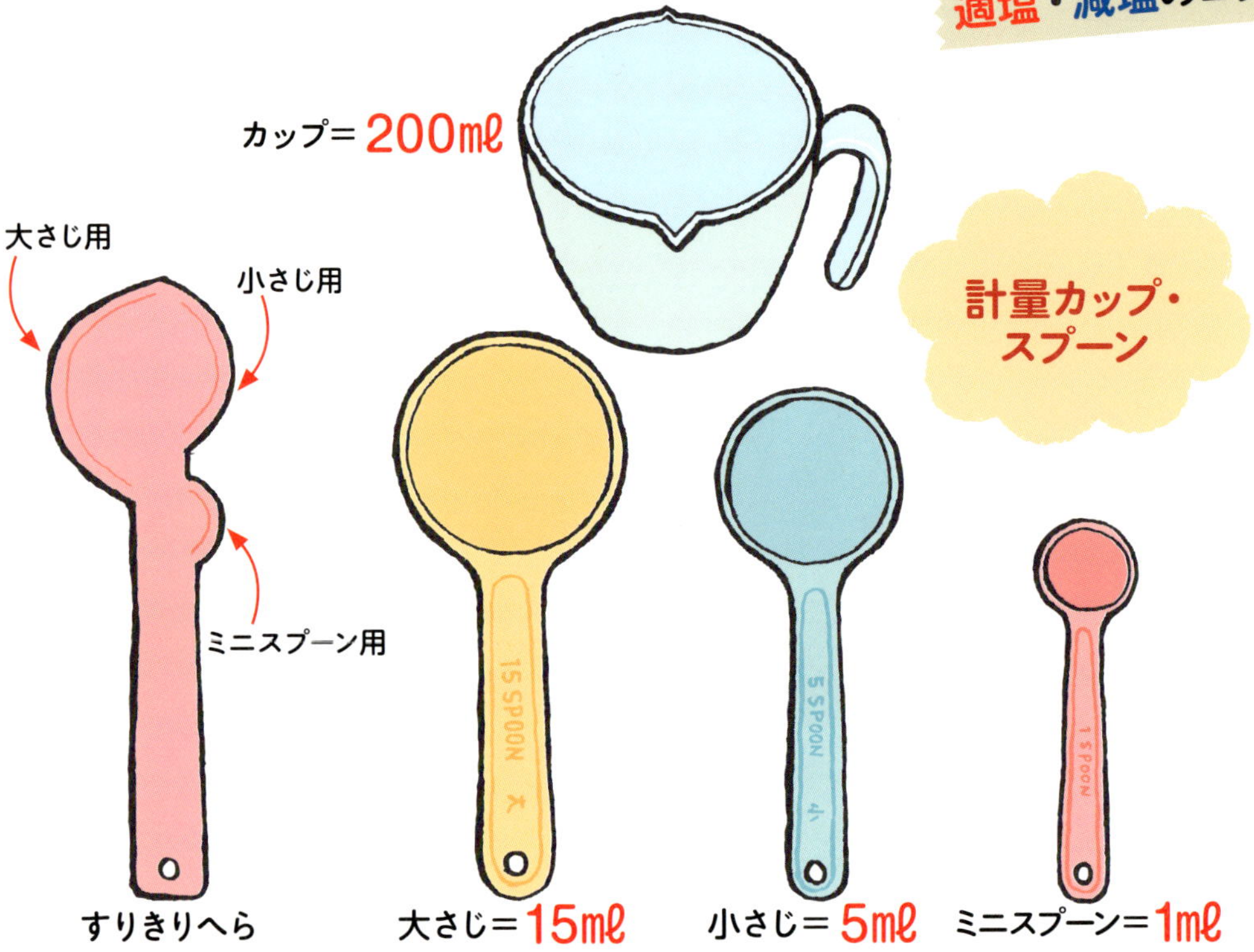
カップ＝200㎖
計量カップ・スプーン
大さじ用
小さじ用
ミニスプーン用
15 SPOON 大
5 SPOON 小
1 SPOON
すりきりへら
大さじ＝15㎖
小さじ＝5㎖
ミニスプーン＝1㎖

計量カップ・スプーン・へら販売先／女子栄養大学代理部／お問い合わせ TEL 03-3949-9371

ナトリウムから
食塩相当量（塩分）を計算する

ナトリウム（mg）× 2.54 ÷ 1000
＝ 食塩相当量（g）

食塩 1g＝ナトリウム（Na）約 400mg

調味料によって含まれる塩分が違います

調味料の中に含まれる塩分量を知ることは、減塩をするときには欠かせません。調味料は、種類によって含まれる塩分が違います。22ページから一覧にしましたので、参考にしてください。ただし、使いやすいようにきりのよい数値にまとめてあります。

注意してほしいのは、同じ容量（㎖）でも、重量（g）が違う場合があるということです。一覧表で確認してください。

計量カップ・スプーンの計り方

液体や粉末状、粒状のものは、はかりで計ってもよいのですが（13ページ）、少量の場合は、計量スプーンで計ってもよいでしょう。正しい計り方を紹介します。

計り方

液体の場合

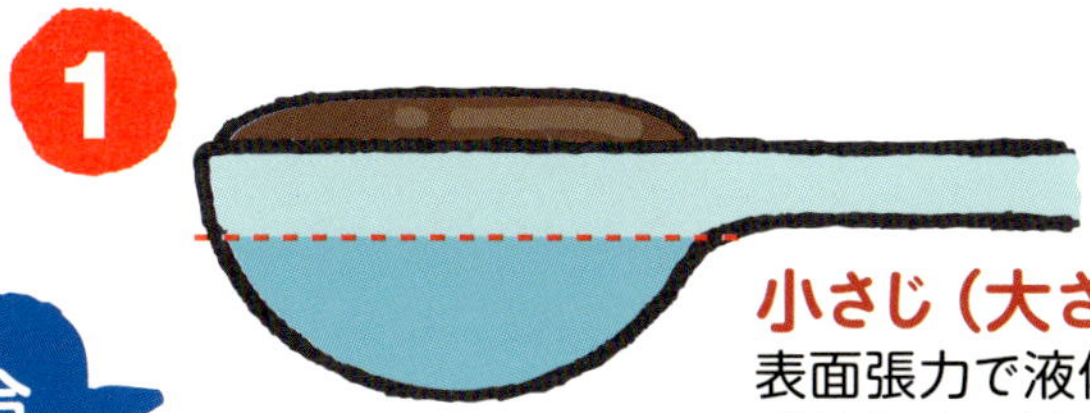

小さじ（大さじ）1を計る
表面張力で液体が
盛り上がるくらいに入れる。
（1カップを計るときも同様です）

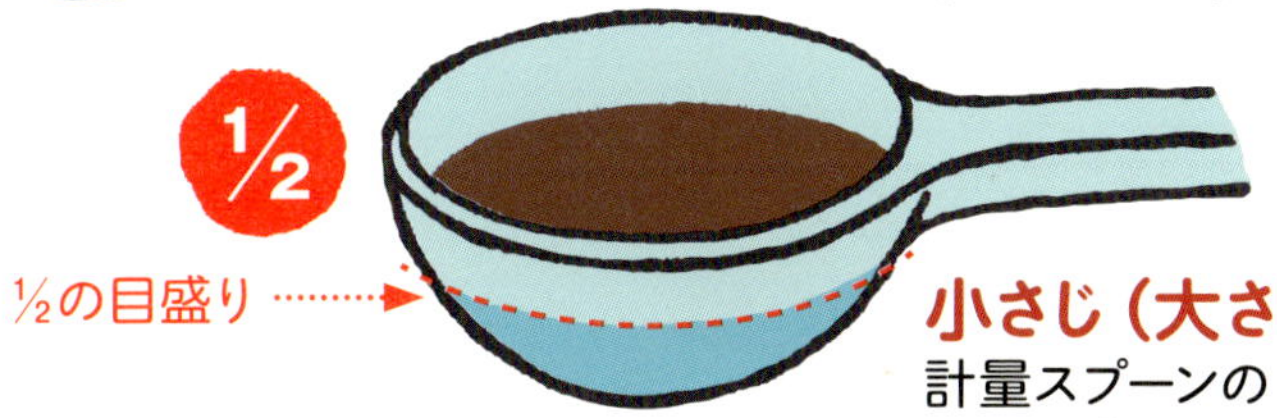

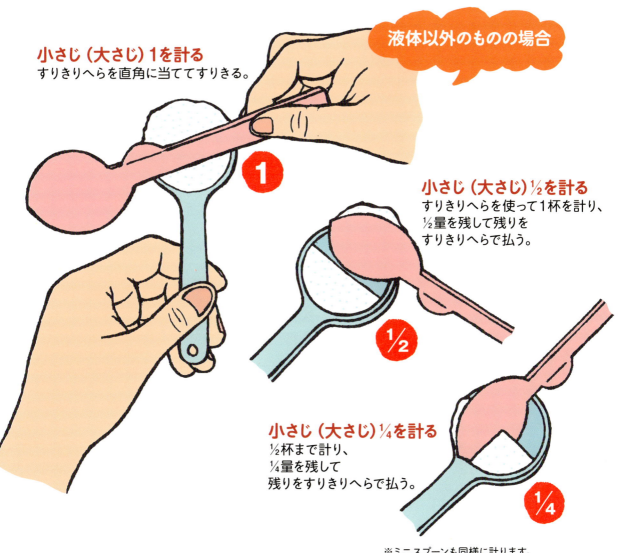

小さじ（大さじ）½を計る
計量スプーンの
½の目盛りまで入れる。

液体以外のものの場合

小さじ（大さじ）1を計る
すりきりへらを直角に当ててすりきる。

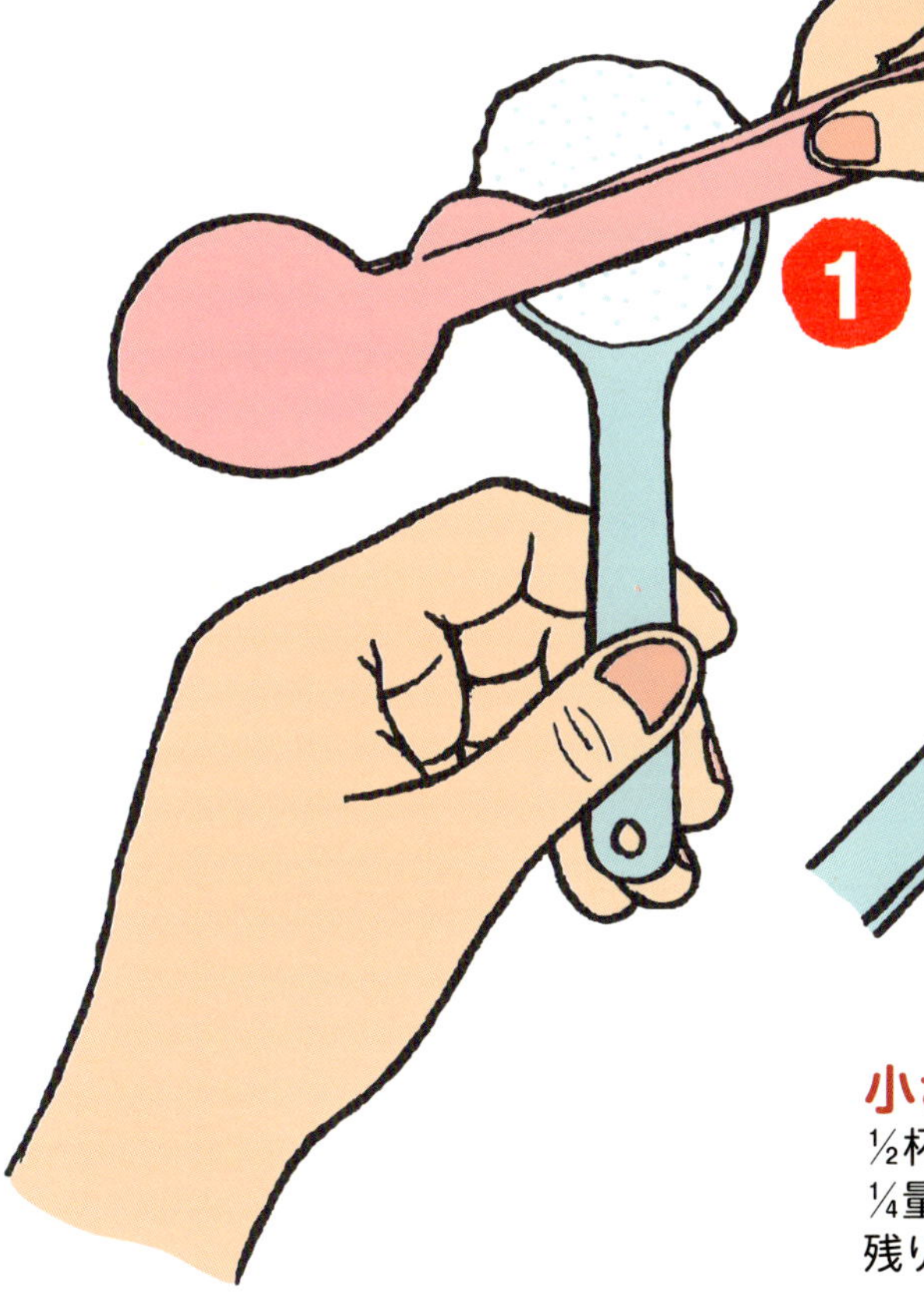

小さじ（大さじ）½を計る
すりきりへらを使って1杯を計り、
½量を残して残りを
すりきりへらで払う。

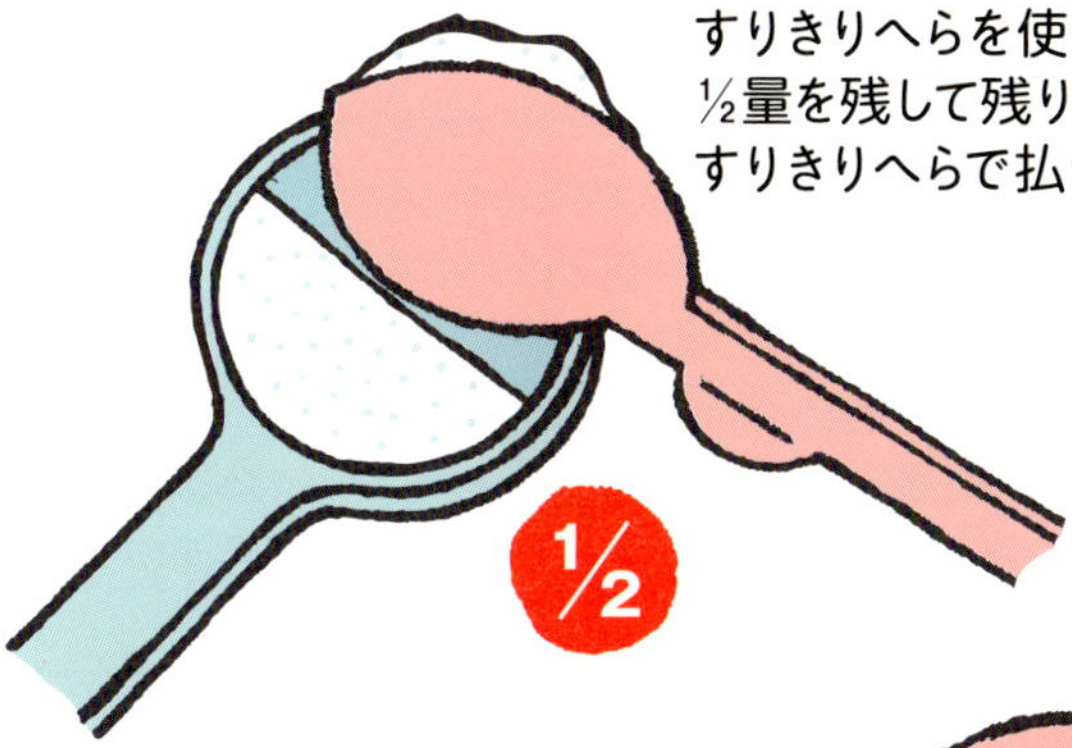

小さじ（大さじ）¼を計る
½杯まで計り、
¼量を残して
残りをすりきりへらで払う。

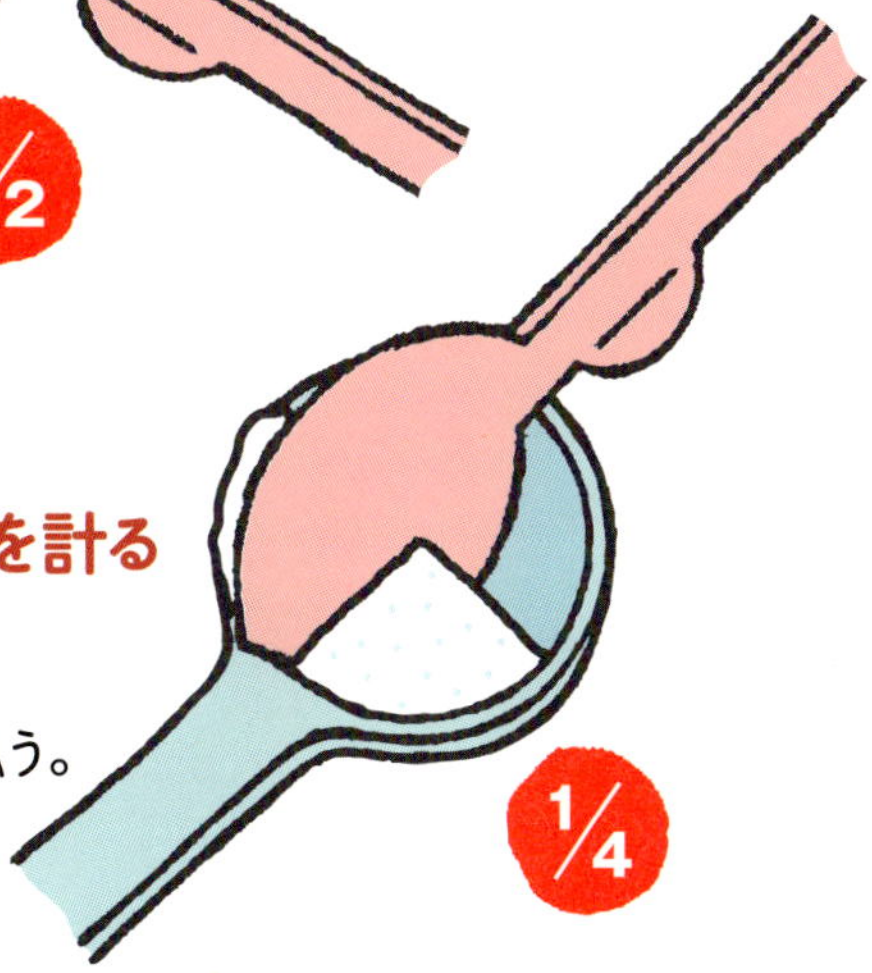

※ミニスプーンも同様に計ります。

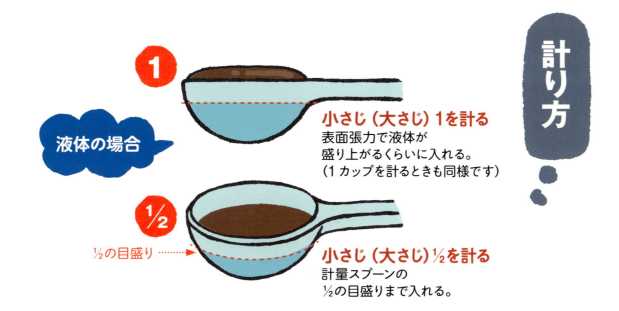

塩

重量
塩分

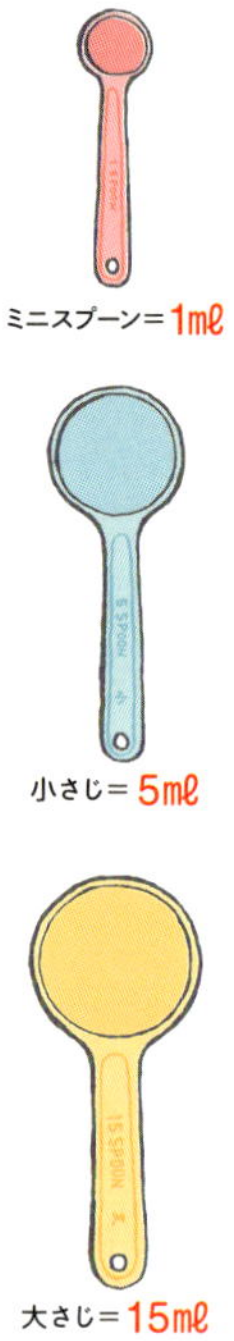

ミニスプーン＝1mℓ
小さじ＝5mℓ
大さじ＝15mℓ

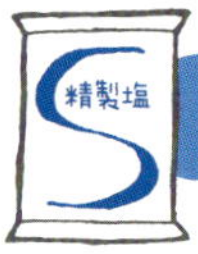

精製塩

食塩・精製塩

サラサラした塩。

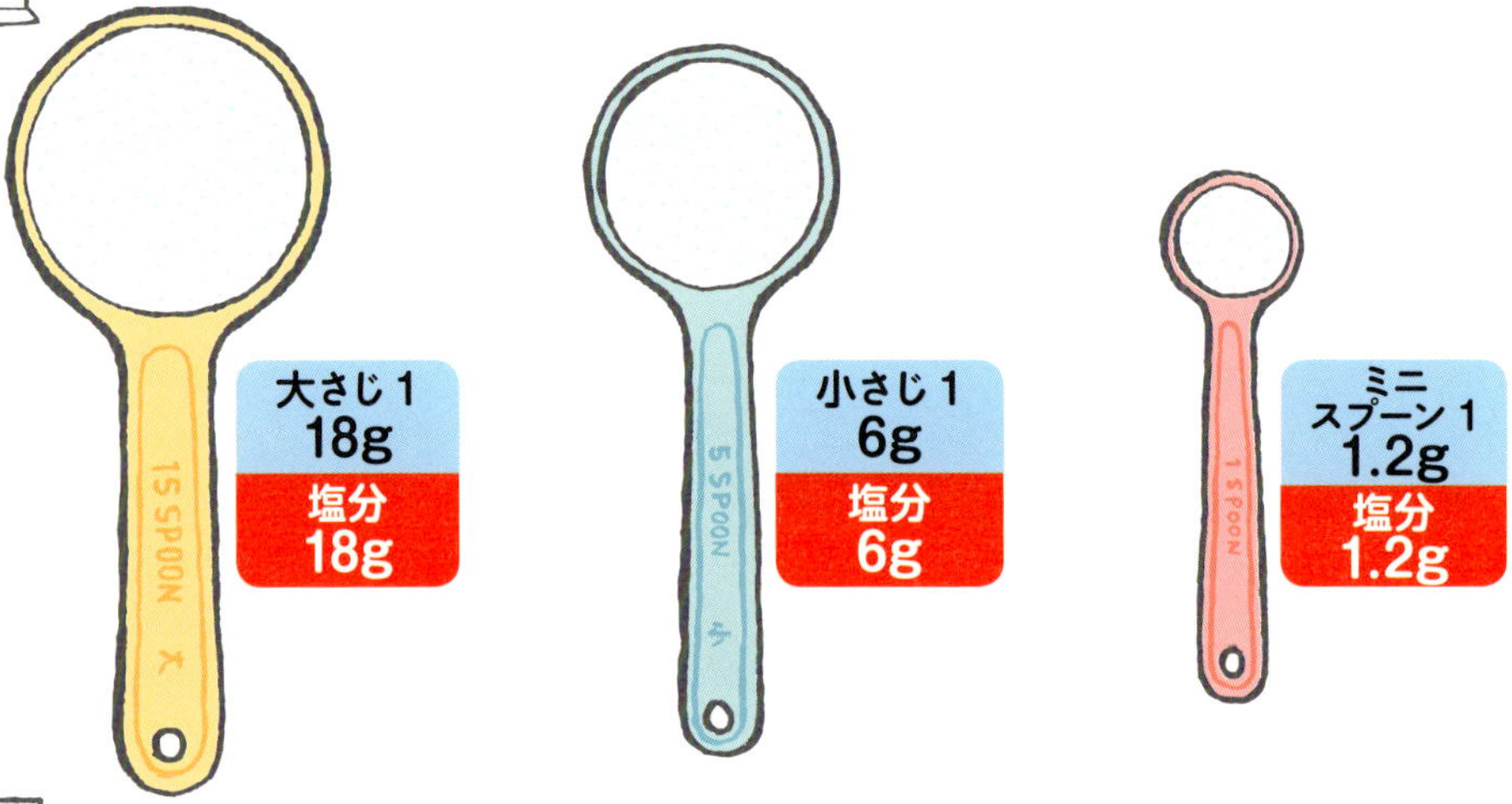

大さじ 1
18g
塩分
18g
小さじ 1
6g
塩分
6g
ミニ
スプーン 1
1.2g
塩分
1.2g

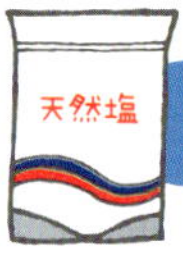

天然塩

あら塩・天然塩

粒があらく、しっとりした塩。

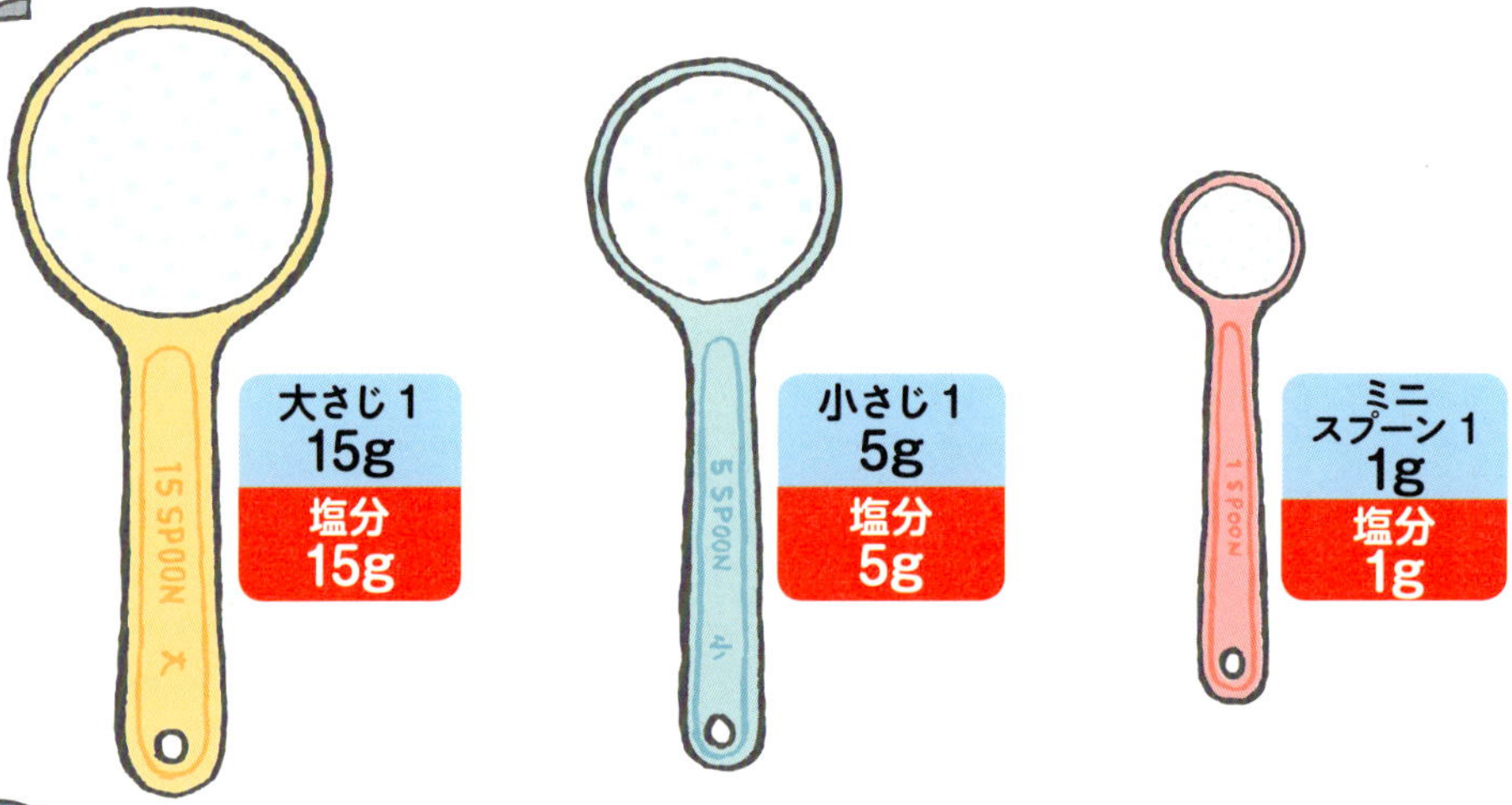

大さじ 1
15g
塩分
15g
小さじ 1
5g
塩分
5g
ミニ
スプーン 1
1g
塩分
1g

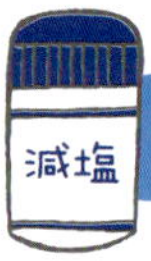

減塩

低ナトリウム塩

塩と同様に使え、減塩できる塩。ただし、塩化カリウムを使って塩辛さを出しているため、腎臓病などでカリウム制限をしている人は、使う前に医師や栄養士に相談してください。

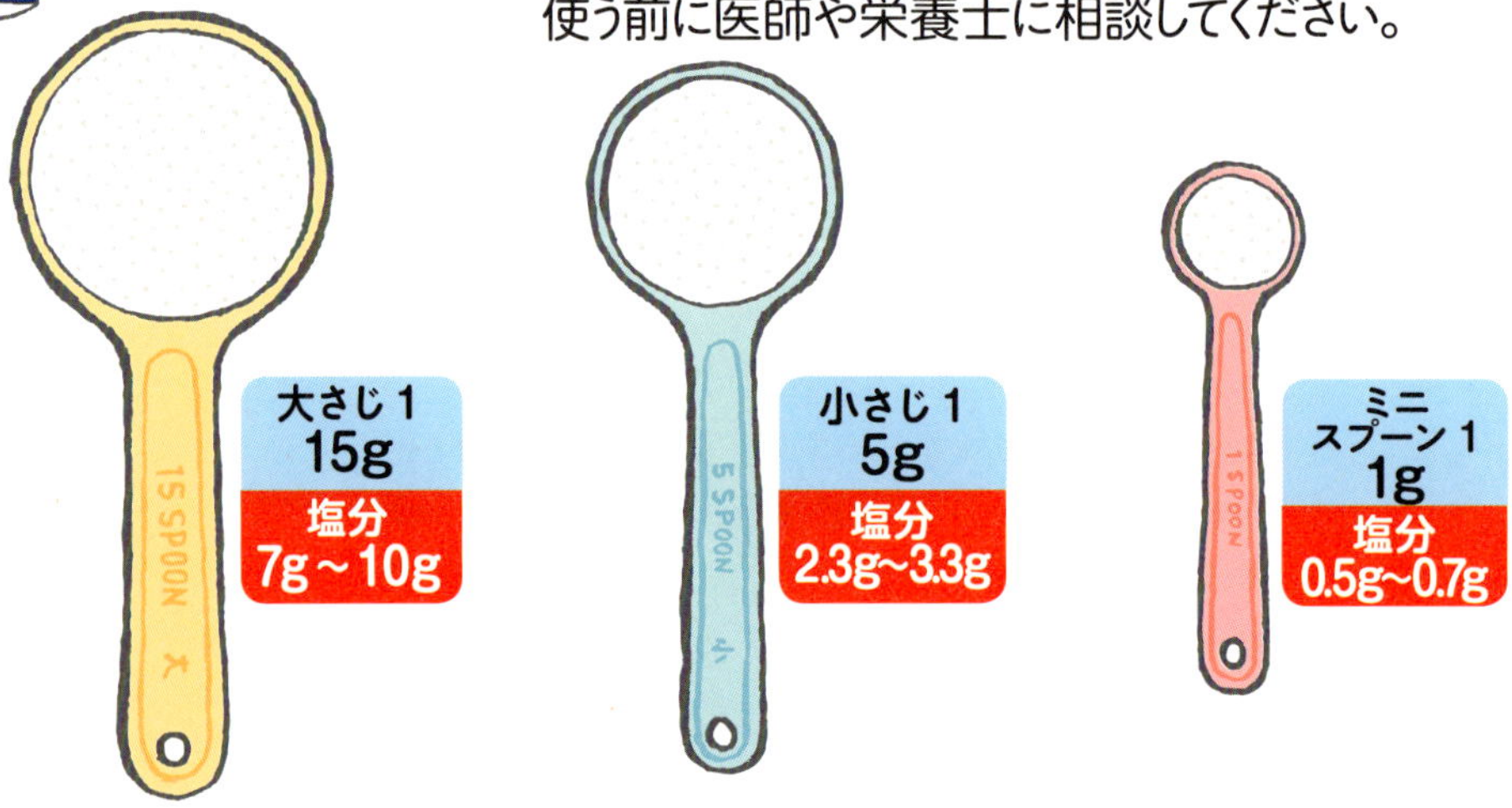

大さじ 1
15g
塩分
7g～10g
小さじ 1
5g
塩分
2.3g～3.3g
ミニ
スプーン 1
1g
塩分
0.5g～0.7g

しょうゆ

重量
塩分

しょうゆ（濃い口しょうゆ）※

一般的なしょうゆ。

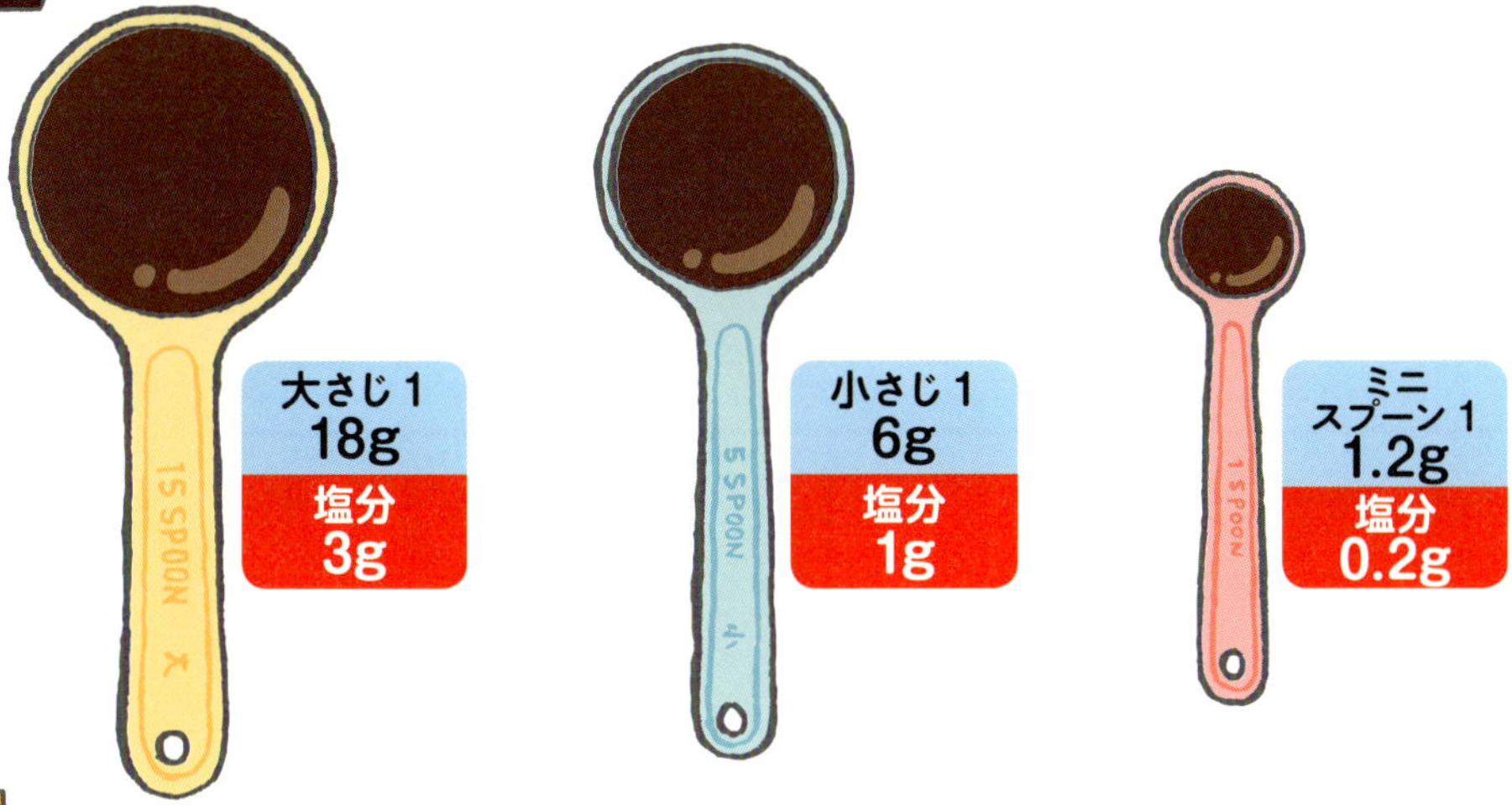

うす口しょうゆ※

濃い口しょうゆより色は薄いが、塩分は少し高い。

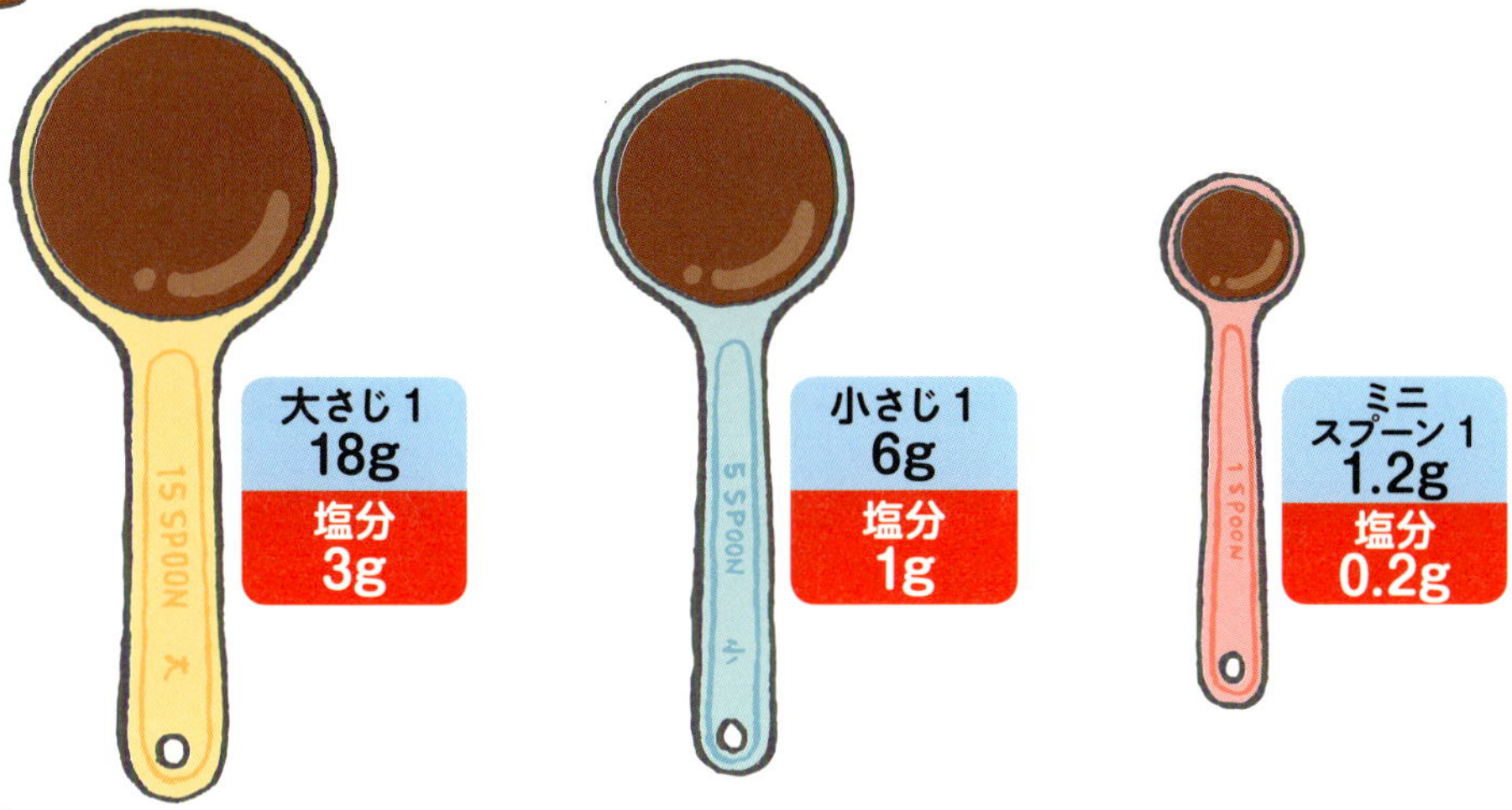

減塩しょうゆ

しょうゆと同様に使え、減塩できるしょうゆ。カリウム量に注意。

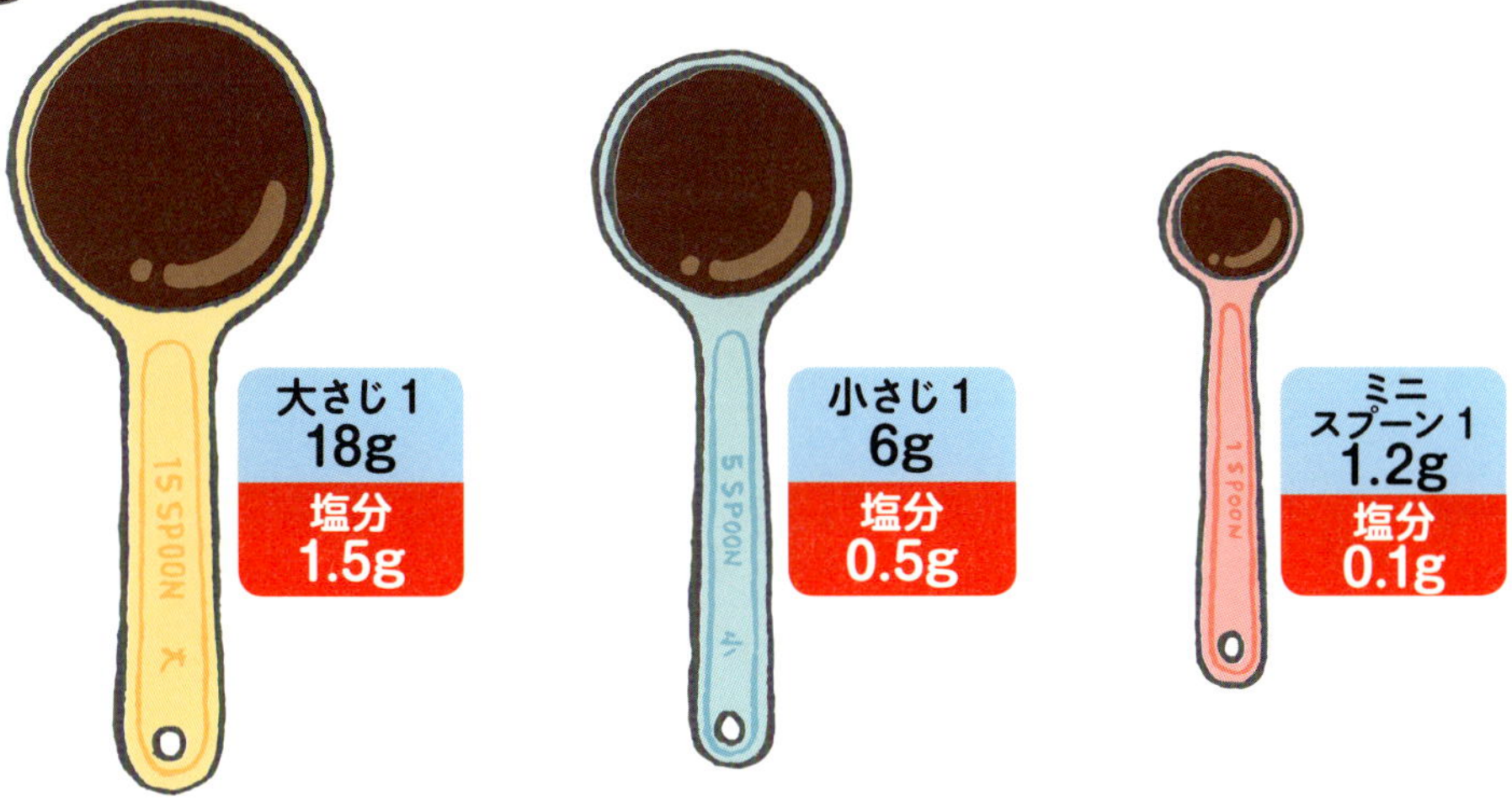

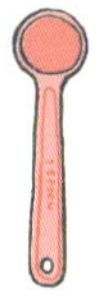
ミニスプーン＝1mℓ

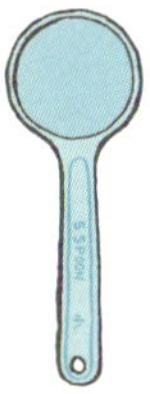
小さじ＝5mℓ

大さじ＝15mℓ

※本来、しょうゆの塩分は、大さじ1は2.6g、小さじ1は0.9g、ミニスプーンは0.2gで、うす口しょうゆの塩分は、大さじ1は2.9g、小さじ1は1.0g、ミニスプーンは0.2gですが、使いやすくするために、きりのよい数値にまるめています。

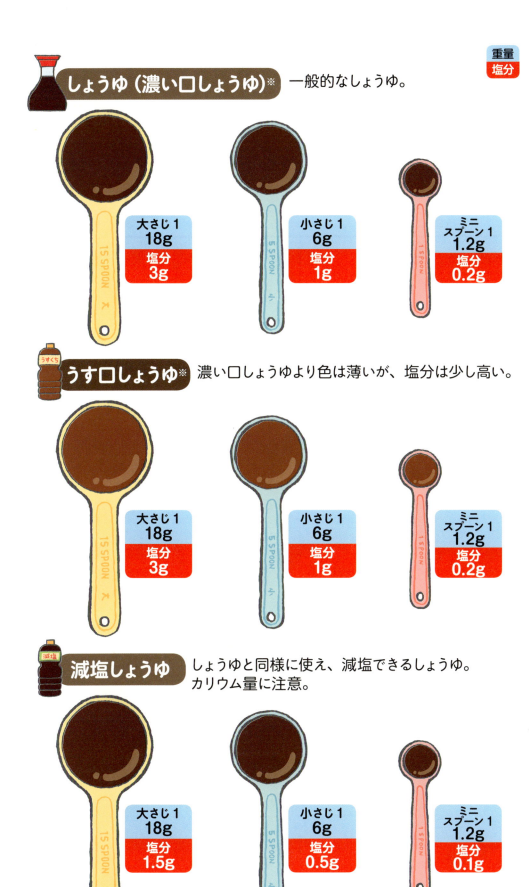

みそ

重量
塩分

白みそ（甘みそ）

米麹で作る甘みが強く、
塩分が低いみそ。西京みそなど。

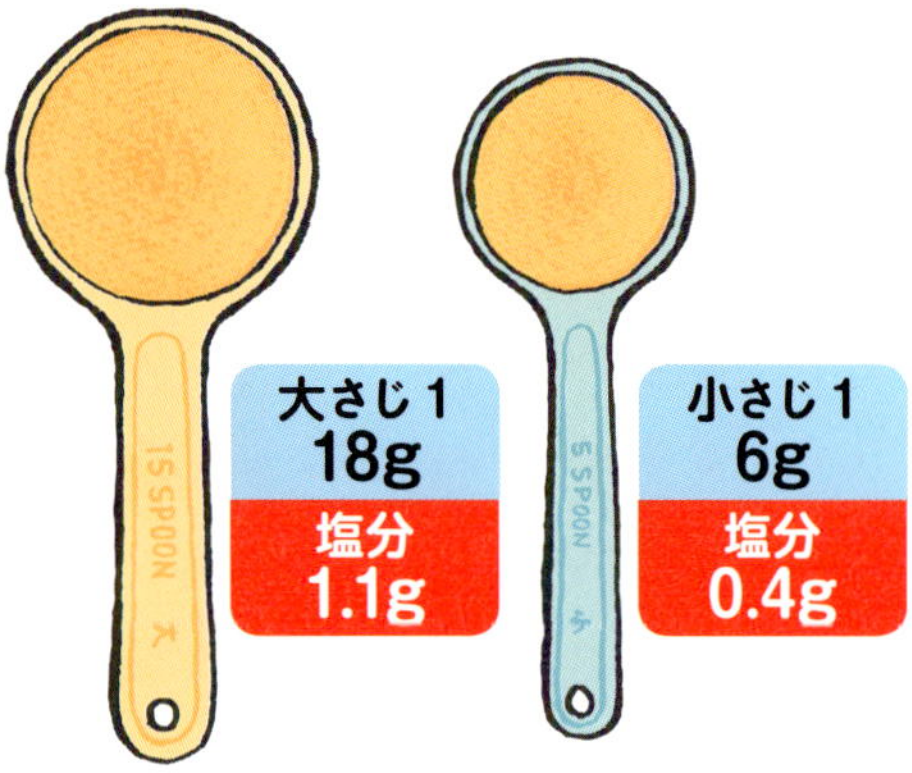
大さじ１
18g
塩分
1.1g
小さじ１
6g
塩分
0.4g

淡色辛みそ

米麹で作る色が薄い辛口みそ。
信州みそなど。

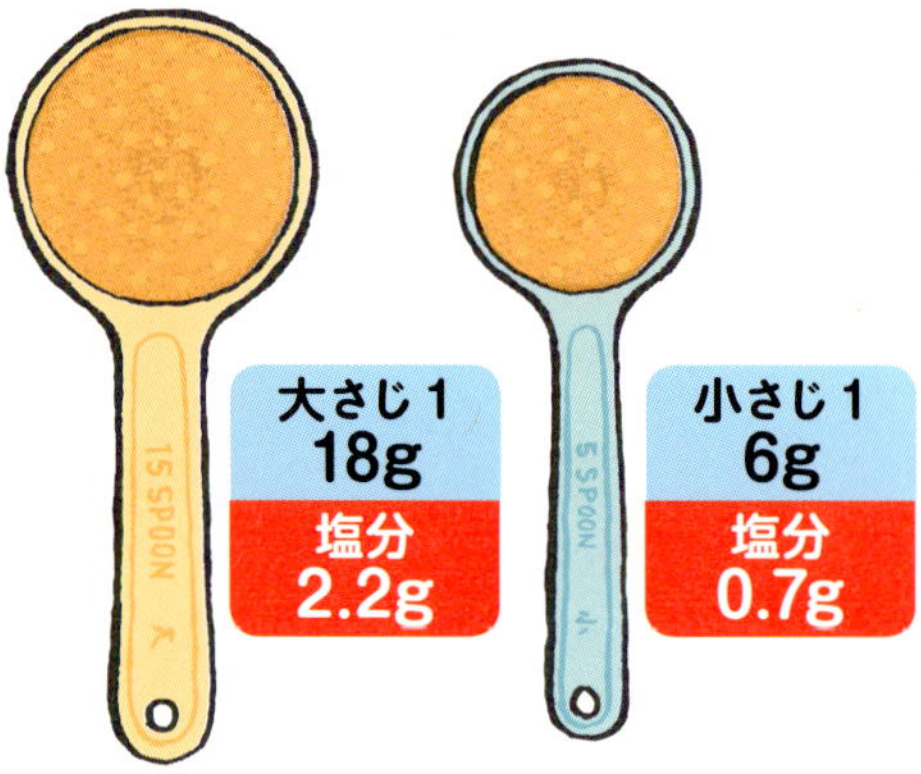
大さじ１
18g
塩分
2.2g
小さじ１
6g
塩分
0.7g

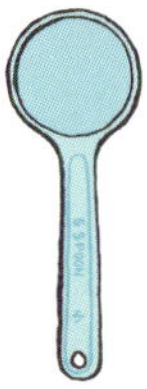
小さじ＝5mℓ

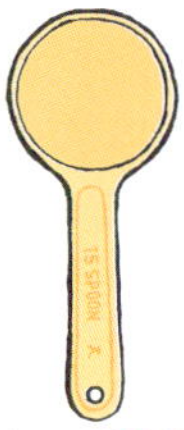
大さじ＝15mℓ

赤みそ（豆みそ）

豆麹で作る辛口みそ。
八丁みそなど。

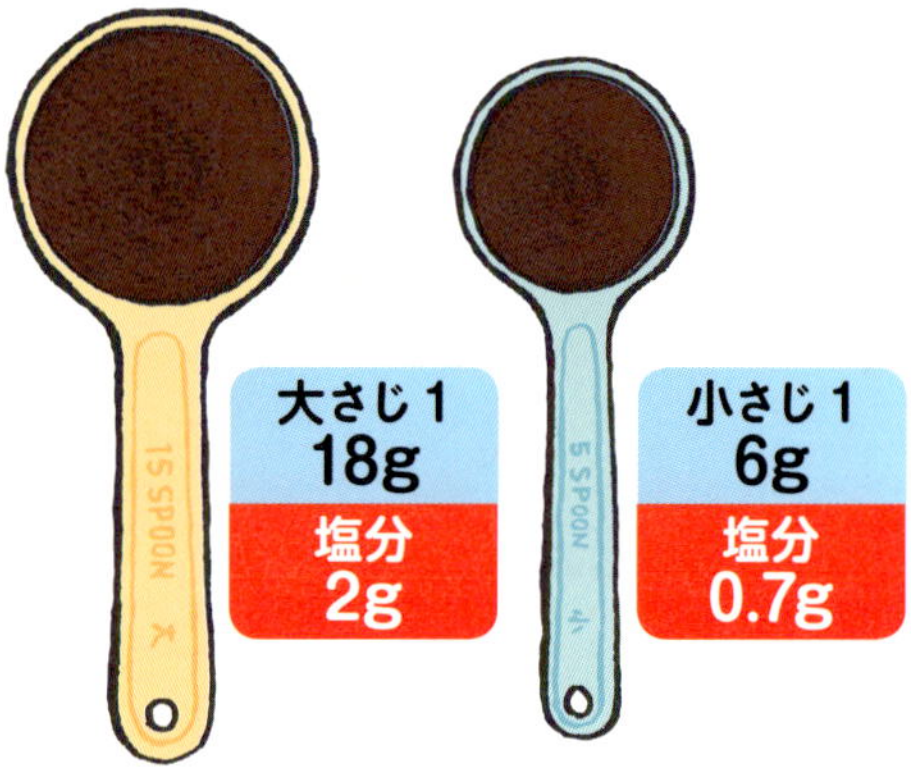
大さじ１
18g
塩分
2g
小さじ１
6g
塩分
0.7g

赤色辛みそ

米麹で作る色が濃い辛口みそ。
仙台みそや越後みそなど。

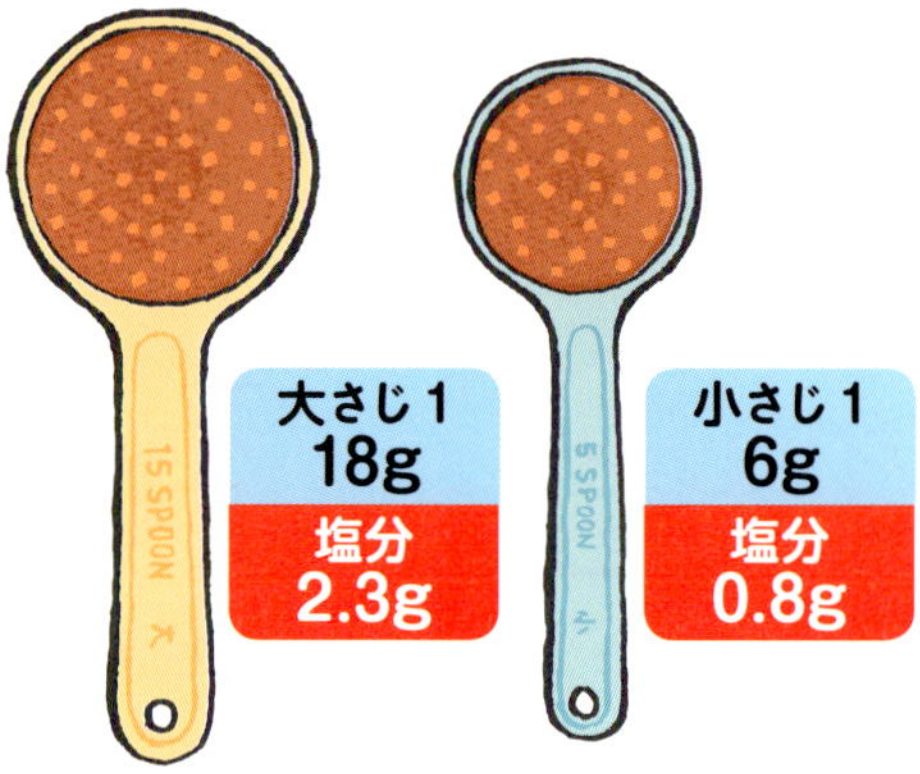
大さじ１
18g
塩分
2.3g
小さじ１
6g
塩分
0.8g

減塩みそ

みそと同様に使え、減塩できるみそ。
カリウム量に注意。

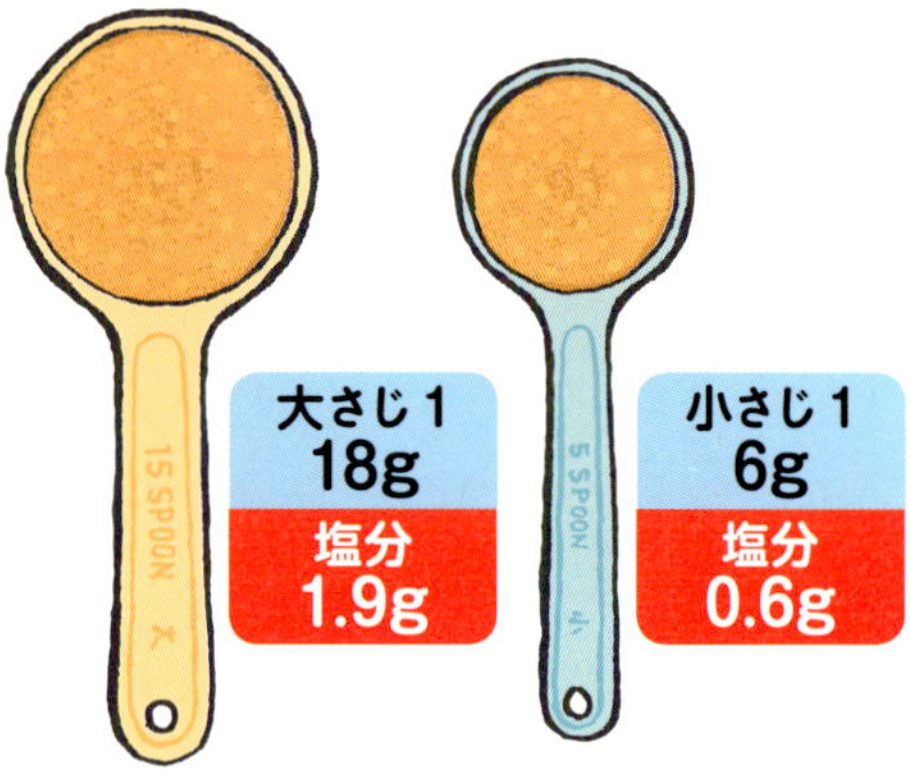
大さじ１
18g
塩分
1.9g
小さじ１
6g
塩分
0.6g

麦みそ

麦麹で作るみそ。九州、中国、
四国地方でよく作られる。

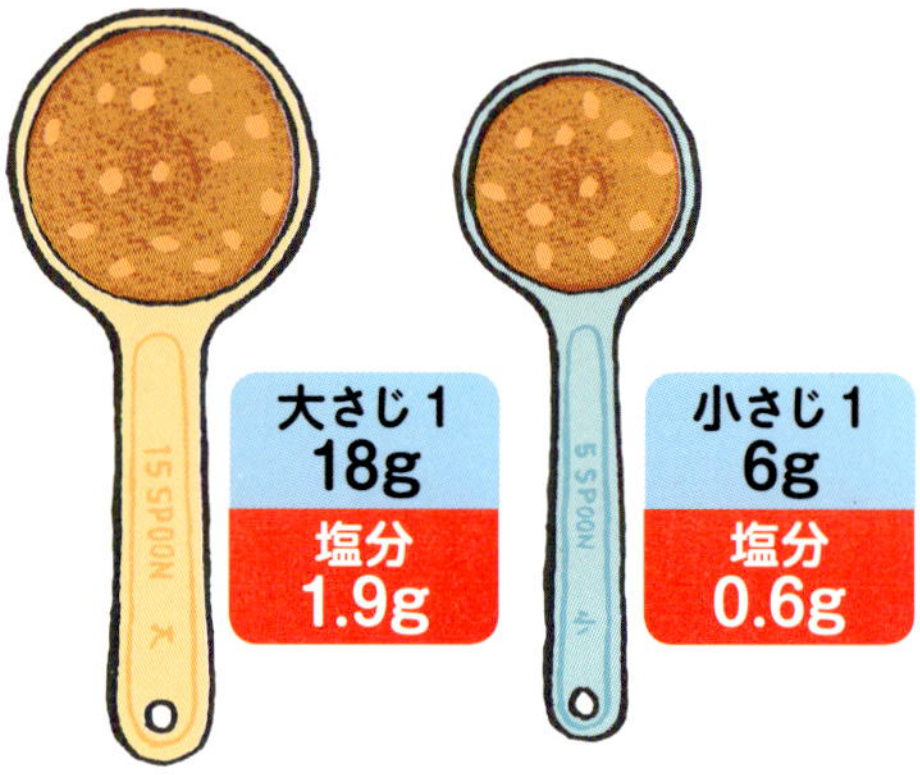
大さじ１
18g
塩分
1.9g
小さじ１
6g
塩分
0.6g

中華・エスニック調味料ほか

重量
塩分

オイスターソース

カキが原料のうま味やこくがある中華調味料。

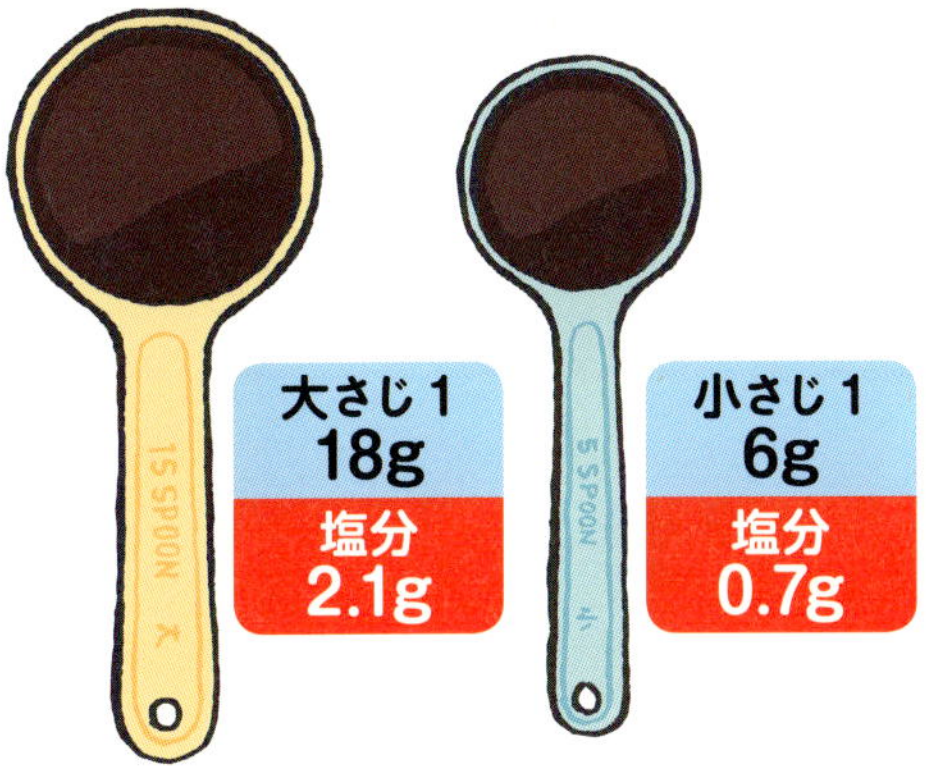

	大さじ1	小さじ1
重量	18g	6g
塩分	2.1g	0.7g

豆板醤

そら豆ととうがらしで作った辛味の中華調味料。

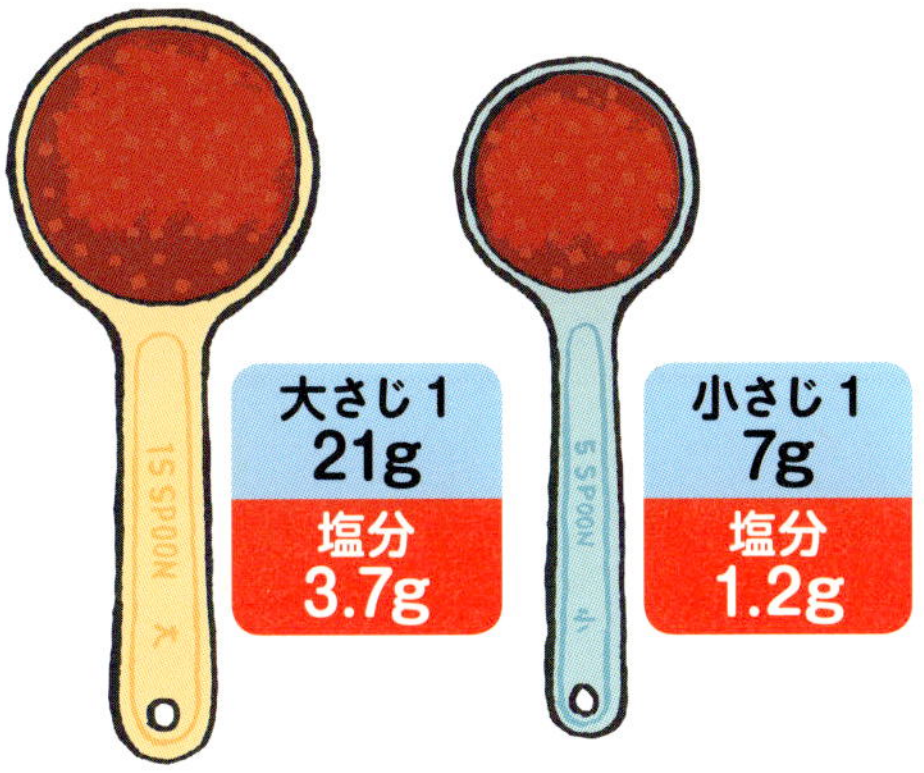

	大さじ1	小さじ1
重量	21g	7g
塩分	3.7g	1.2g

ナムプラー

タイの魚しょうゆ。

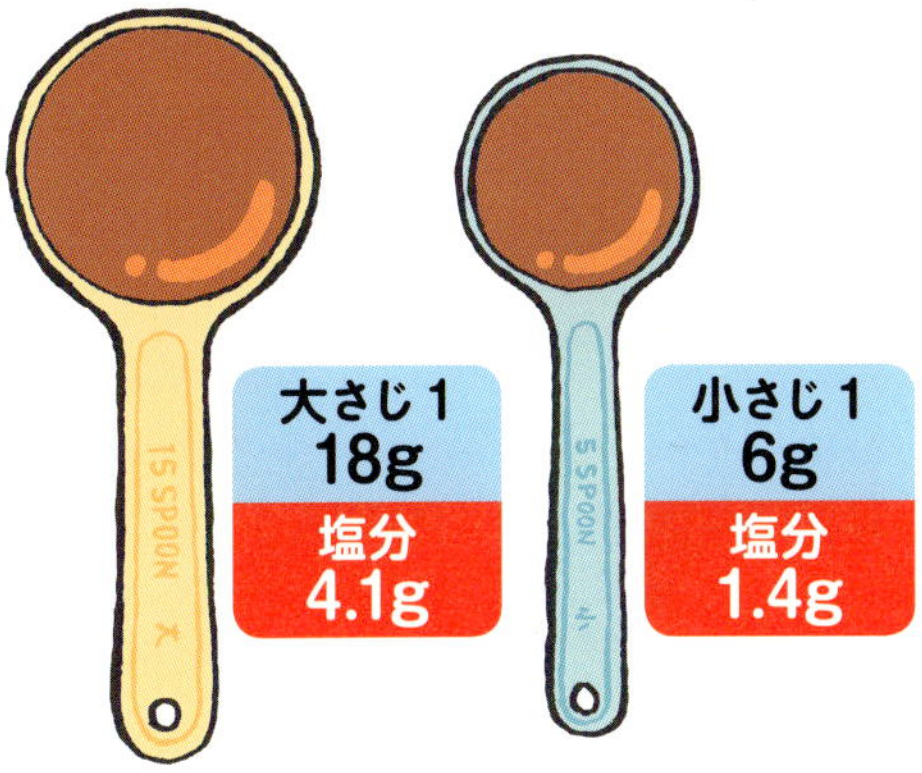

	大さじ1	小さじ1
重量	18g	6g
塩分	4.1g	1.4g

甜麺醤

小麦粉から作った甘味の中華調味料。

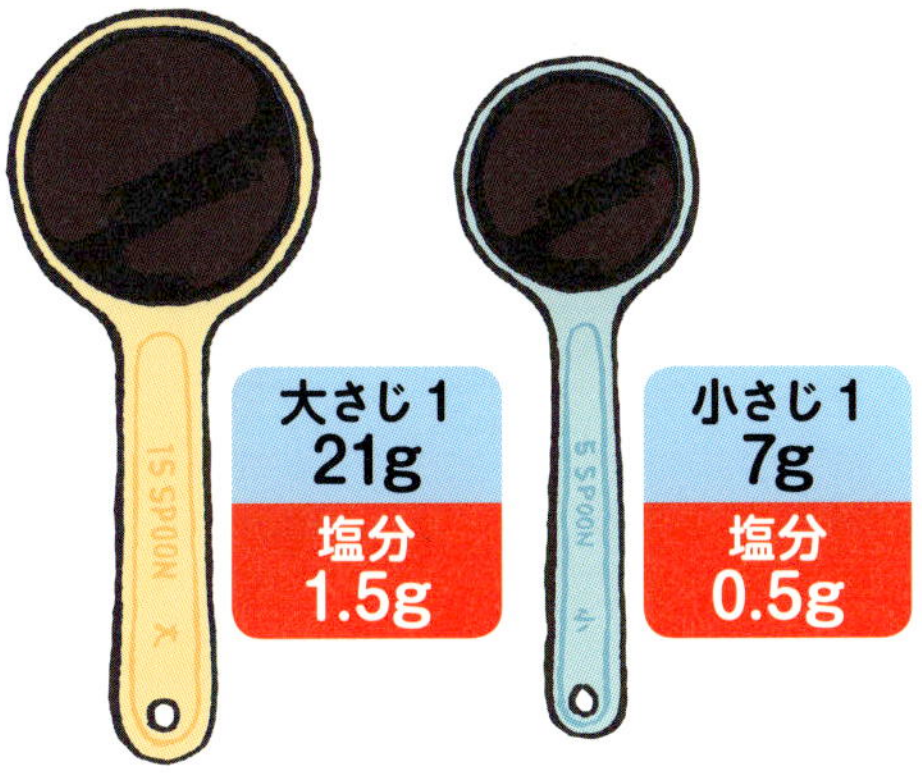

	大さじ1	小さじ1
重量	21g	7g
塩分	1.5g	0.5g

バター（有塩）

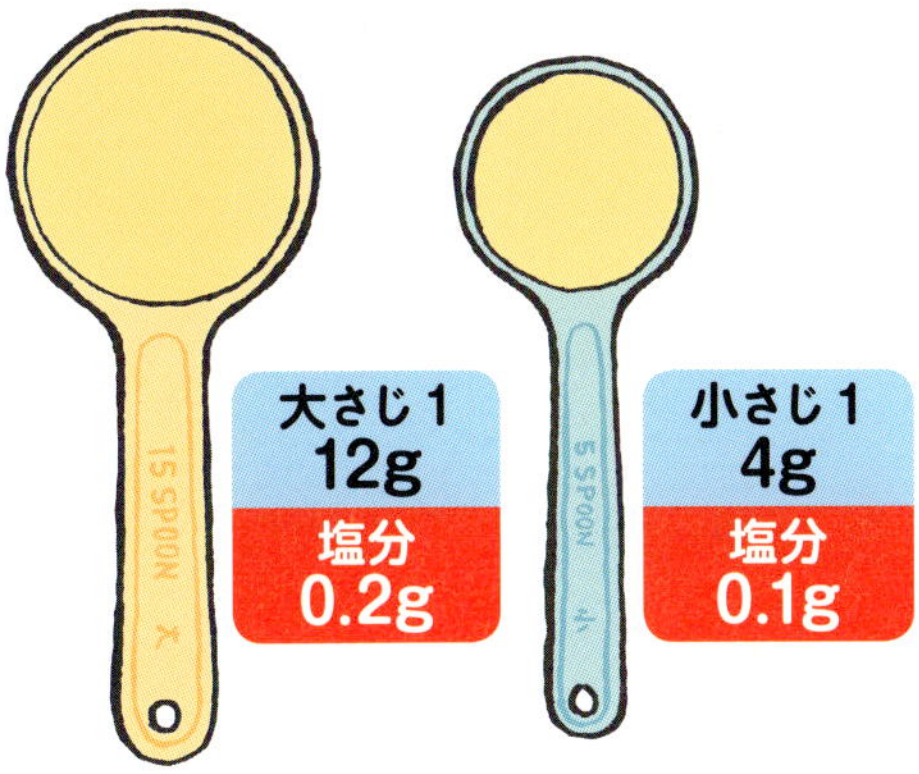

	大さじ1	小さじ1
重量	12g	4g
塩分	0.2g	0.1g

コチュジャン

韓国のとうがらしみそ。

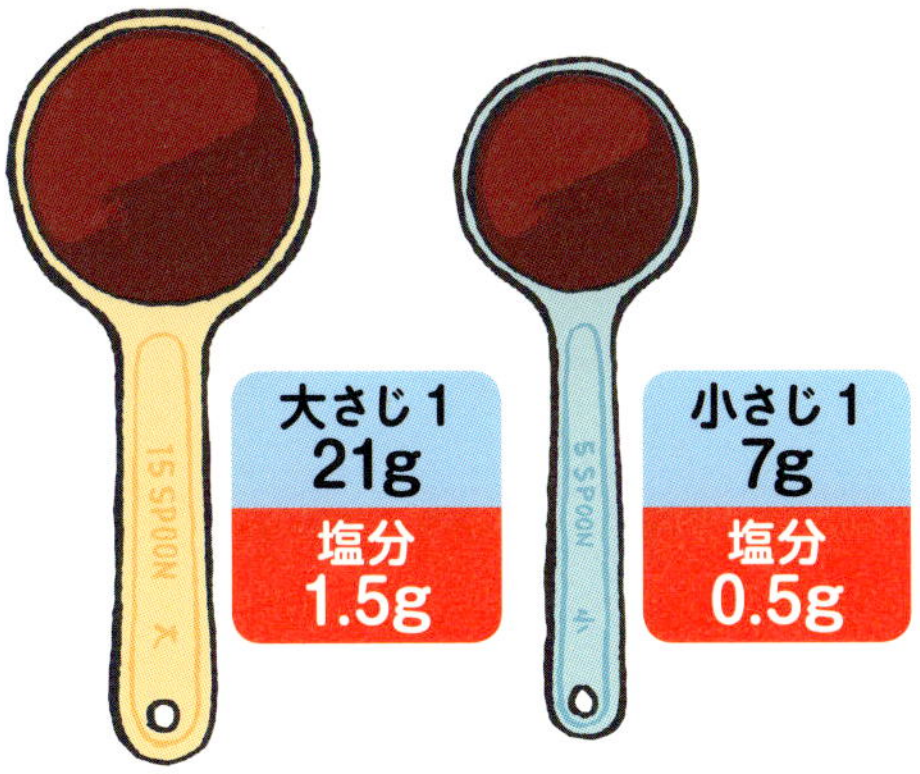

	大さじ1	小さじ1
重量	21g	7g
塩分	1.5g	0.5g

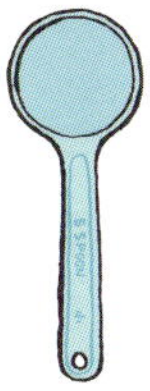

小さじ＝5mℓ

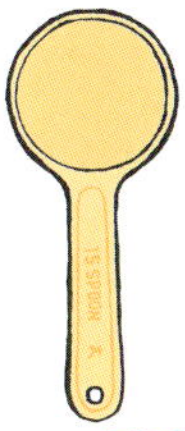

大さじ＝15mℓ

たれ・めんつゆ・ソース

重量
塩分

	小さじ1 重量	小さじ1 塩分	大さじ1 重量	大さじ1 塩分
焼き肉のたれ	6g	0.5g	18g	1.5g
ごまだれ	6g	0.3g	18g	0.8g
ポン酢しょうゆ	6g	0.4g	18g	1.1g
トマトケチャップ	6g	0.2g	18g	0.6g
めんつゆ（3倍希釈）	7g	0.7g	21g	2.1g
めんつゆ（ストレート）	6g	0.2g	18g	0.6g
お好み焼きソース	7g	0.4g	21g	1.1g
豚カツソース	6g	0.3g	18g	1g
中濃ソース	7g	0.4g	21g	1.2g
ウスターソース	6g	0.5g	18g	1.5g

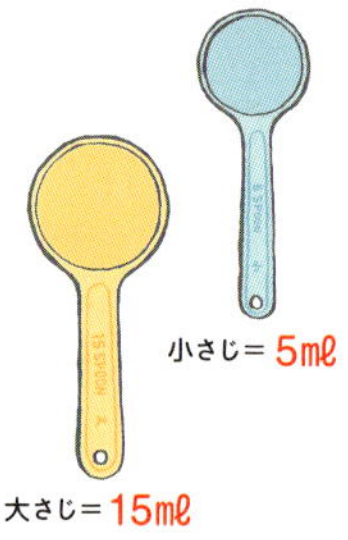

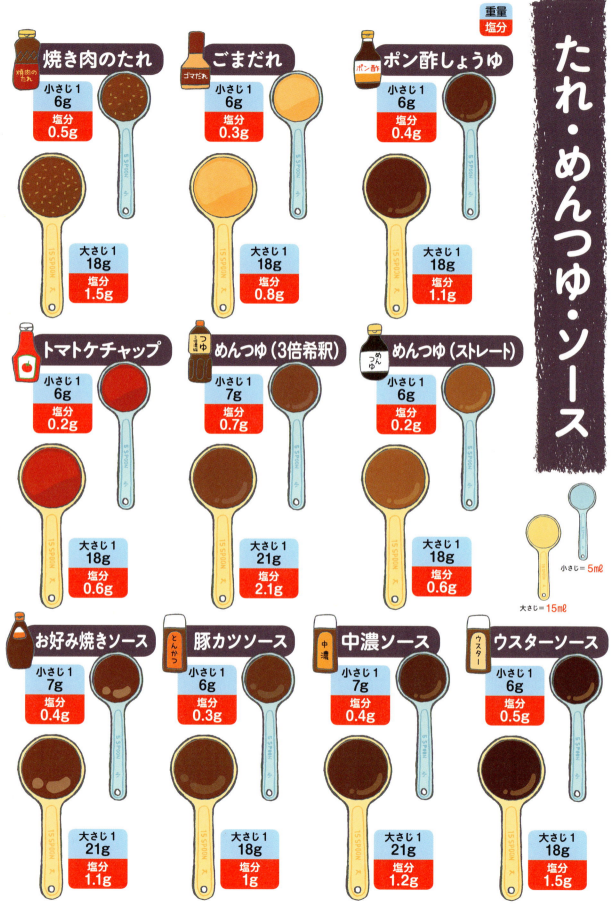

重量
塩分

ドレッシング

サウザンアイランドドレッシング

小さじ1
5g
塩分
0.2g

大さじ1
15g
塩分
0.5g

フレンチドレッシング

小さじ1
5g
塩分
0.2g

大さじ1
15g
塩分
0.5g

マヨネーズ

小さじ1
4g
塩分
0.1g

大さじ1
12g
塩分
0.3g

ノンオイル和風ドレッシング

小さじ1
6g
塩分
0.2g

大さじ1
18g
塩分
0.7g

中華風ドレッシング

小さじ1
5g
塩分
0.3g

大さじ1
15g
塩分
0.8g

ごまドレッシング

小さじ1
5g
塩分
0.1g

大さじ1
15g
塩分
0.4g

小さじ＝5mℓ
大さじ＝15mℓ

市販のだしの素・スープの素

商品パッケージの表示どおりの分量で作った場合。

ブイヨン

汁物1人分
150mℓ
塩分
1.2g

鶏がらだし

汁物1人分
150mℓ
塩分
1.4g

和風だし

汁物1人分
150mℓ
塩分
0.4g

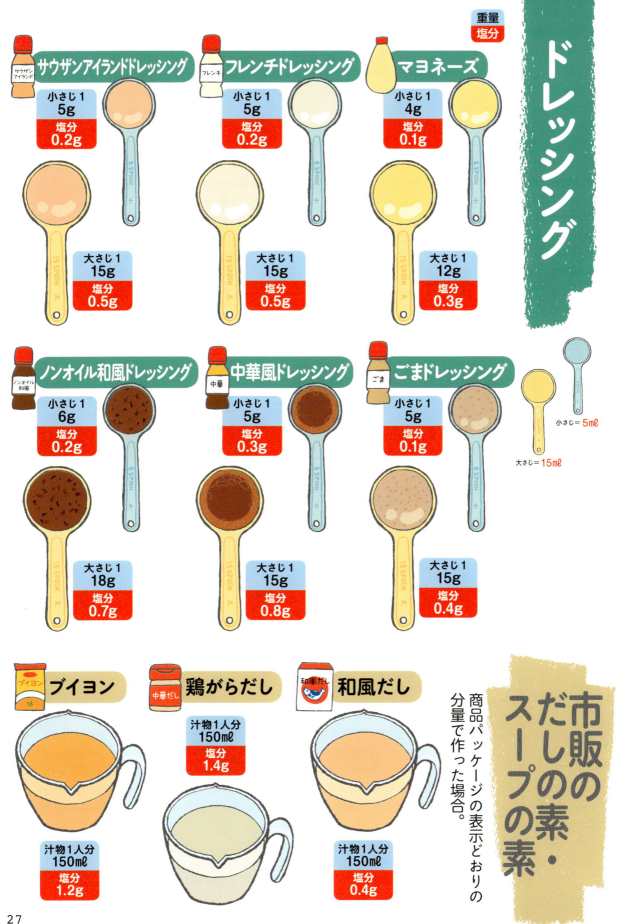

7

食卓で使う調味料は計って使う

決められた適量を守る

食卓で、料理にしょうゆやソース、ドレッシングなどをかけたり、たれやつゆをつけたりして食べることがあります。そのときは、うす味に慣れてかける量がだいたいわかるまで、使う分量を決めて、その量をきちんと計ってから、料理にかけたり、小皿や小鉢にとったりしましょう。

容器から直接料理にかけると、使った量がわからないため、どれだけ塩分をとったのかわからなくなります。また、かけすぎたり、二度がけしたりして塩分を過剰にとってしまうこともあります。まずは、「計って使う」を習慣づけましょう。その後、加減や適量がわかってきたら、適量を守って直接かけてもよいでしょう。

また、減塩調味料を活用するのもおすすめの方法です。

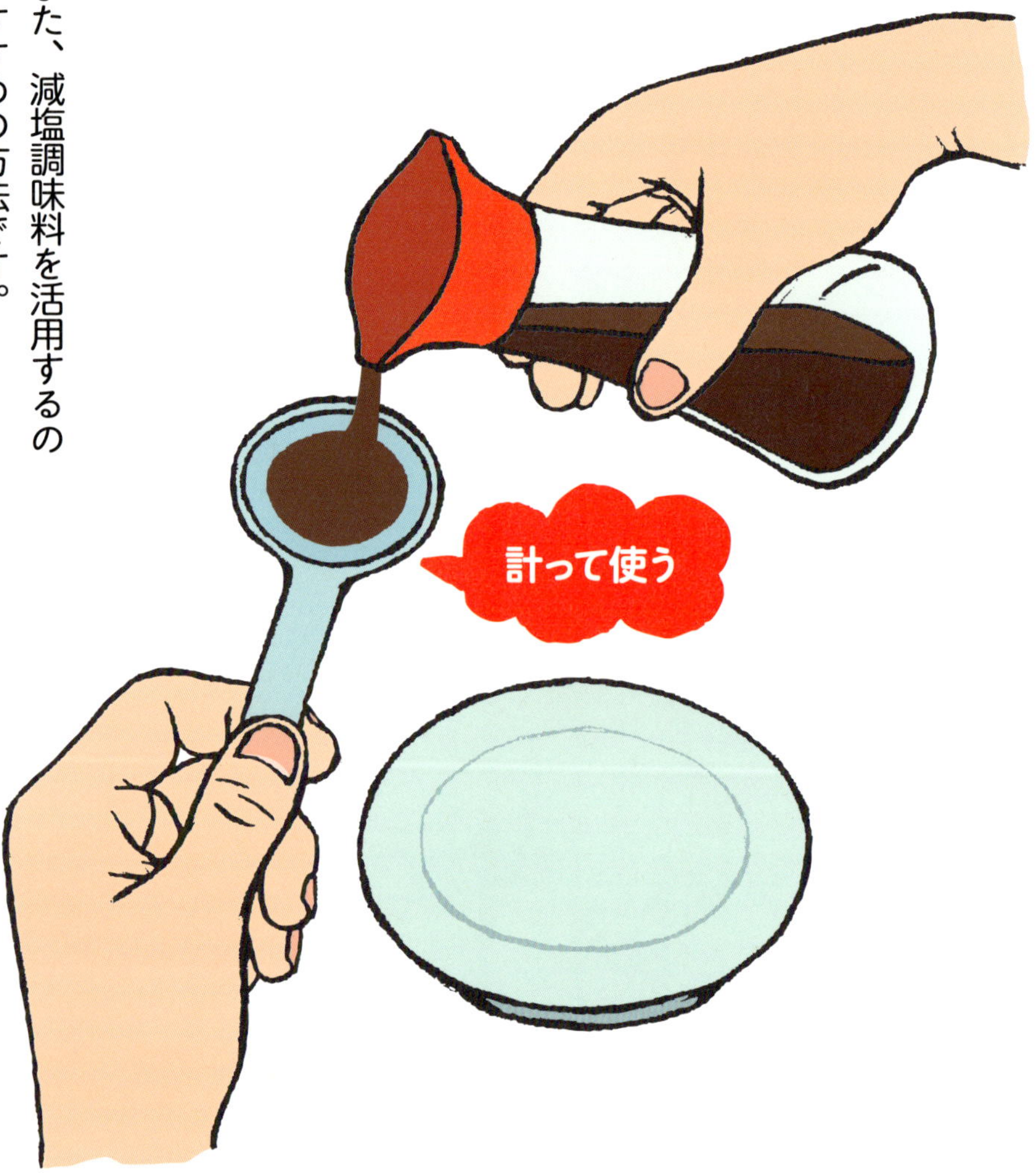

サラダにかける市販の
ドレッシングの使用量の目安は、
63 ページを参照してください。

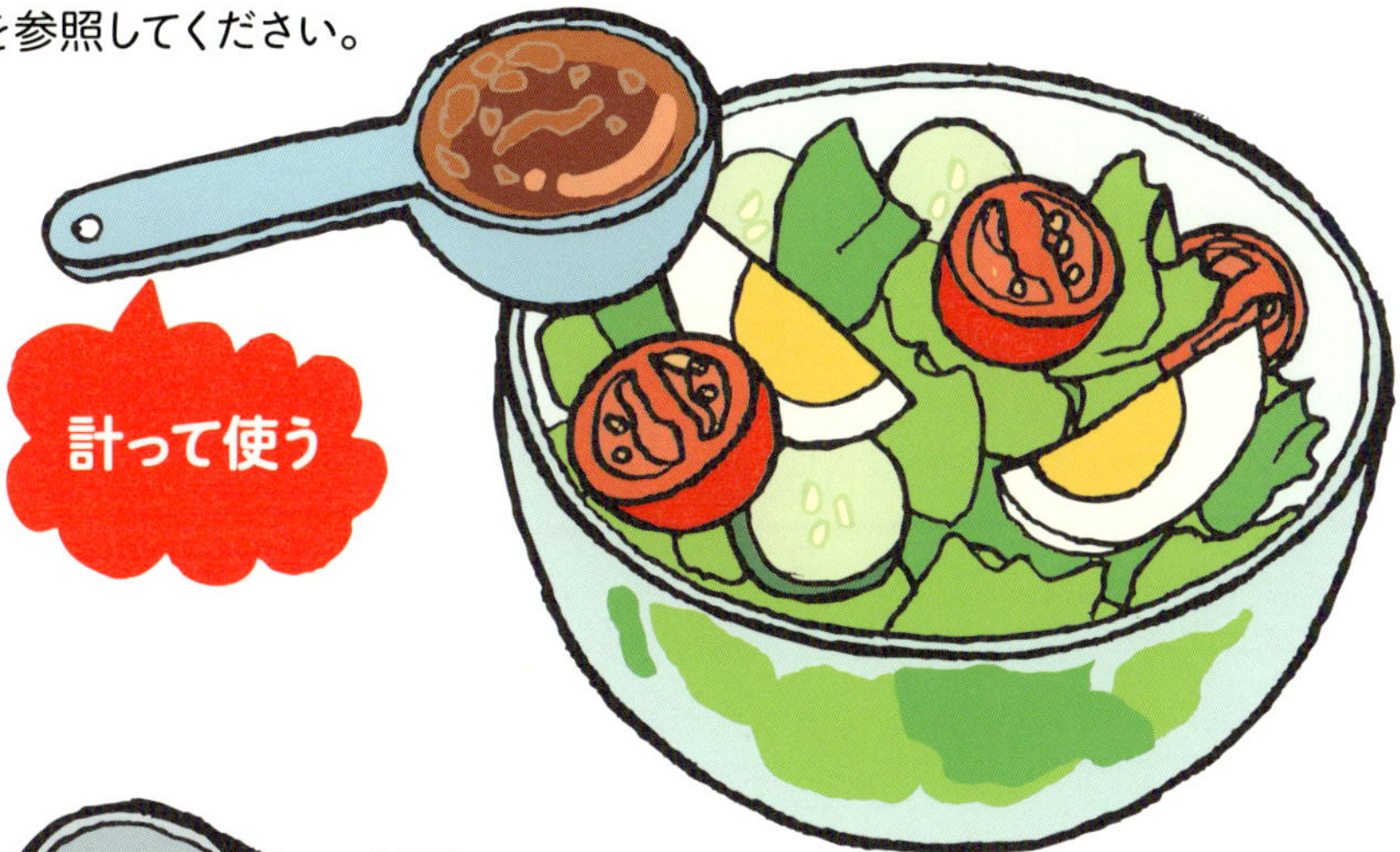
計って使う

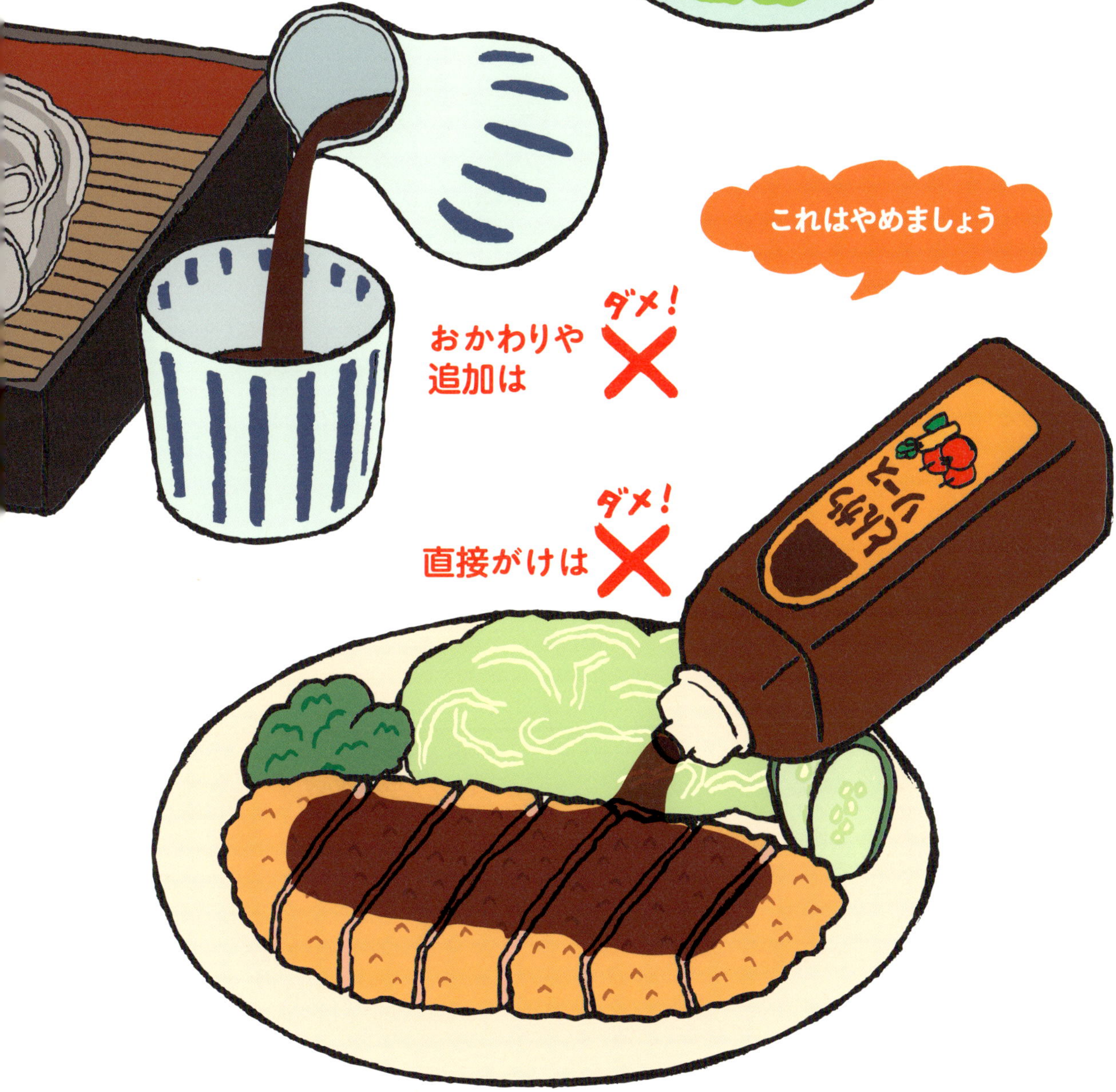
これはやめましょう
おかわりや
追加は
ダメ！
×
直接がけは
ダメ！
×
とんかつ
ソース

塩分が多い食品とのじょうずなつき合い方

塩分が多い加工品には要注意

　加工品には、調味や加工するため、あるいは保存性のために塩分が多く使われているものがあります。これらから、知らず知らずに塩分を過剰にとっている場合もあります。減塩をする場合は、避けてほしい食品ですが、まったく食べないというもの、食事が味けなくなってしまいますね。

　ですので、食べるときは、一日1回程度にし、食べる分だけ（1食の塩分は主菜なら1.0g程度、そのほかは0.5g以下にする）とり皿にとったり、使う量を決めたりして、とりすぎに注意しましょう。塩分が多い加工品は1回に食べる量の目安を一覧表にしました。

　また、生鮮食品の中にも食品自体に塩分を含むものがあります。卵や牛乳、魚類、貝類、肉類などです。パンやめんとともに含まれる塩分の目安量を示しました。

塩分の多い食品と1回に食べる量

	食品名	重量(g)	概量	塩分(g)
卵	卵	50	1個	0.2
乳製品	牛乳	200	—	0.2
	プロセスチーズ	18	厚さ9㎜	0.5
	カマンベールチーズ	13	⅛個	0.3
	クリームチーズ	15	大さじ1	0.1
	パルメザンチーズ（粉）	2	小さじ1	0.1
魚介類	魚介類（全般）	100	—	0.2～0.5
	アサリ	20	7個	0.4
	ハマグリ	20	2個	0.4
	アジの開き干し	60	1枚	1.0
	塩ザケ	50	½切れ	0.9
	塩サバ	50	半身⅓	0.9
	シシャモ（カラフトシシャモ）	30	2尾	0.5
	シラス干し	6	大さじ1	0.2
	ちりめんじゃこ	4	大さじ1	0.3
	サクラエビ	2	大さじ1	0.2
	干しエビ	6	大さじ1	0.2
	ウナギのかば焼き	80	小1串	1.0
	スモークサーモン	10	薄切り1枚	0.4
	アサリ水煮缶詰め	25	25個	0.3
	サケ水煮缶詰め	45	¼缶	0.3
	サバ水煮缶詰め	45	¼缶	0.4
	ツナ油漬け缶詰め	40	½缶	0.4
	ツナ水煮缶詰め	40	½缶	0.3
	イクラ	18	大さじ1	0.4
	タラコ	10	大さじ⅔	0.5
	明太子	8	大さじ½	0.4
	カニ風味かまぼこ	10	1本	0.2

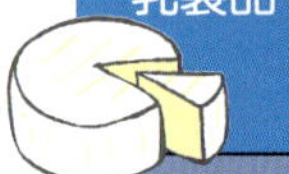

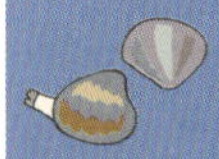

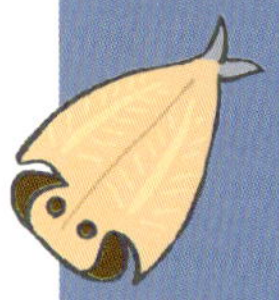

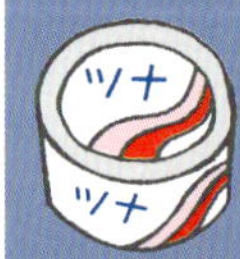

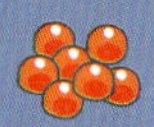

	食品名	重量(g)	概量	塩分(g)
魚介類	かまぼこ	15	厚さ1cm	0.4
	魚肉ソーセージ	25	⅓本	0.5
	さつま揚げ	25	小判形1枚	0.5
	ちくわ	25	⅓本	0.5
	はんぺん	35	⅓枚	0.5
肉類	肉(全般)	100	—	0.1〜0.2
	ウインナーソーセージ	20	1本	0.4
	生ハム	5	1枚	0.3
	ベーコン	20	薄切り1枚(長さ25cm)	0.4
	焼き豚	10	1枚	0.2
	ロースハム	10	薄切り1枚(厚さ2mm)	0.3
穀類	食パン(4枚切り)	90	1枚	1.1
	食パン(6枚切り)	60	1枚	0.8
	食パン(8枚切り)	45	1枚	0.6
	食パン(12枚切り)	30	1枚	0.4
	山型パン	60	1枚	0.8
	クロワッサン	40	1個	0.5
	コッペパン	100	1個	1.3
	ナン	80	1枚	1.1
	フランスパン	75	10cm	1.2
	ライ麦パン	30	1枚(厚さ12mm)	0.4
	ロールパン	30	1個	0.4
	干しうどん・ゆで	210	—	1.1
	干しそば・ゆで	200	—	0.2
	そうめん・ゆで	135	—	0.3
	スパゲティ・塩ゆで	200	—	0.8
	中華めん・ゆで	210	—	0.4
	蒸し中華めん	150	—	0.6
加工品	梅干し	3	⅕個	0.7
	カツオ梅	5	1個	0.4
	カリカリ梅	2	1個	0.4
	のりの佃煮	5	—	0.3
	塩こんぶ	2	2枚	0.5
	こんぶの佃煮	6	—	0.4
	サケフレーク	10	—	0.4
	白菜の漬物	20	—	0.5
	白菜キムチ	20	—	0.4
	きゅうりのぬかみそ漬け	10	2切れ	0.5
	たくあん	10	3切れ	0.4
	柴漬け	10	—	0.4
	野沢菜の漬物	20	—	0.3
	奈良漬け	10	2切れ	0.4
	なすのぬかみそ漬け	10	2切れ	0.3
	からしなす	10	3個	0.5
	べったら漬け	15	2切れ	0.5
	高菜漬け	8	—	0.5
	わさび漬け	10	—	0.3
	紅しょうが	5	—	0.4
	らっきょう	15	2個	0.3
	メンマ	20	—	0.2

インスタントめんや総菜の減塩テクニック

インスタントめんやカップめんは、汁を残す

　めん類は、塩分のほとんどは汁に含まれています。めん類は、できるだけ汁を残しましょう。汁を飲まずに食べた場合は、約5割、半分飲んだら約3割の塩分を減塩できます。

　また、できるだけ作りたてを食べましょう。時間をおくと、めんにつゆが染み込んで塩分を含んでしまいます。

できあいの総菜は、塩分が多いものがあります

　市販の総菜は、塩分が多い場合があります。買うときに塩分（食塩相当量）を確認してから買いましょう。最近では、パッケージなどに栄養価を明記しているものが多いので、ラベルなどで確認してみてください。

　塩分が多いものは避けたほうがよいのですが、食べる場合は、食べる量を調整して、塩分を減らしましょう。あるいは、塩分の少ないおかずを組み合わせましょう。

　また、温かくして食べる料理は、温め直して皿に盛りかえるとよいでしょう。あんや煮汁が少しですが落ちるので減塩になります。

ナトリウムから食塩相当量（塩分）を計算する

ナトリウム（mg）× 2.54 ÷ 1000
＝ 食塩相当量（g）

食塩1g＝ナトリウム（Na）約400mg

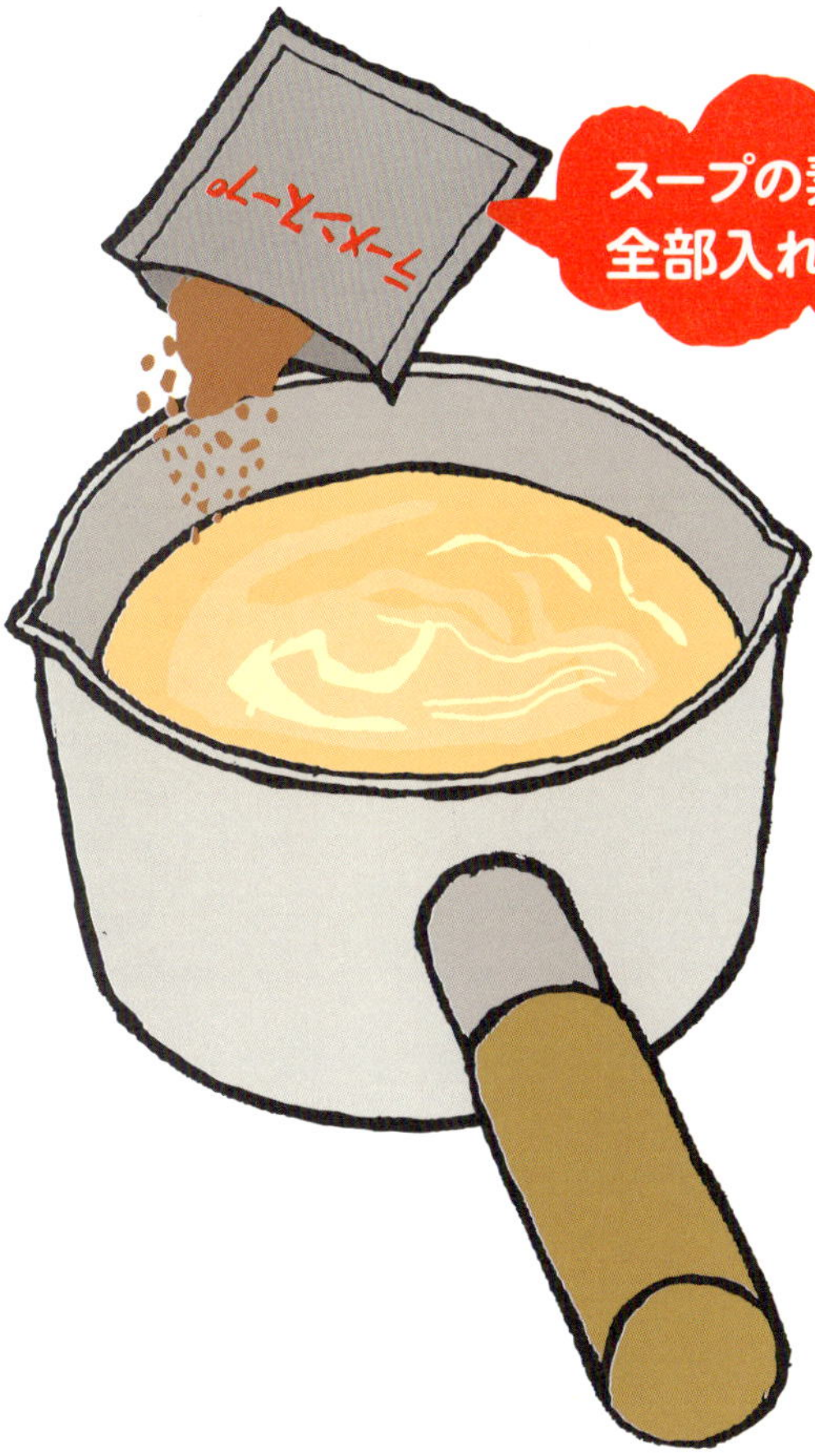

スープの素を全部入れない

インスタントラーメンは
スープの素を全部入れずに
加減してうす味にするか、全量入れて
濃い味でめんを食べて汁やスープを
残すか、どちらかにしましょう。

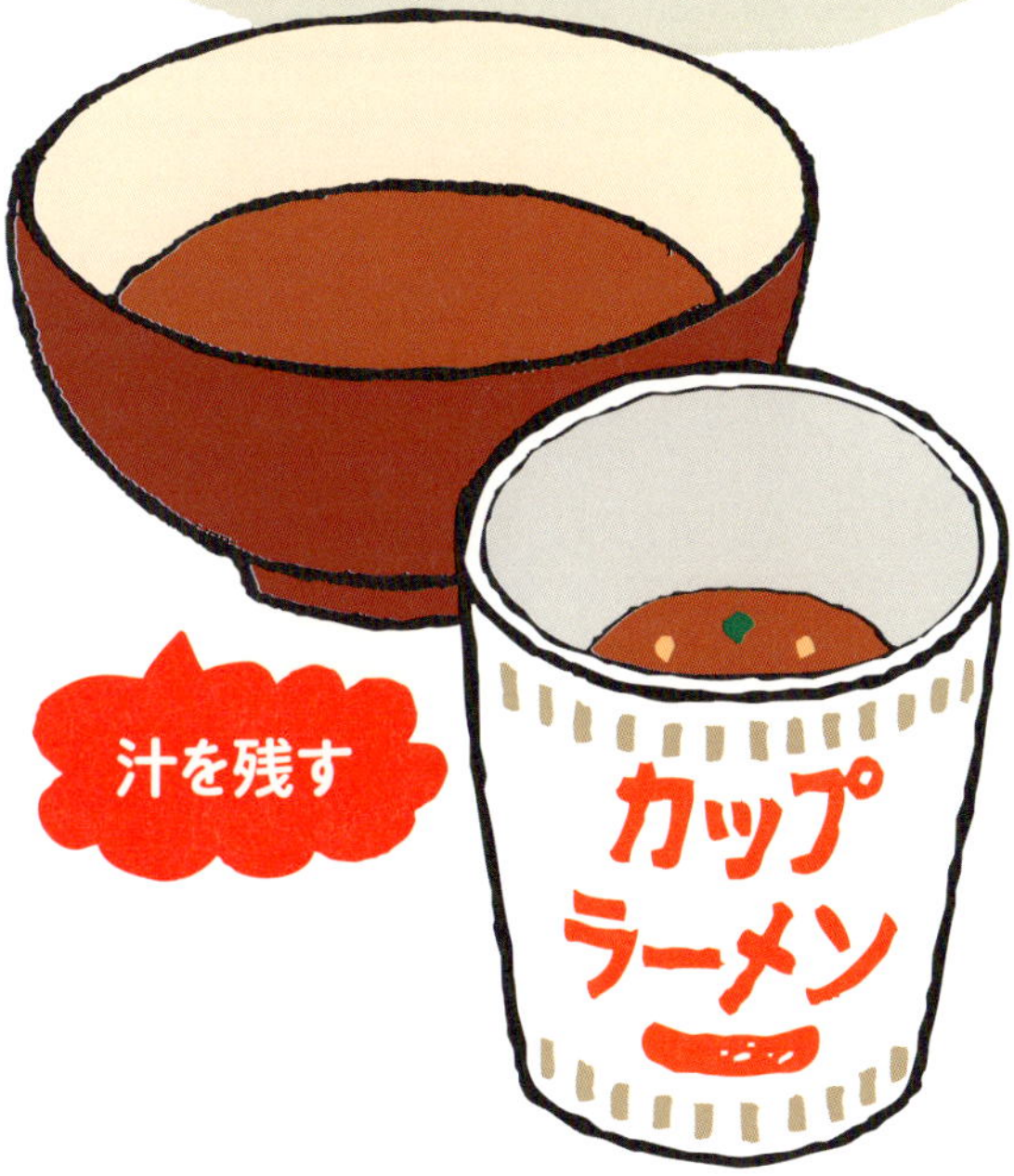

汁を残す

市販の総菜はラベルの栄養価を確認する

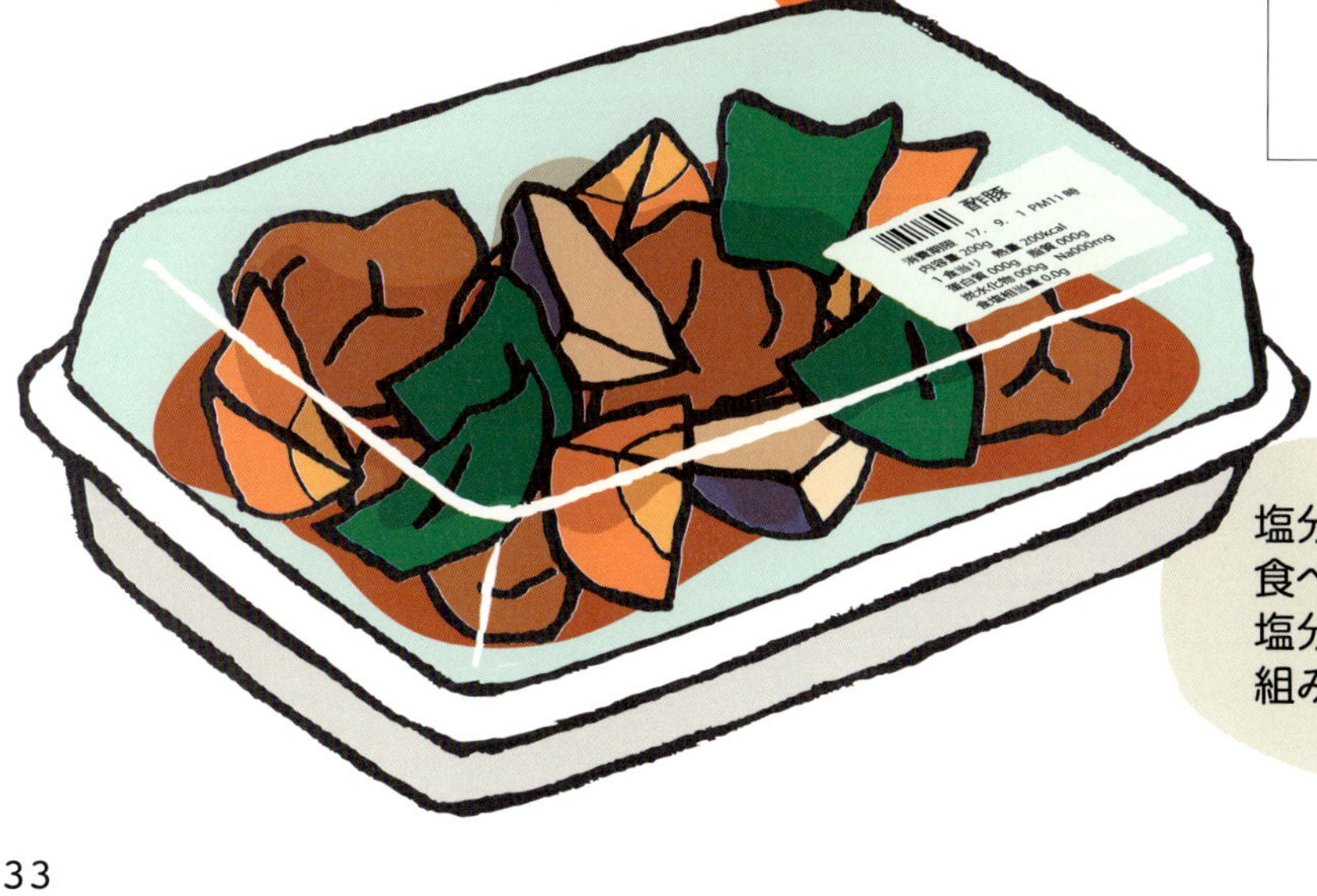

酢豚
消費期限　17.　9.　1 PM11 時
内容量 200g
1 食当り　熱量 200kcal
蛋白質 000g　脂質 000g
炭水化物 000g　Na000mg
食塩相当量 0.0g

Na= ナトリウム
食塩相当量は、
2020 年 4 月 1 日から
かならず表記されます。

塩分が多い場合は
食べる量を調整したり、
塩分の少ないおかずを
組み合わせたりしましょう。

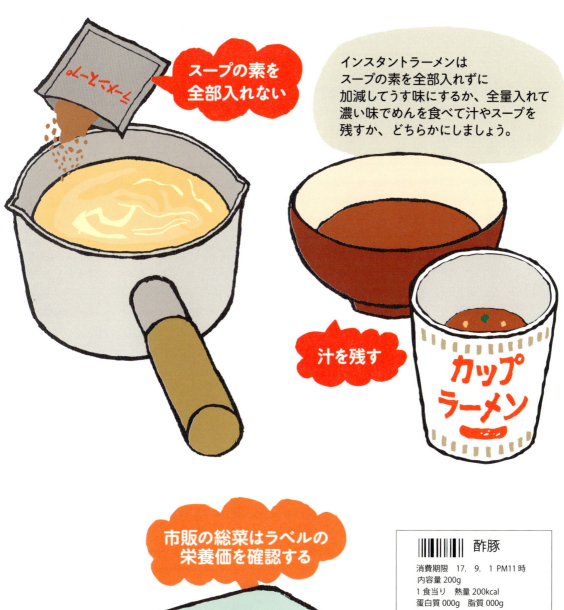

減塩できる献立のポイント

1食分の塩分摂取量の目安

一日の塩分摂取の目標量は、健康な人の場合、成人男性8g未満、成人女性7g未満ですので、1食分の塩分の目安量は、2〜3gです。一日の塩分摂取量が6gと制限されている人の場合は、1食分2gを目安にしましょう。

献立の中の1品だけに、塩味を重点的に使う

減塩をすすめていくときに、すべての料理を減塩料理にすると、その味に慣れていないときは、食事が味けなく感じてしまうことがあります。そういうときは、1品はいつもの味で、そのほかを減塩料理にして組み合わせるとよいでしょう。減塩料理に慣れてきたら、全体的に減塩していくと、うす味に慣れやすくなります。減塩料理が苦にならないように、少しずつ慣れていくとよいでしょう。

味の濃い料理と薄い料理を組み合わせる

料理には、味が濃いものとうすいものとがあります。減塩のポイントのひとつは、1食、あるいは一日の塩分量を調整することです。濃い味の料理とうす味の料理をじょうずに組み合わせて、塩分を調整しましょう。

また、和食は塩分が多い料理が多いので、一日3食全部を和食にしないほうがよいでしょう。和洋華の料理や献立をじょうずに組み合わせましょう。

汁物は、うす味に調味したとしても、一日1食にすると減塩が実現しやすくなります。

主食がパンやめんのときは、これらには塩分が含まれていますので（31ページ参照）、その分を考えて、おかずを組み合わせましょう。

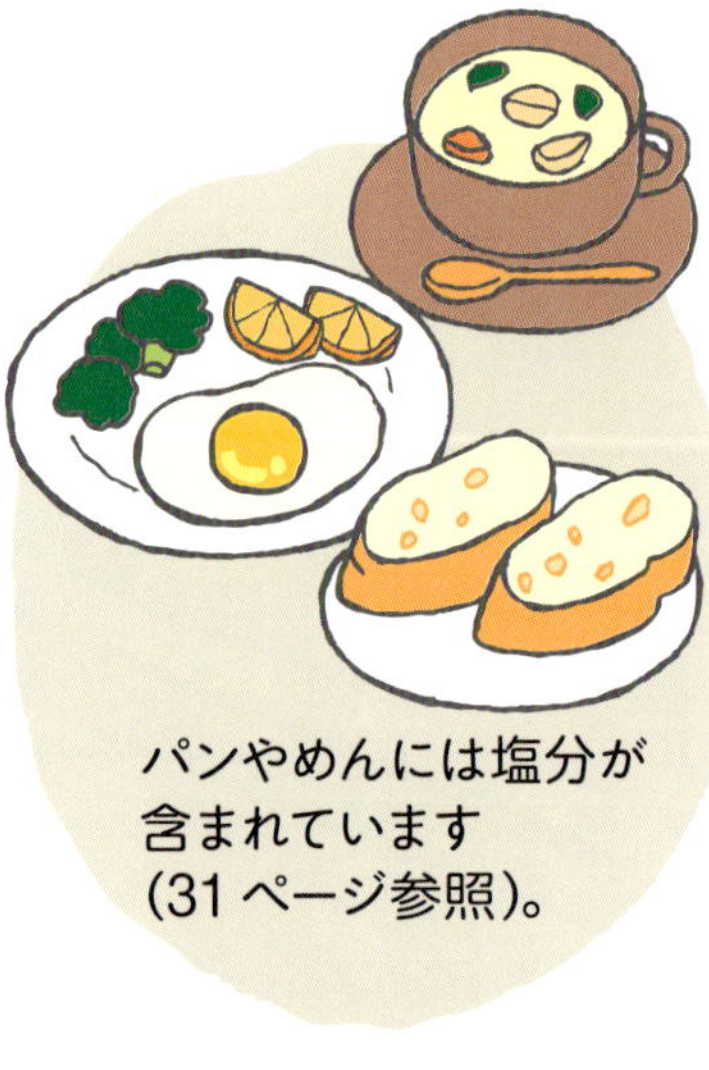
パンやめんには塩分が
含まれています
(31 ページ参照)。

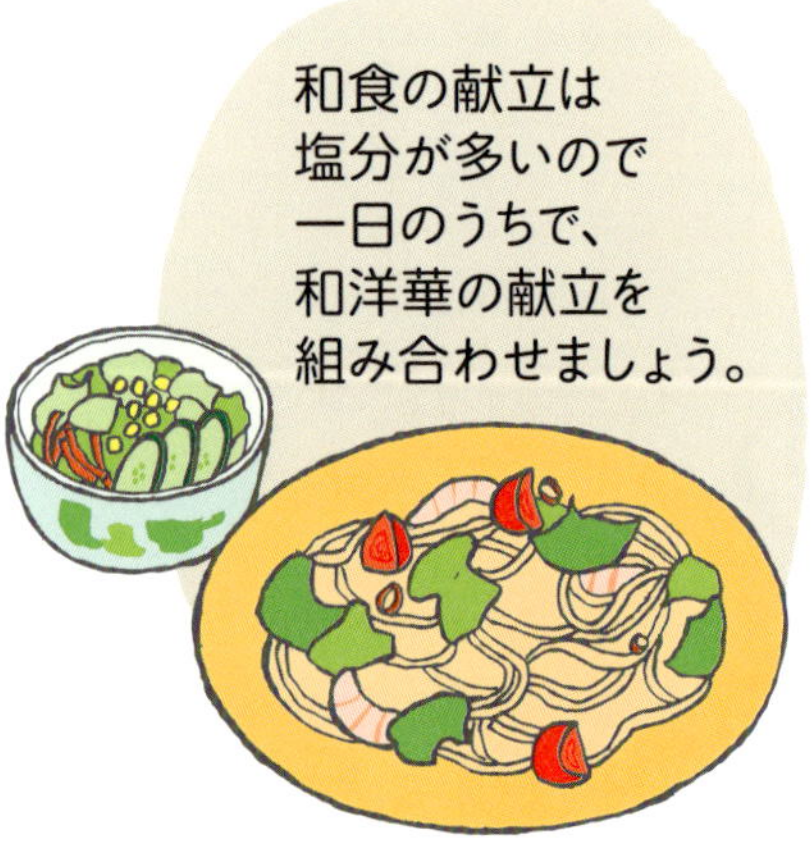
和食の献立は
塩分が多いので
一日のうちで、
和洋華の献立を
組み合わせましょう。

１品をいつもの味で そのほかを減塩料理に

減塩料理が苦にならないように少しずつ慣れていきましょう。

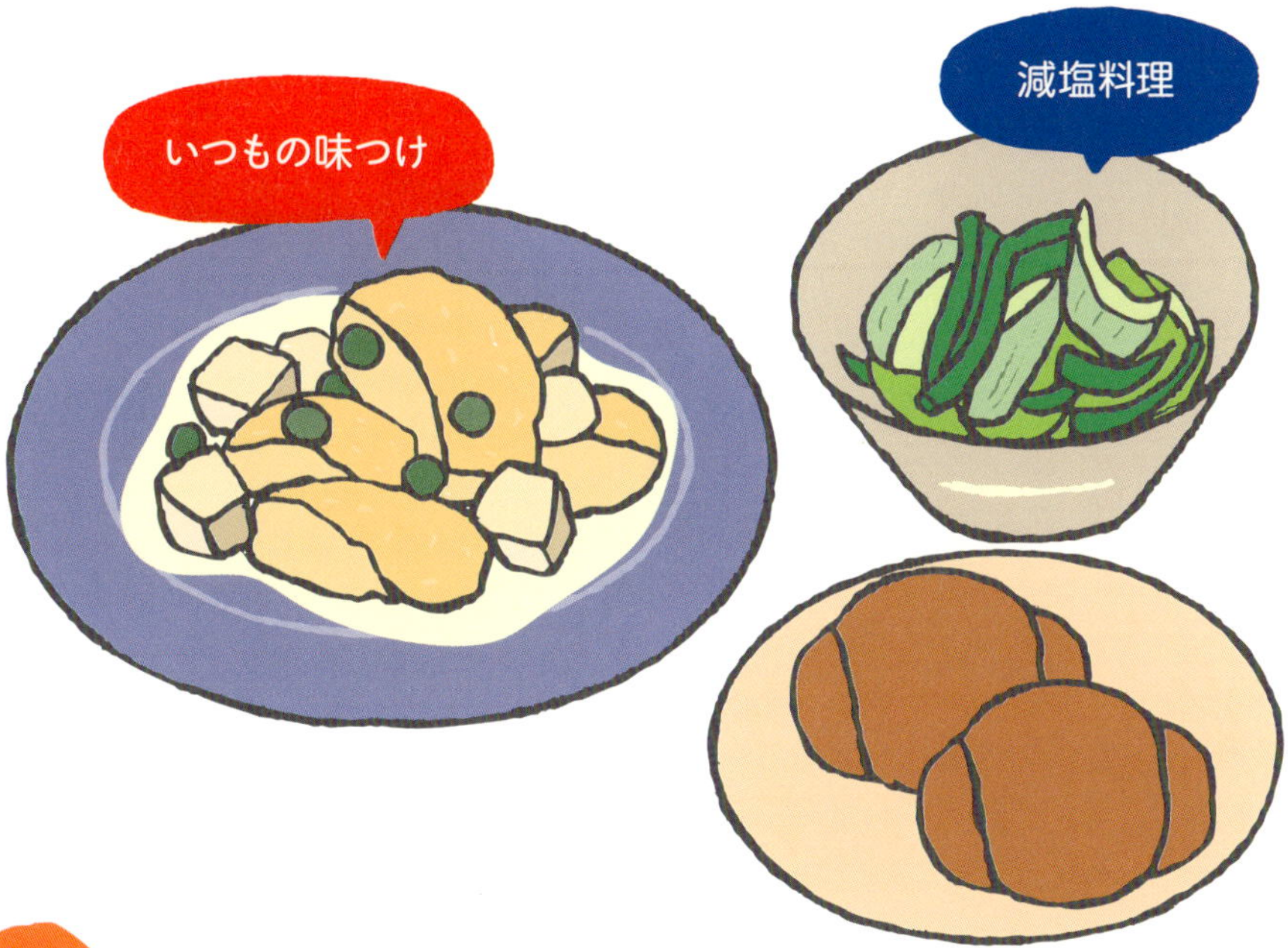

味のバランスを とりましょう

献立の中で、濃いめとうすめの味の料理を
組み合わせてみましょう。

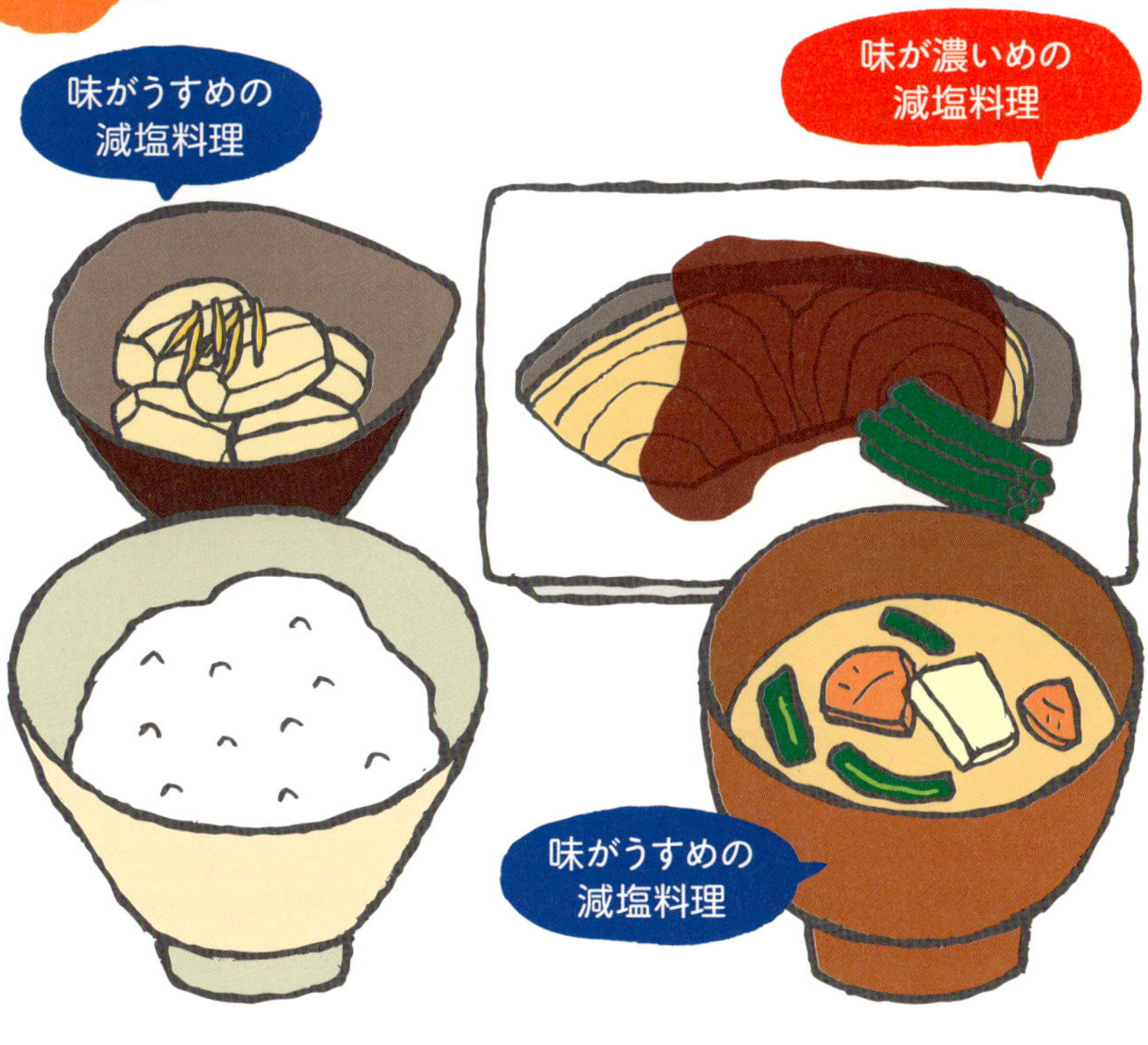

減塩できる調理のコツと食べ方

焼き目の香ばしさが味わいに

焼き物やソテーなどにおいては、焼き目を軽くつけることによって、その香ばしさで減塩料理でもおいしくいただけます。焦げない程度に焼き目をつけたり、カリカリにソテーしたりして、香ばしさを加えましょう。また、チャーハンなども、ゆっくりいためて水分をとばし、パラパラに仕上げると、うす味でもしっかりとした味に感じられます。

表面だけに味をつけると濃い味を感じられる

煮物や照り焼きなどは、できるだけ表面だけに味をつけるようにします。少量の調味料で、濃い味を感じることができます。料理が仕上がる直前に調味して短時間で煮からめるようにします。

油のコク

油のコクがあると減塩料理でもうす味と感じにくくなります。ですので、油を使う料理——揚げ物やソテーなどは減塩料理としておすすめです。

作りたてを食べる

どんな料理も、作りたてがいちばんおいしく味わえます。煮物のようなものでは、表面だけに味をつけても、作ってから時間がたつと調味料が食材の内部にしみ込んで、味が食材の外と中で均一になります。そのために減塩料理の場合、特に薄く感じたり、味わいが変わったりします。

また、料理はそれぞれのおいしく食べるための適温がありますので、冷たいものは冷たく、温かいものは温かくして食べるようにしましょう。

よく噛んで食べる

うす味の料理は、食材の味を生かした料理なので、よく噛むことで、食材そのものの味をよりよく味わうことができます。

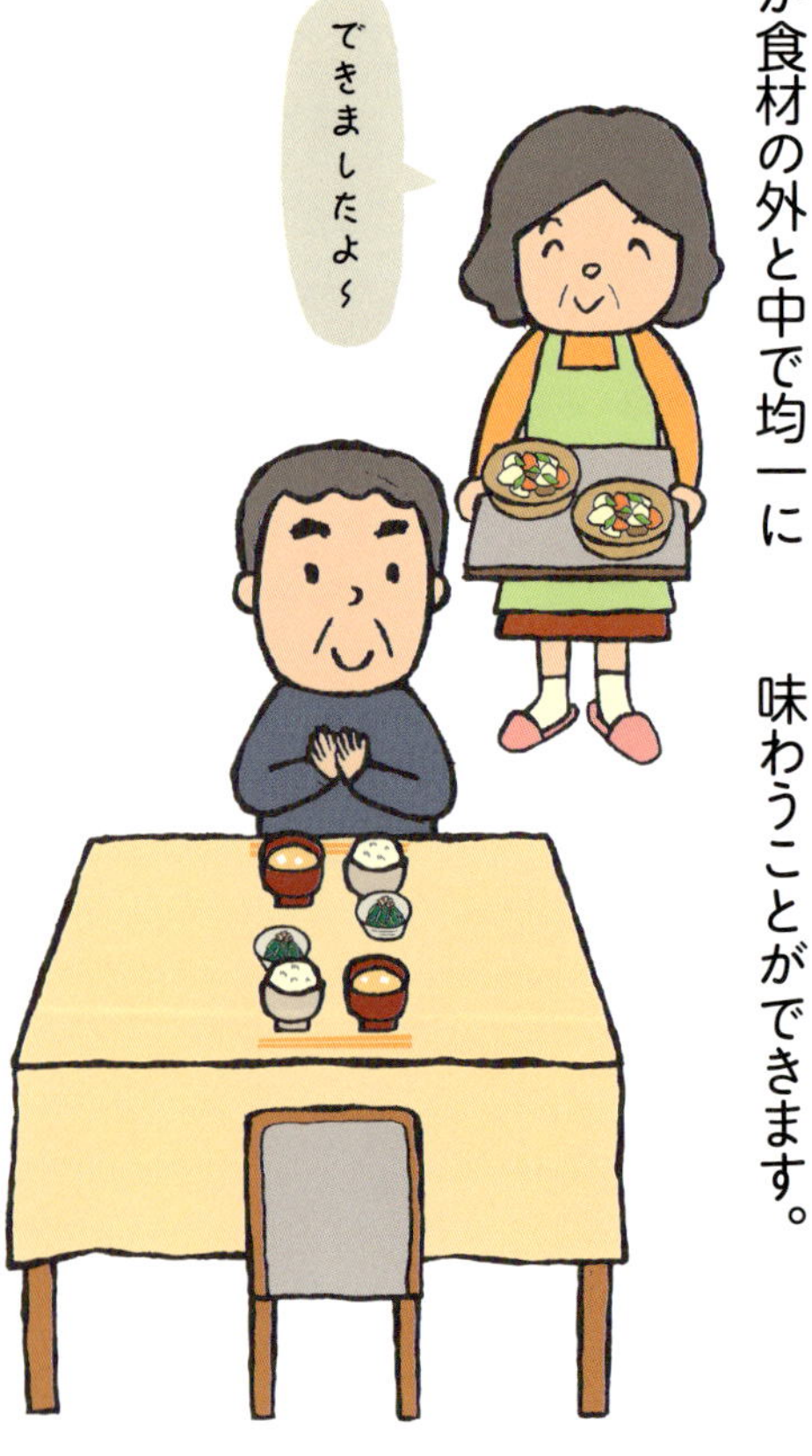

調味パーセントについて

「調味パーセント」は、だれでもいつでも同じ味つけができるように考案された「味つけの伝達・記録手段」です。

調味パーセントとは、「材料などの重量に対する調味料（おもに塩分や糖分）の割合」を表したものです。ここでいう塩分、糖分とは、調味料に含まれる食塩や砂糖の量を示したもので、左の式で算出されたものです。

塩分量の管理が勘に頼ることなくできるので、塩分制限が必要な場合に役立ちます。また、調味パーセントは、作りたい分量が材料表と異なる場合に「調味パーセント」に従って調味料の分量を計算すれば、一定の味つけができます。

調味パーセントは、材料などの重量に対して計算するので、調味料も重量で表されます。ですが、1人分や2人分の料理の調味料は少量となり、少ない重量をはかりで正確に量ることは難しいので、容量で量る計量スプーンを使用することが多くあります。しかも便利ですので、おすすめです（12ページ参照）。

$$\text{調味パーセント}(\%) = \frac{\text{調味料の重量}(g)}{\text{材料などの重量}(g)} \times 100$$

調味パーセントは、塩分（食塩、しょうゆ、みそ）、糖分（砂糖、みりん）のほかに、酢、油、かたくり粉、小麦粉などにも適用することができます。この本では塩分のみ、調味パーセントを示しました。

計算の手順は、次のようになります。

1 まず、「調味パーセント」がどの重量に対するものかをはっきりさせることがたいせつです。

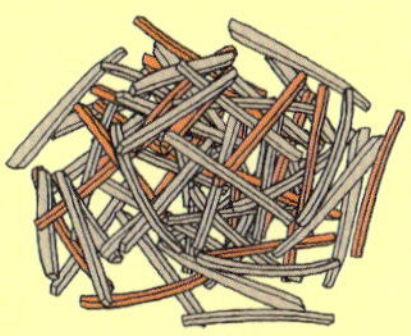

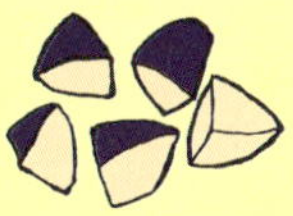

- 基本的には、下処理のすんだ調理前の状態の重量となります。たとえば、魚介や野菜ならば下ごしらえのすんだ材料の重量です。
- 米以外の乾物（ひじき、凍り豆腐、干ししいたけなど）は、水で戻した後の重量です。
- 米は、ほぼ決まった炊き上がり倍率になるので米の重量に対して計算します。
- 汁物では、だしなど液体の重量に対して計算します。

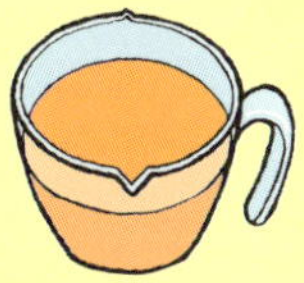

2 **1**に従って材料などの重量を計ります。ここでは、きちんと計量することがたいせつです。

3 塩分・糖分の重量を次の式に従って求めます。

$$\frac{\text{材料などの重量}(g) \times \text{調味パーセント}(\%)}{100}$$

定番おかずを
おいしく
適塩・減塩にする
ポイント

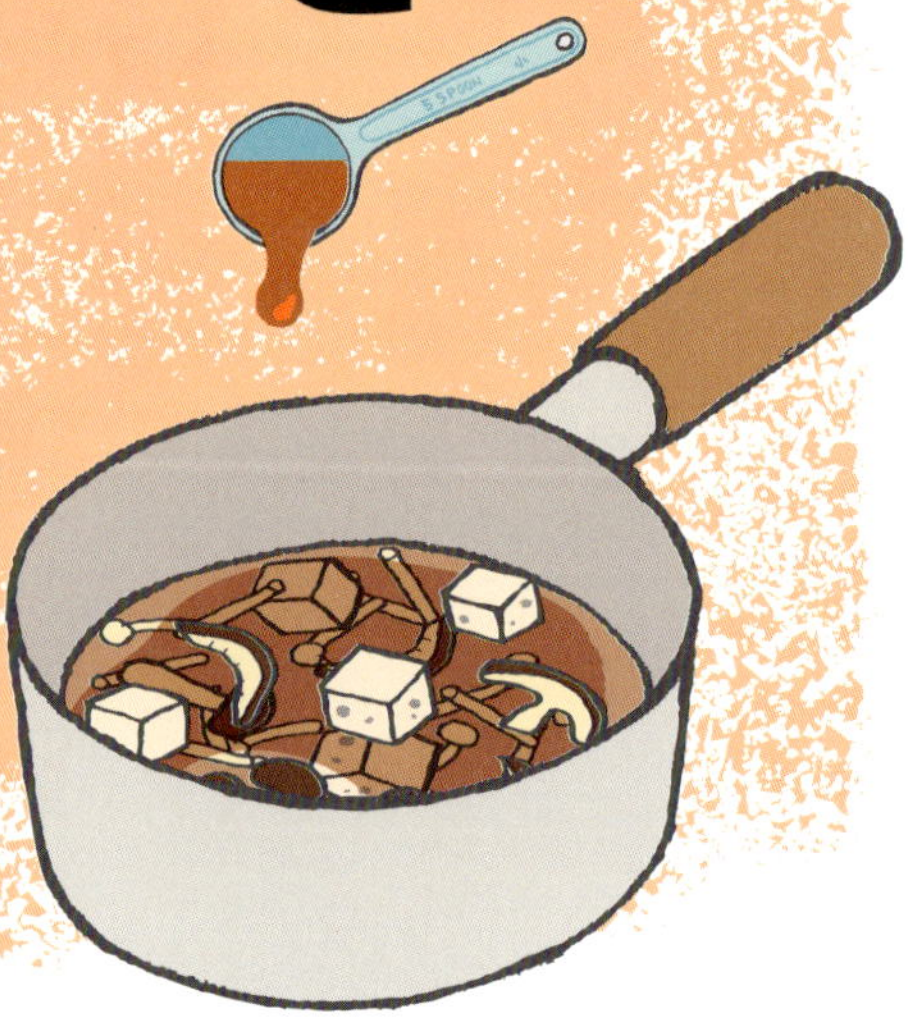

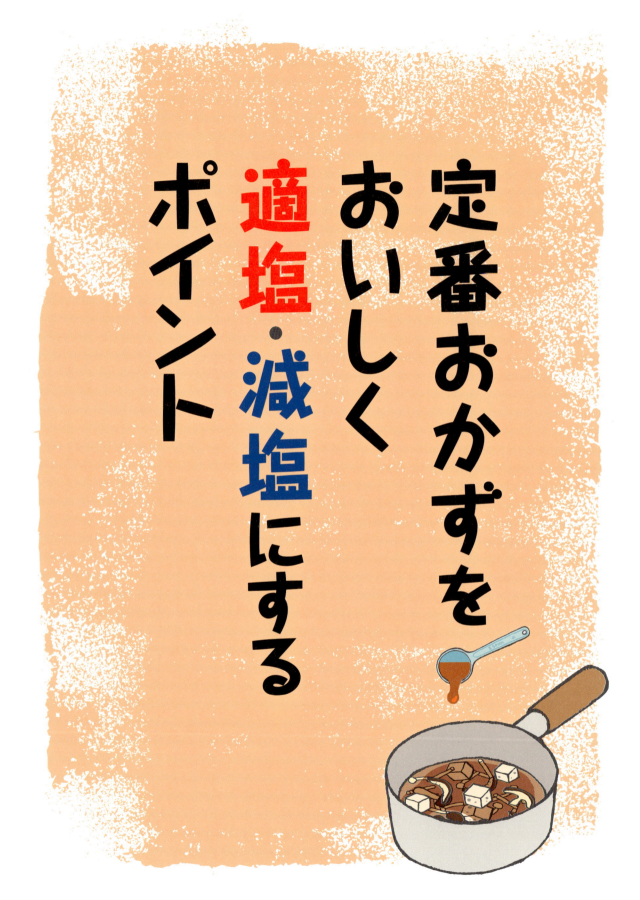

この本の使い方・見方

「適塩」と「減塩」について

この本で、「適塩」は、健康な成人の一日の摂取塩分量の目標量（男性8g未満、女性7g未満）になるような味つけです。

また、「減塩」は、一日の摂取塩分量を6gと塩分制限された場合の味つけです。

「適塩」のコツやポイントは赤文字やピンク色の部分に、「減塩」のコツやポイントは青文字や水色部分に分けて説明しています。

減塩をはじめるとき、まずは「適塩」の味つけにしてみましょう。慣れるまで1～2週間といわれていますので、この味つけを続けてみましょう。しかし、どうしてもうすすぎておいしくないと感じたら、今までの味つけと「適塩」の中間の味つけにして、少しずつ慣らしながら塩分を減らしていきましょう。塩分制限がある人も同様にして、徐々に塩分を減らして、最後には「減塩」の味に慣れるまで無理せずに少しずつ塩分を減らしましょう。

●**材料表と作り方**／主菜・主食・主菜＆主食は、特に表記のあるもの以外は「1人分」。副菜と汁物は「2人分」の材料と作り方です。

●**材料の分量**／皮、種、へた、骨、内臓など廃棄分を除いた、下処理した調理前の状態の量です。

●**計量カップ・スプーン**／材料表で使用したものは、1カップ＝200㎖、大さじ1＝15㎖、小さじ1＝5㎖、ミニスプーン1＝1㎖です。

＊これらの計量カップ・スプーンは、女子栄養大学代理部で販売しています。販売しているものはピンク色です。

価格例／計量カップ・スプーン（大さじ、小さじ、ミニスプーン）・すりきりへらのセット970円（税込）。ミニスプーン1本160円（税込）。

お問い合わせ　電話03－3949－9371

●**塩**／この本の材料表で使用した「塩」は「精製塩」で、小さじ1＝6gのものです。

●**しょうゆ**／この本の材料表で使用した「しょうゆ」は「濃い口しょうゆ」です。

●**栄養価**／塩分とエネルギーは、すべて「1人分」です。また、「塩分」は食塩相当量のことで、調味で加えた塩分（ナトリウム）と食材自体に含まれる塩分（ナトリウム）の総量に、2.54を乗じて算出した数値です。計算の詳細は、32ページを参照してください。

計量スプーンのイラストについて

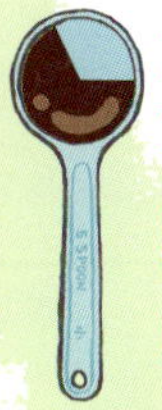

しょうゆやみりんなどの液体の分量は、わかりやすくするためにイラスト化してあります。

実物大

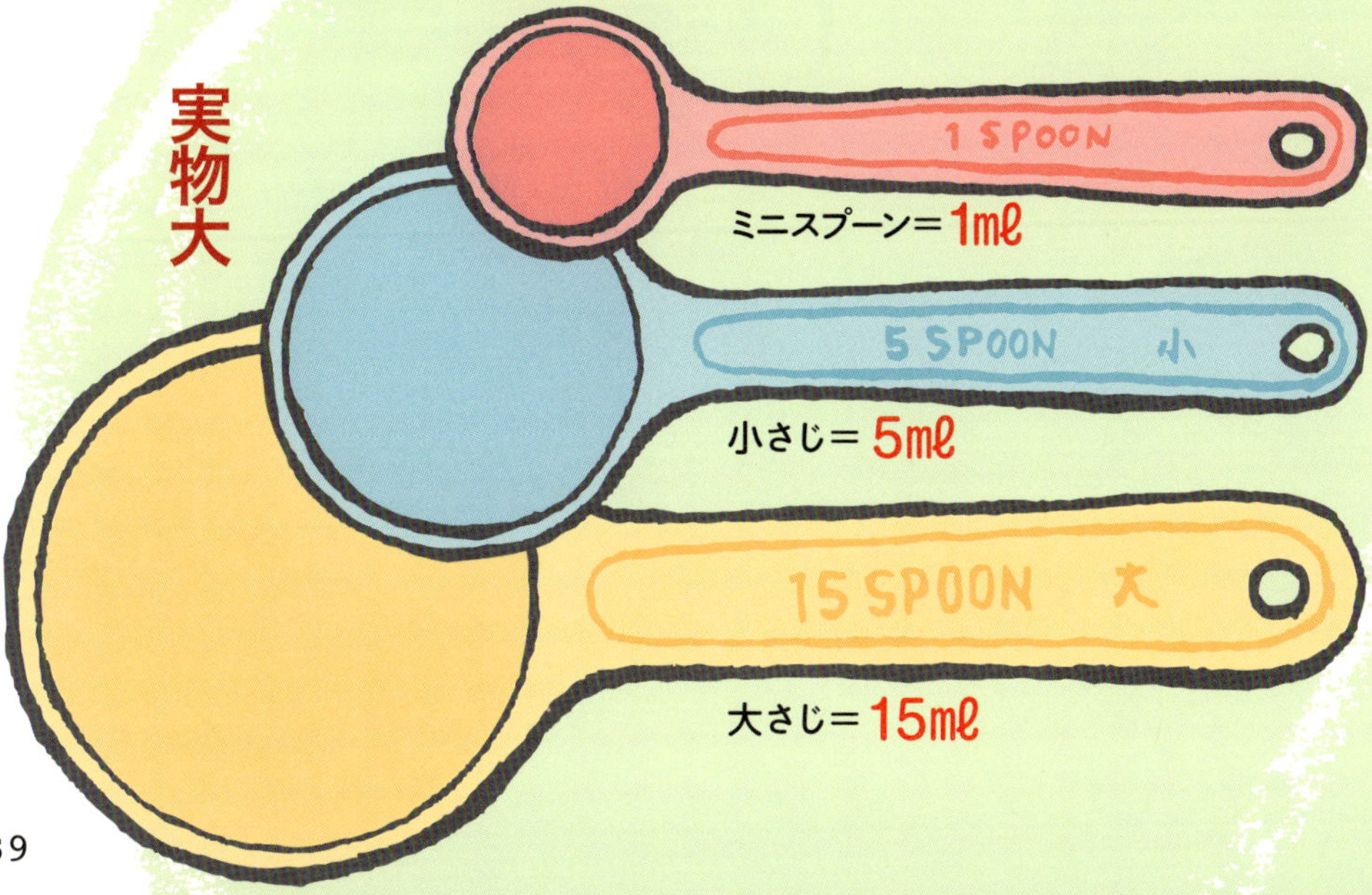

主菜

アジの塩焼き［一尾魚の場合］

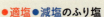

塩をしておく時間がポイント。塩をして5分したら焼きます。さらに減塩するには、30分おいてから焼きます。

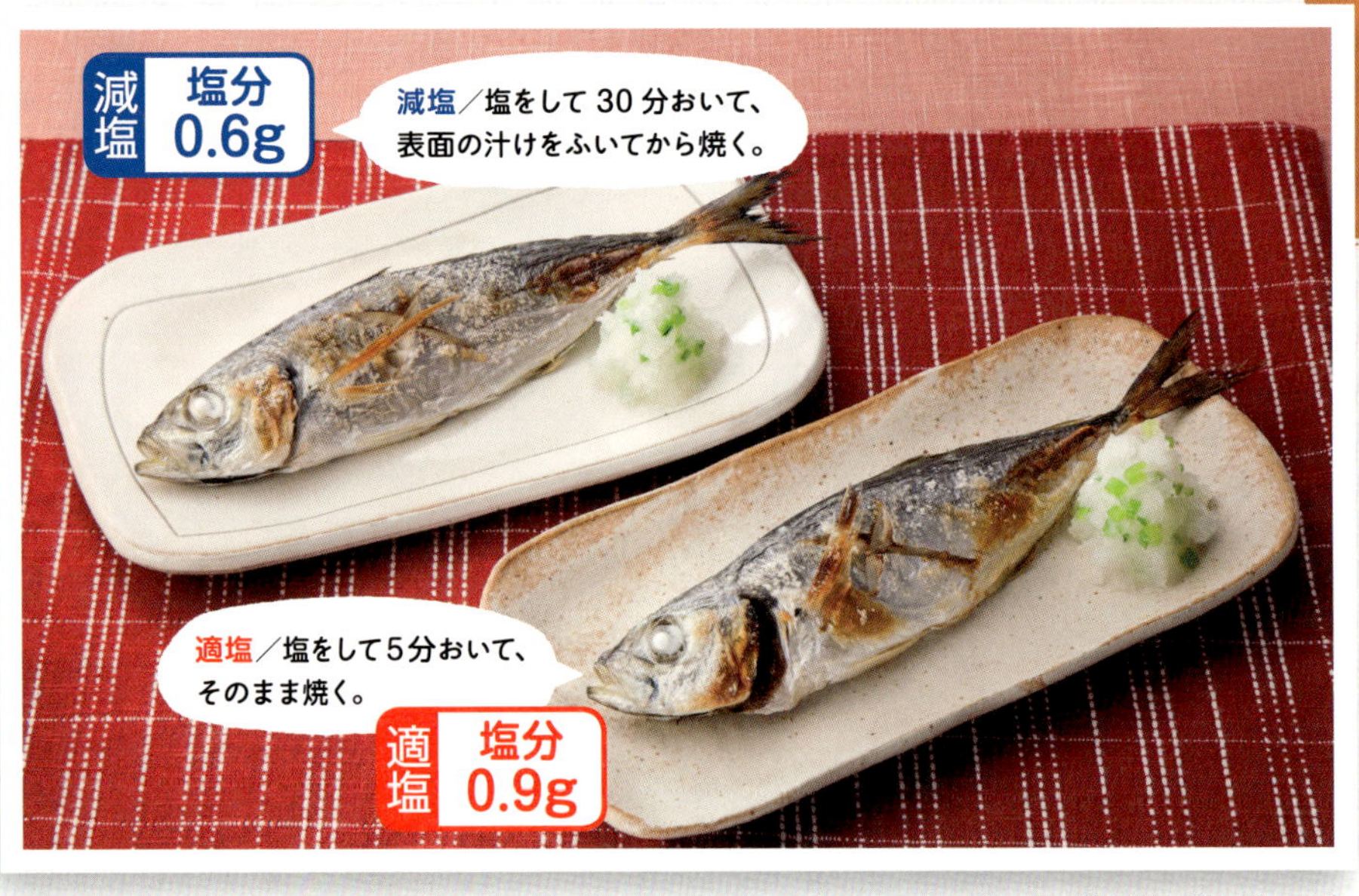

減塩 塩分 0.6g
減塩／塩をして 30 分おいて、表面の汁けをふいてから焼く。
適塩／塩をして5分おいて、そのまま焼く。
適塩 塩分 0.9g

作り方 95 ページ

アジ 130g※（1人分）

※下処理後の重量（ぜいご、えら、内臓を除いたもの）

減塩

塩をして 30 分おいて、表面の汁けをふいてから焼く。

塩をして 30 分おくと、身にはしっかり塩味がしみ込んでいます。
また、魚から汁けが出て塩がとけるので、表面の汁けをふきとることで、塩がとれて減塩になります。

適塩

塩をして5分おいて、そのまま焼く。

塩をして5分おくだけでは、魚にふった塩がとけずに表面に残るので、少ない塩でも食べたときに塩味をダイレクトに感じます。

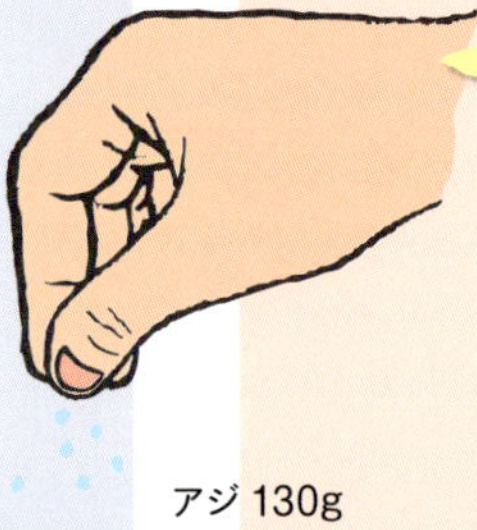

アジ 130g

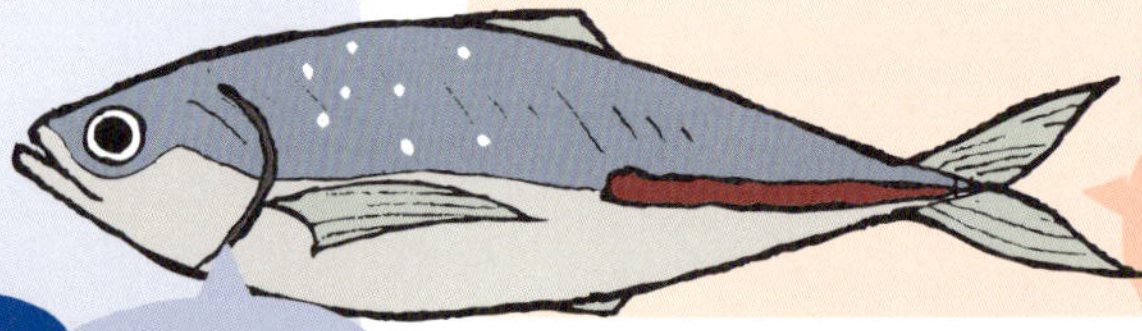

適塩 塩をして5分おく

減塩 ポイント 塩をして30分おく

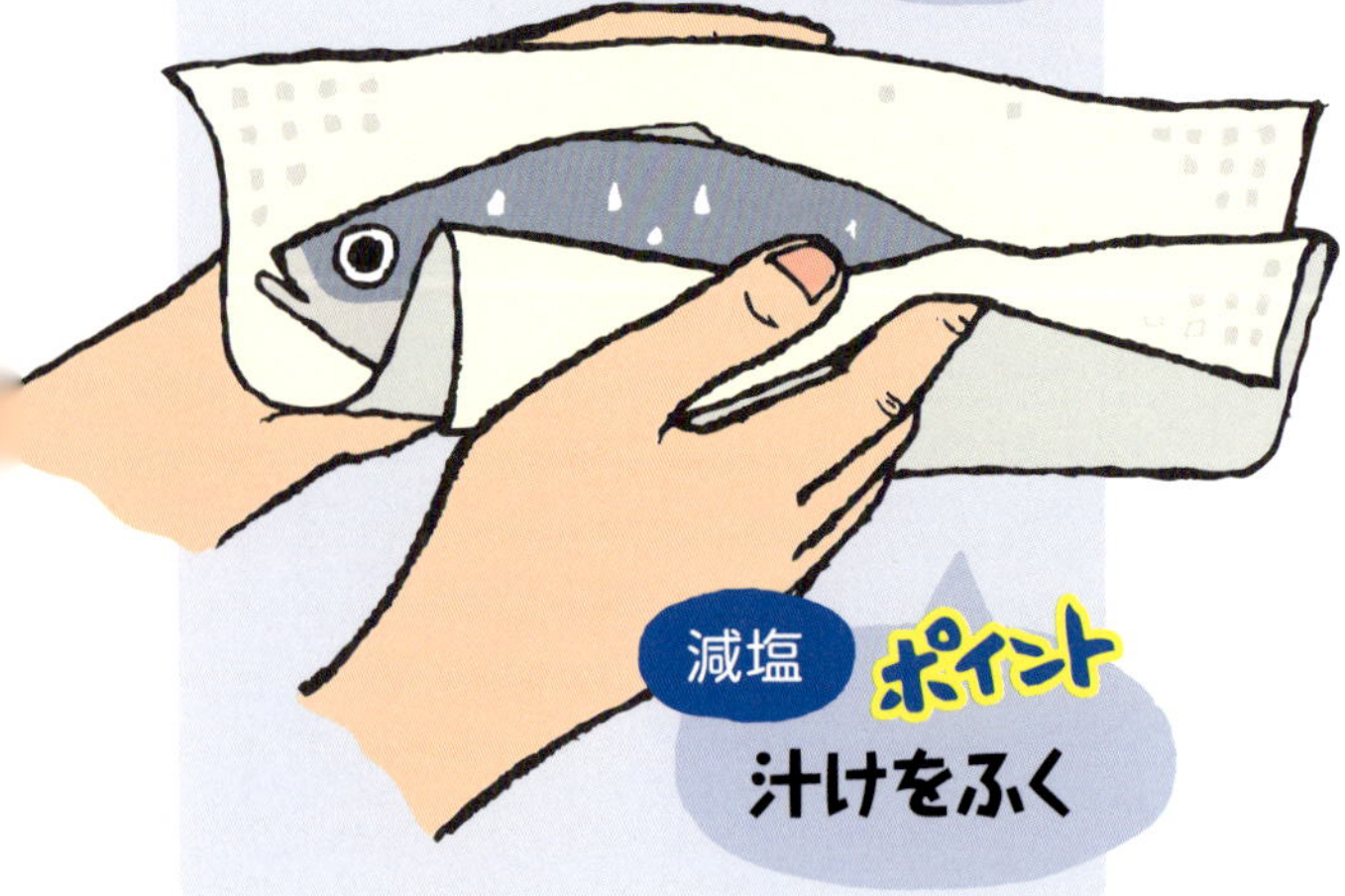

減塩 ポイント 汁けをふく

ふり塩 適塩 減塩

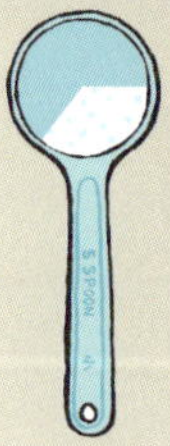

塩 2g

小さじ⅓

●適塩●減塩のふり塩

下処理後（ぜいご、えら、内臓を除いたもの）の魚（一尾）の 1.5%塩分 が適量。
下処理後のアジ（一尾）130g の場合

$$130 \times \frac{1.5}{100} \fallingdotseq 2$$

塩2g（小さじ⅓）

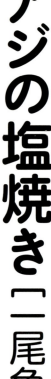

主菜

サケの塩焼き［切り身の場合］

塩をしておく時間とふり塩の量がポイント。
切り身は塩がしみ込みやすいので、
塩をして長くおかず、5分したら焼きます。
さらに減塩するには、ふり塩の量を減らします。

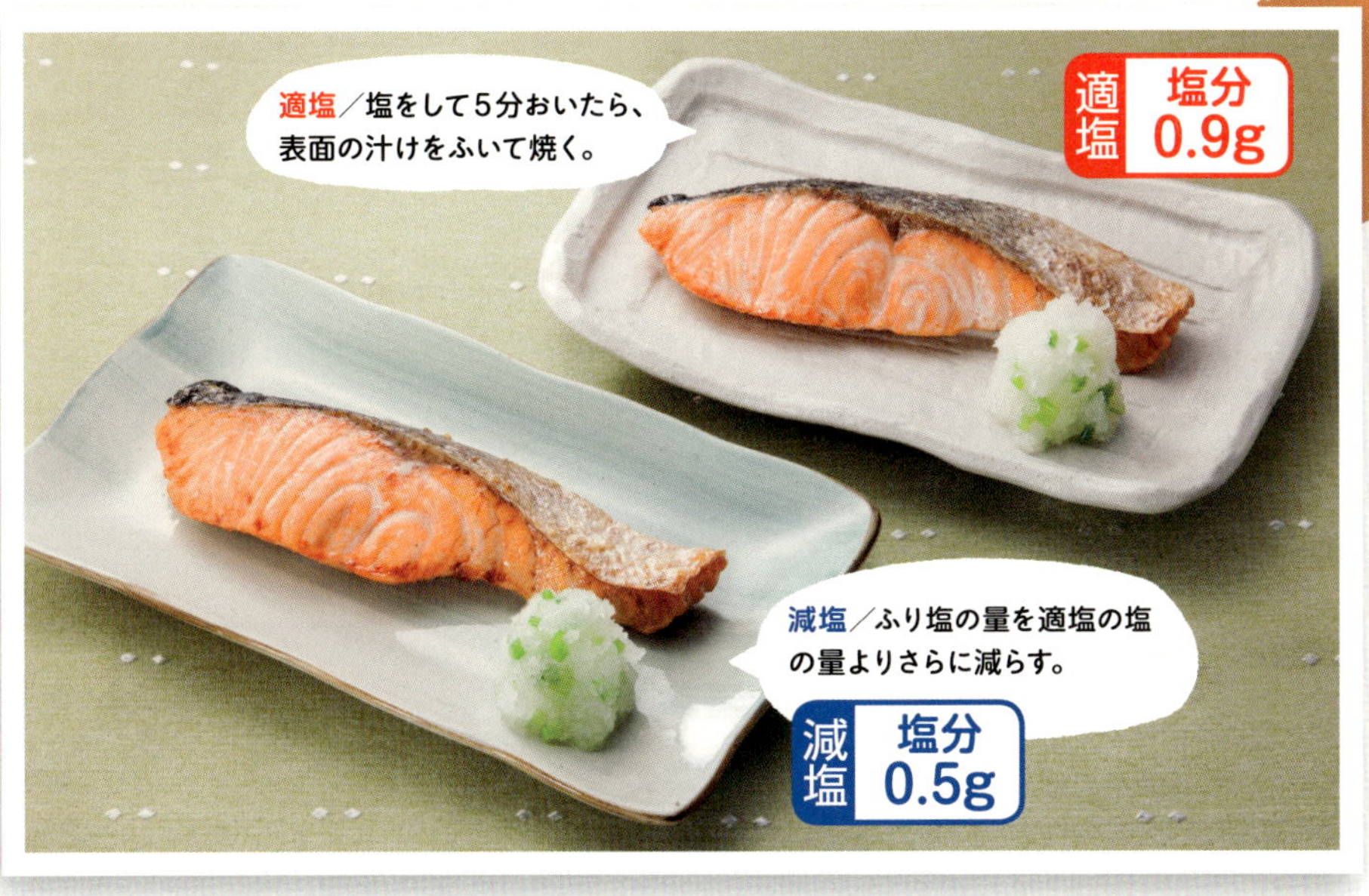

適塩／塩をして5分おいたら、表面の汁けをふいて焼く。
適塩 塩分 0.9g
減塩／ふり塩の量を適塩の塩の量よりさらに減らす。
減塩 塩分 0.5g

作り方 95 ページ

サケ 100g（1人分）

減塩

ふり塩の量を減らし5分おいて、表面の汁けをふいてから焼く。

切り身は塩がしみ込みやすいので、塩の量を減らしてもおいしく食べられるくらいの塩味がつきます。ただし、うす味すぎると感じた場合は、適塩と減塩の中間のふり塩の量にして、その味に慣れてから減塩の塩の量まで減らすとよいでしょう。

作り方は適塩と同じで、塩をして5分おいたら、表面の汁けをふいて焼きます。

減塩ポイント

ふり塩を減らす

ふり塩

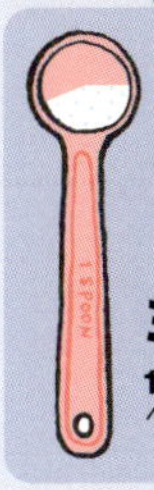

塩 0.5g

ミニスプーン½弱

●減塩のふり塩

魚（切り身）の 0.5%塩分 が適量。
サケの切り身 100g の場合

$$100 \times \frac{0.5}{100} = 0.5$$

塩 0.5g（ミニスプーン½弱）

適塩

塩をして5分おいて、表面の汁けをふいてから焼く。

切り身は塩がしみ込みやすいので、一尾魚よりふり塩の量を少なくします。また、塩をしておく時間が長いほど、しみ込む塩の量も多くなります。塩がしみ込みすぎないように、塩をふってから5分おいたら、表面の汁けをふいて焼きます。

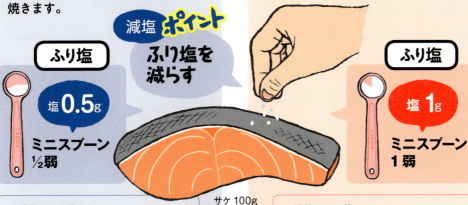

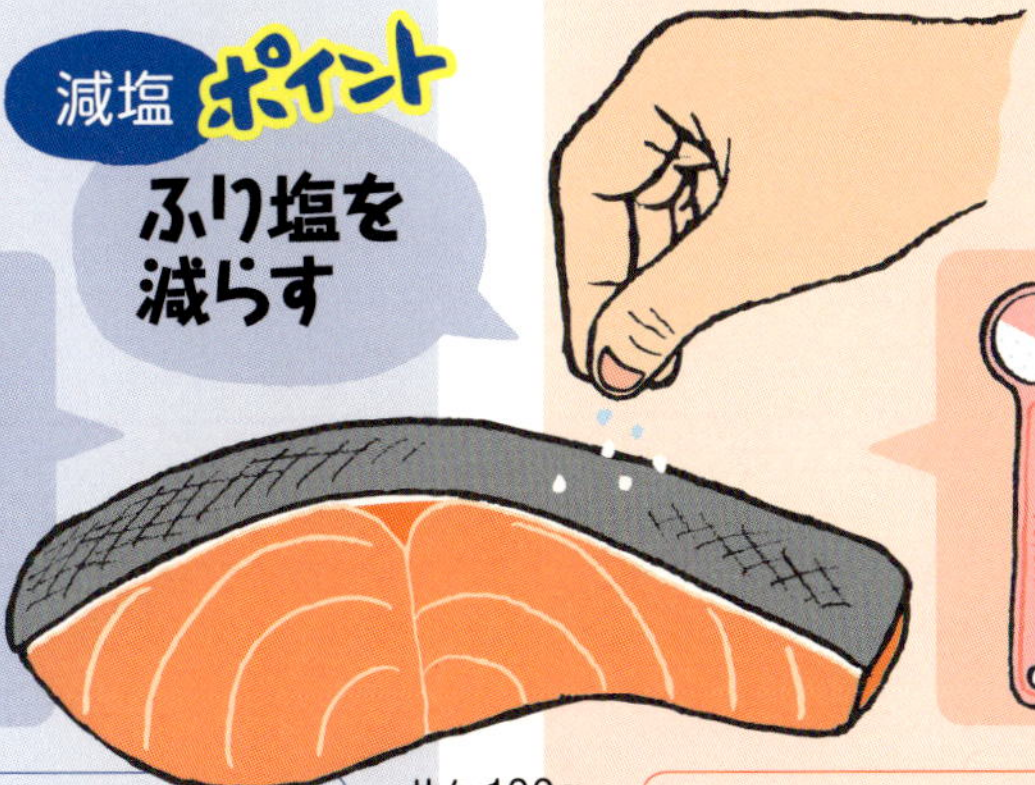

サケ 100g

減塩　適塩

ふり塩をして 5分おく

ふり塩

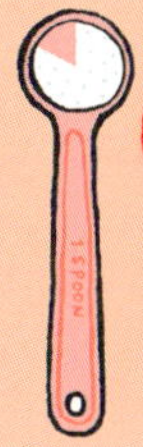

塩 1g

ミニスプーン 1弱

●適塩のふり塩

魚（切り身）の 1%の塩分 が適量。
サケの切り身 100g の場合

$$100 \times \frac{1}{100} = 1$$

塩 1g（ミニスプーン1弱または小さじ⅙）

主菜

豚カツ

下塩の量とソースの種類がポイント。さらに減塩するには、下塩の量を減らし、塩分の低いソースを使います。また、レモンの酸味や練りがらしの辛味もプラスしてうす味を補います。

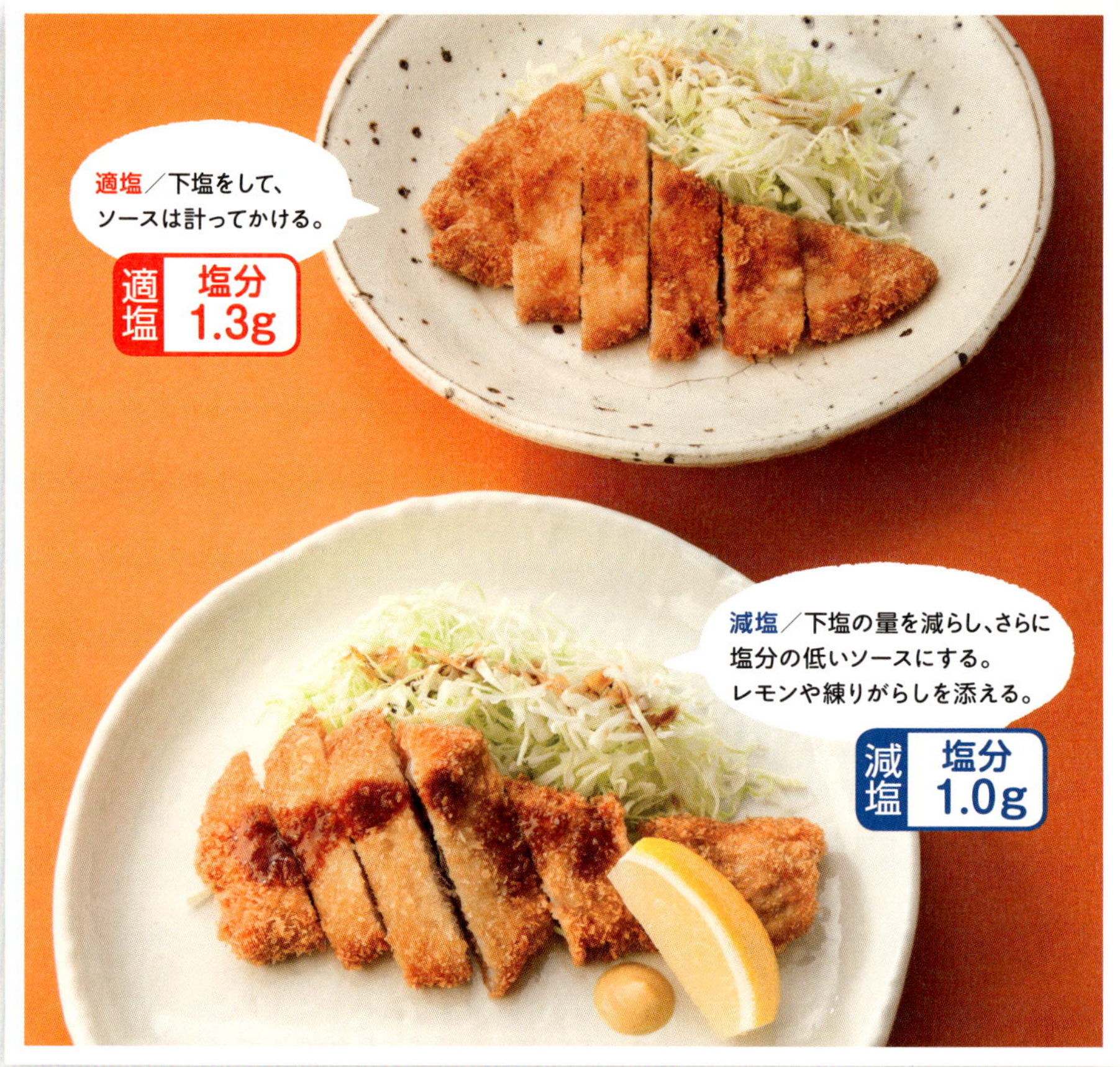
適塩／下塩をして、ソースは計ってかける。
適塩 塩分 1.3g
減塩／下塩の量を減らし、さらに塩分の低いソースにする。レモンや練りがらしを添える。
減塩 塩分 1.0g

作り方 95 ～ 96 ページ

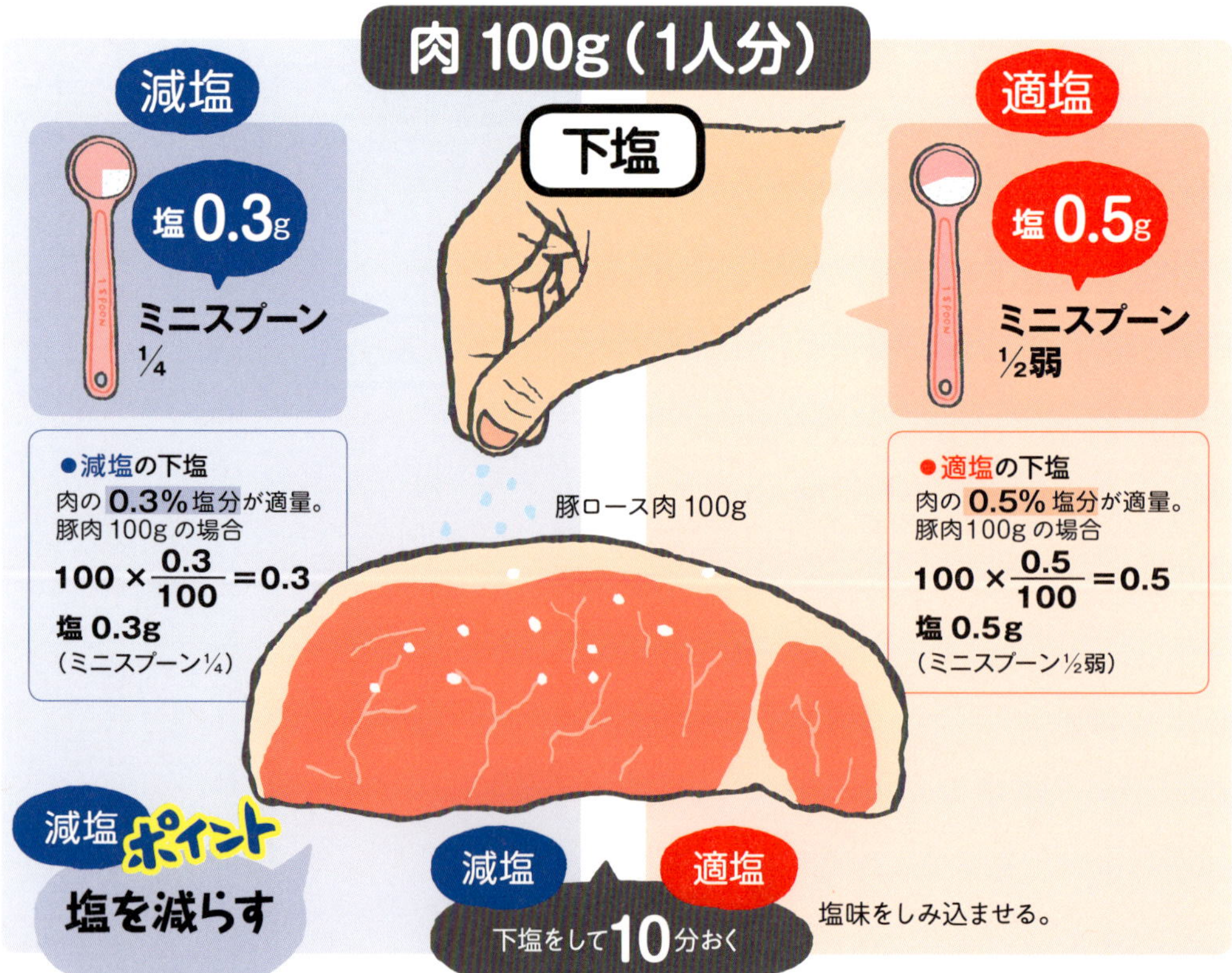
肉 100g（1人分）
下塩
減塩
塩 0.3g
ミニスプーン ¼
●減塩の下塩
肉の 0.3% 塩分が適量。
豚肉 100g の場合
$100 \times \frac{0.3}{100} = 0.3$
塩 0.3g
（ミニスプーン¼）
適塩
塩 0.5g
ミニスプーン ½弱
●適塩の下塩
肉の 0.5% 塩分が適量。
豚肉100g の場合
$100 \times \frac{0.5}{100} = 0.5$
塩 0.5g
（ミニスプーン½弱）
豚ロース肉 100g
減塩ポイント
塩を減らす
減塩
適塩
下塩をして 10 分おく
塩味をしみ込ませる。

減塩

下塩の量を減らし、さらに塩分の低いソースにする。また、酸味や辛味を添える。

肉の下味の塩の量を適量の塩の量より減らし、さらにウスターソースより塩分の低い豚カツソースや中濃ソースにします。減塩ソースにしてもよいでしょう。

また、レモンや練りがらしを添えます。レモンの酸味や香り、練りがらしの辛味があるとうす味を補います。

●減塩のソースとその量

中濃ソース小さじ1（塩分 0.4g）や豚カツソース小さじ1（塩分 0.3g）にする。（ウスターソースを使う場合は、小さじ½〜⅔［塩分 0.3g 前後］に減らす。減塩ソースを使うのもよい）

適塩

下塩をして、ソースを計ってかける。

肉に下味をつけて、ソースは分量を計って、豚カツとキャベツにかけます。直接、容器からかけたり、追加してかけたりしないようにします。

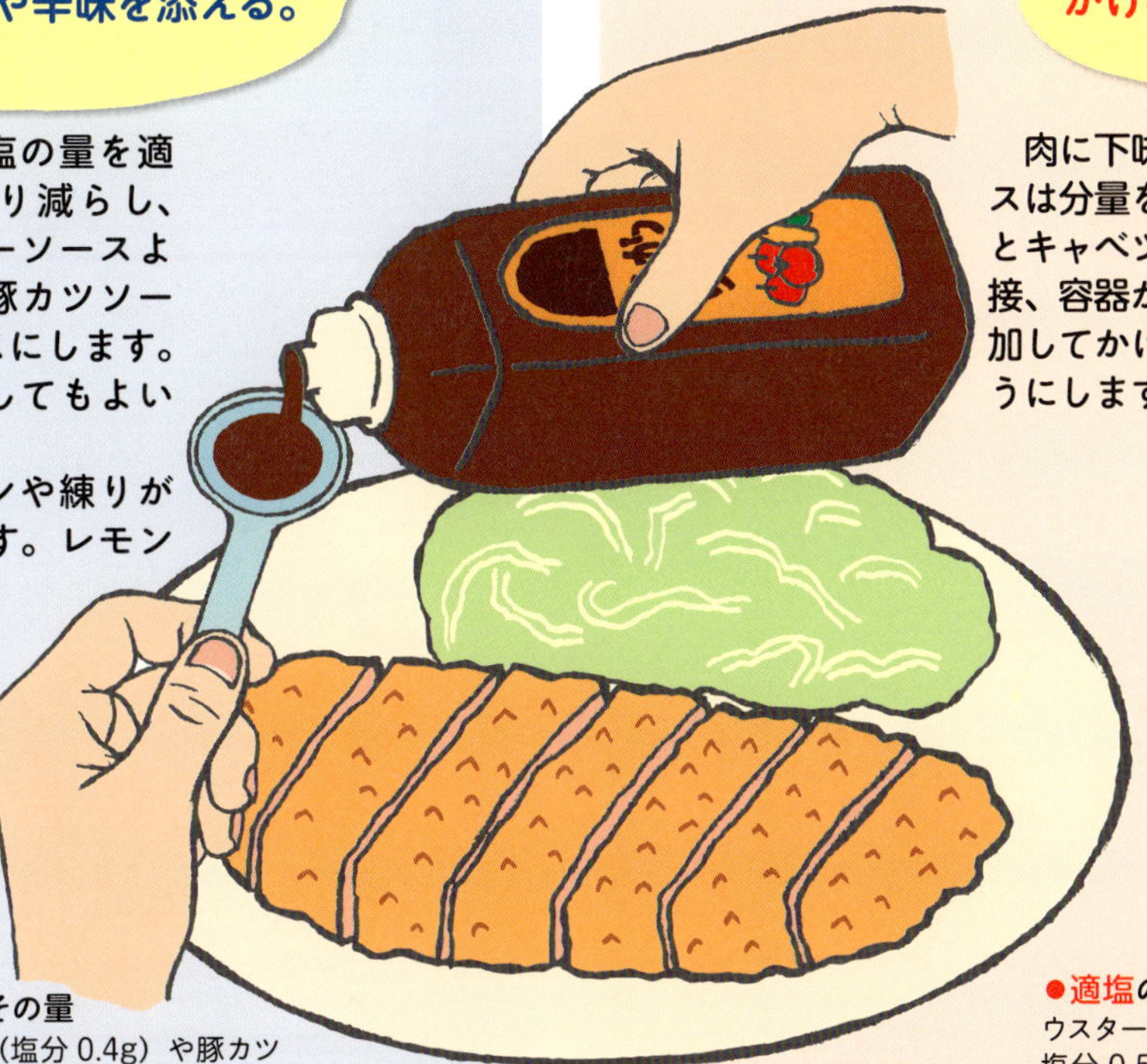

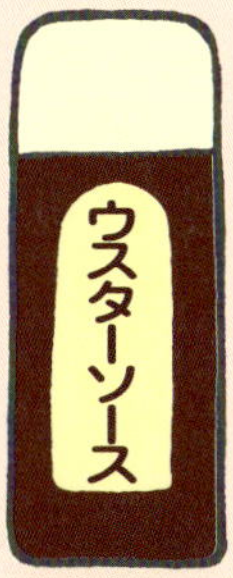

塩分 8.4%

●適塩のソースとその量

ウスターソース小さじ1（6g）＝塩分 0.5g を豚カツとキャベツにかける。

ソース

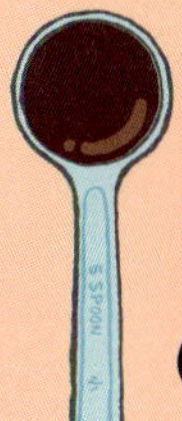

ウスターソース

小さじ1

（塩分 0.5g）

ソース

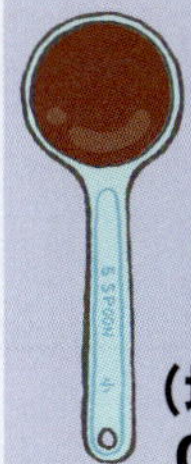

中濃ソースや豚カツソース

小さじ1

（塩分 0.3〜0.4g）

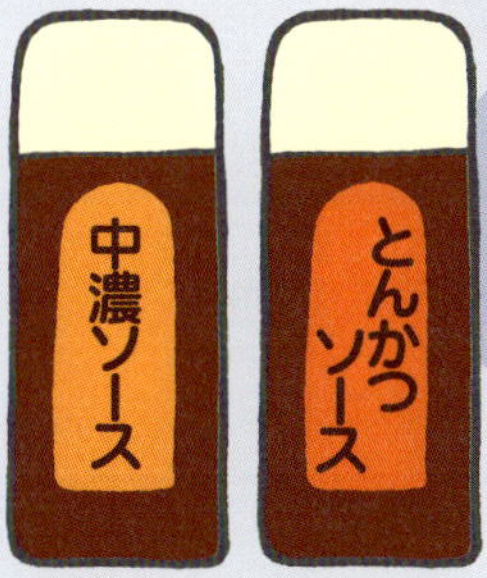

塩分 5.8%　塩分 5.6%

減塩ポイント

塩分が低いソースにする

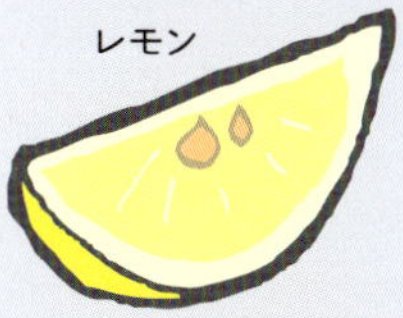
レモン

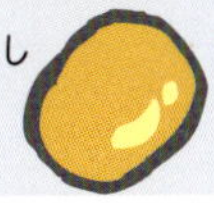
練りがらし

減塩ポイント

レモンと練りがらしを添える

応用

魚介類のフライ

魚介類（アジ、エビ、イカなど）のフライの場合は、魚介自体に塩分が含まれているので、（魚には 100g あたり 0.2 〜 0.3g、エビやイカには 100g あたり 0.3 〜 0.5g の塩分を含む）適塩は **0.3%** のふり塩、減塩は**ふり塩なし**にする。

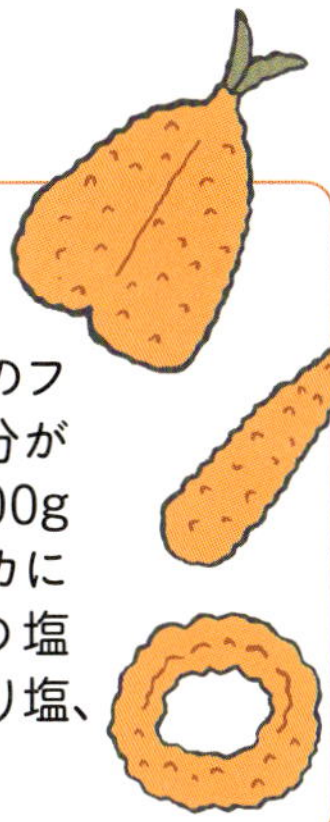

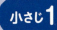

主菜

サケのムニエル

塩をしておく時間と油の種類がポイント。塩をして長くおかず、5分したら焼きます。さらに減塩するには、有塩バターをオリーブオイルに換えます。また、フレッシュなレモンの酸味と香りをプラスしてうす味を補います。

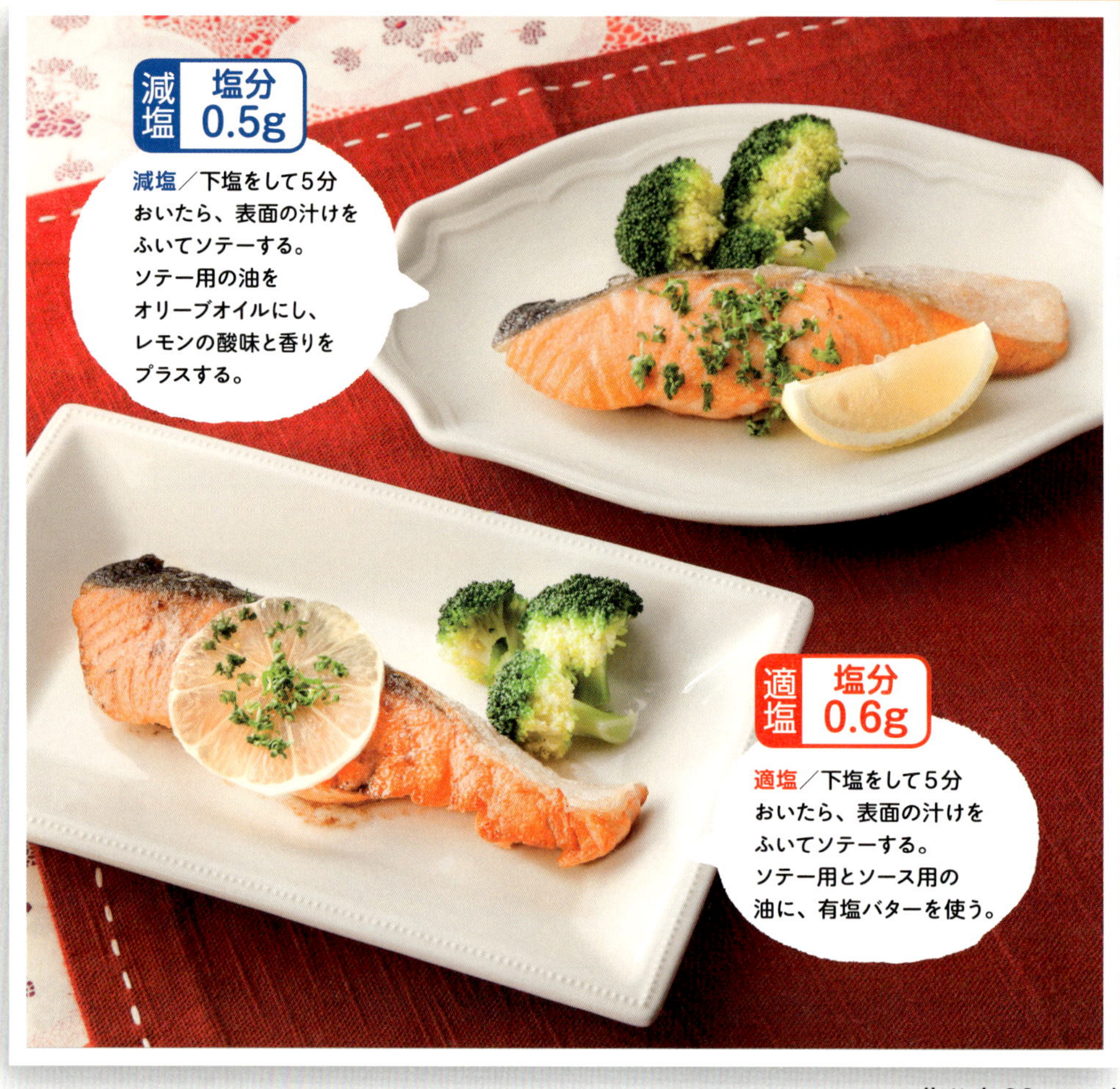

減塩 塩分0.5g
減塩／下塩をして5分おいたら、表面の汁けをふいてソテーする。ソテー用の油をオリーブオイルにし、レモンの酸味と香りをプラスする。
適塩 塩分0.6g
適塩／下塩をして5分おいたら、表面の汁けをふいてソテーする。ソテー用とソース用の油に、有塩バターを使う。

作り方96ページ

サケ 100g（1人分）

下塩　適塩　減塩

●適塩●減塩の下塩

魚の 0.5% 塩分 が適量。
サケの切り身100gの場合

$$100 \times \frac{0.5}{100} = 0.5$$

塩 0.5g（ミニスプーン½弱）

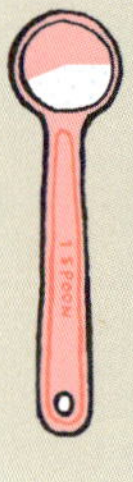

塩0.5g

ミニスプーン½弱

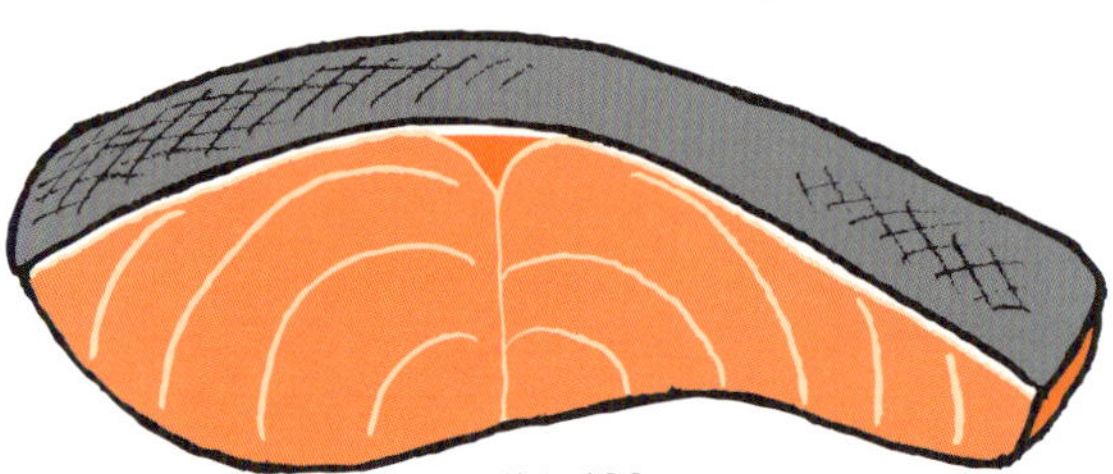

サケ 100g

減塩

**下塩をして5分おいたら、表面の汁けをふいてソテーする。
オリーブオイルでソテーし、レモンの酸味と香りをプラスする。**

オリーブオイルは無塩ですが、独特の香りがあるので、ムニエルに風味がプラスされます。

さらに、食べるときにレモンを搾ってフレッシュな酸味とさわやかな香りでうす味を補います。

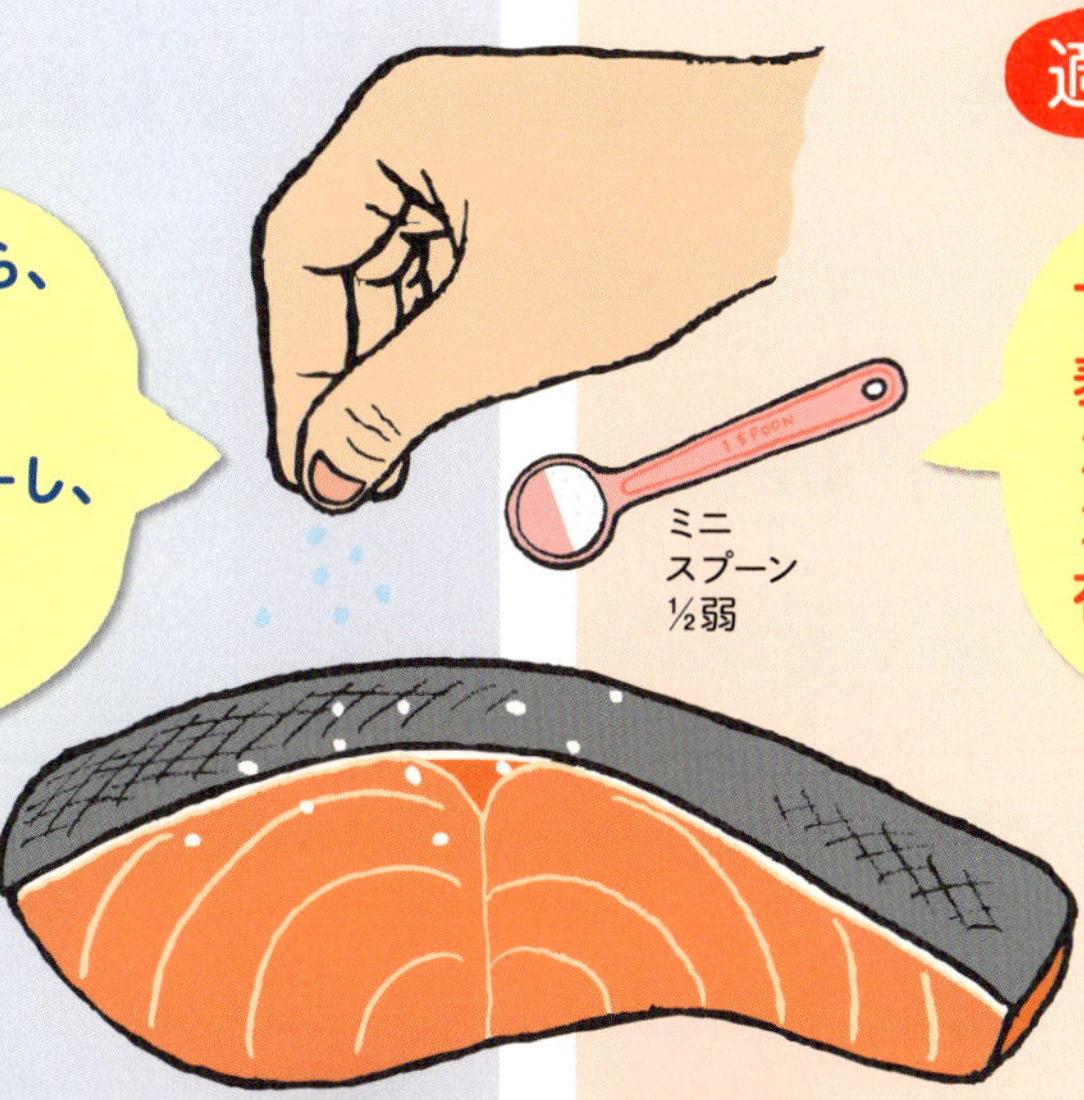

減塩　適塩

下塩をして**5**分おく

適塩

**下塩をして5分おいたら、表面の汁けをふいてソテーする。
ソテー用の油とソース用に、有塩バターを使う。**

切り身は塩がしみ込みやすいので、塩をしておく時間が長いほど、しみ込む塩の量も多くなります。塩がしみ込みすぎないように、塩をして5分おいたら、表面の汁けをふいて焼きます。

ソテーにもソースにも有塩バターを使って少量の塩分とコクをプラスします。

●**適塩のバターの量**
ソテー用…4g（塩分 0.1g）
ソース用…4g（塩分 0.1g）

減塩 ポイント
オリーブオイルでソテーする

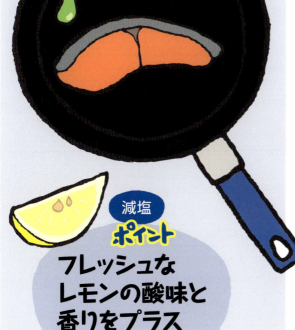

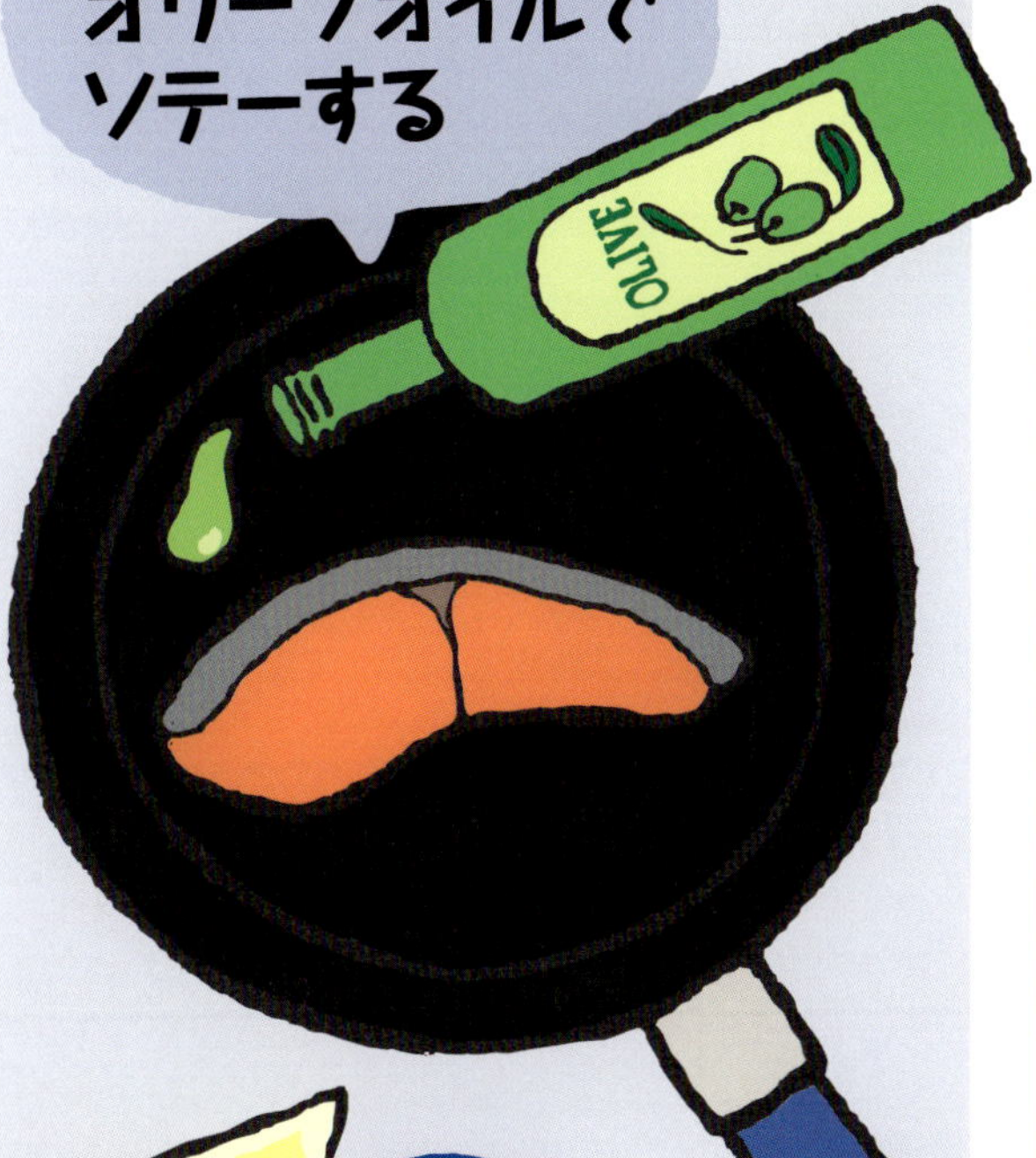

適塩
バターでソテーする

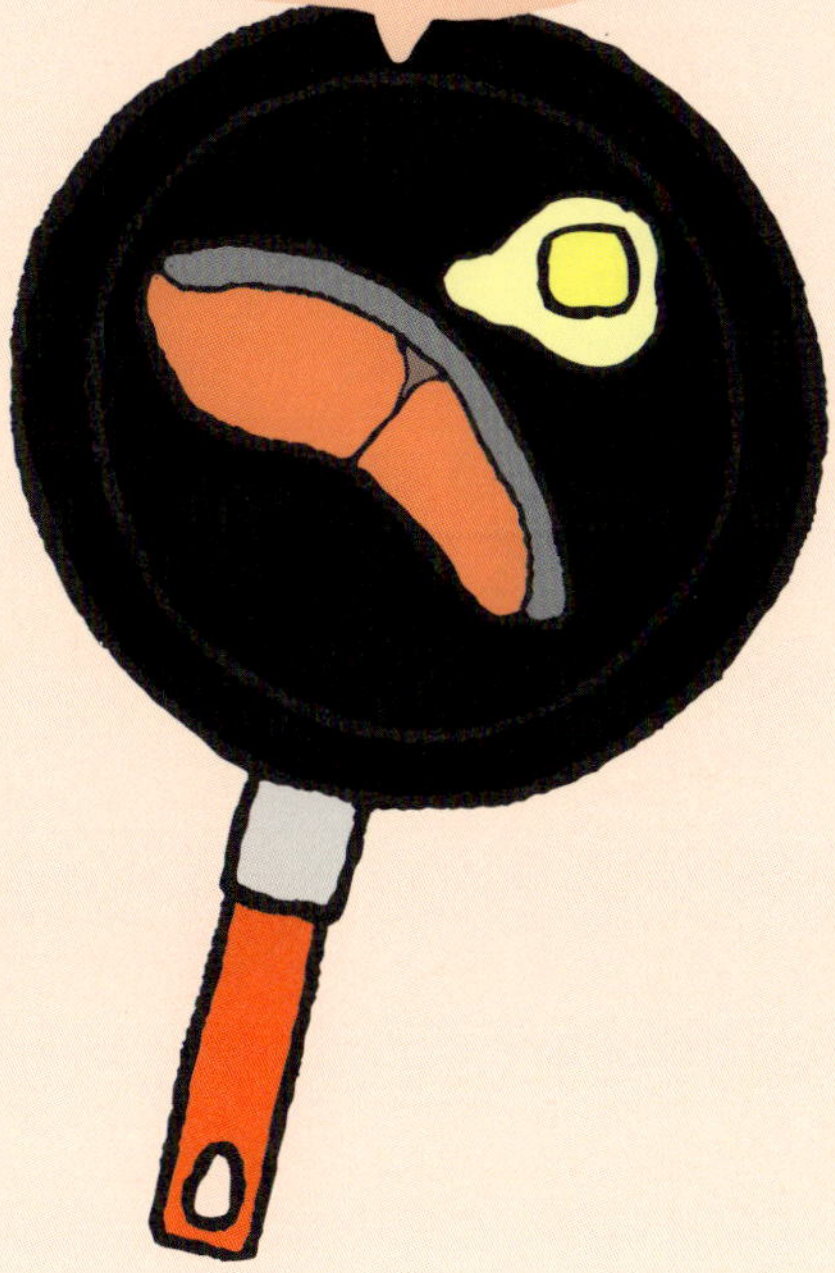

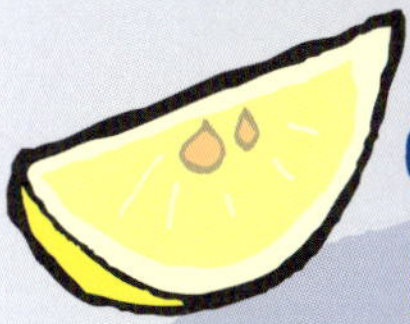

減塩 ポイント
フレッシュなレモンの酸味と香りをプラス

主菜 ハンバーグステーキ

ひき肉の下味とソースの量がポイント。さらに減塩するには、下味の調味料の量を減らし、仕上げのソースの量も少なくします。

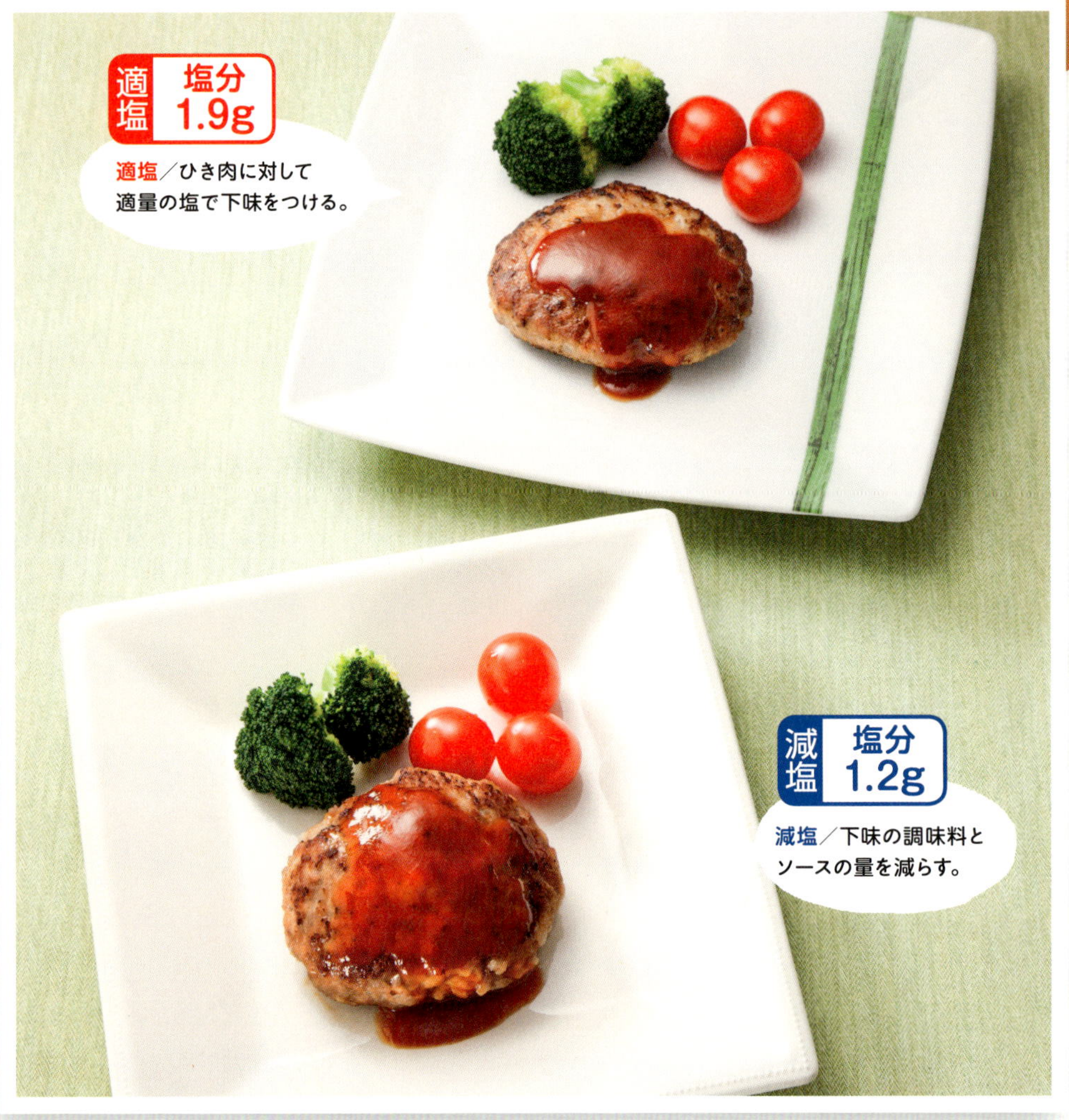

適塩 塩分 1.9g
適塩／ひき肉に対して適量の塩で下味をつける。
減塩 塩分 1.2g
減塩／下味の調味料とソースの量を減らす。

作り方 96〜97ページ

ひき肉 100g（1人分）

下塩

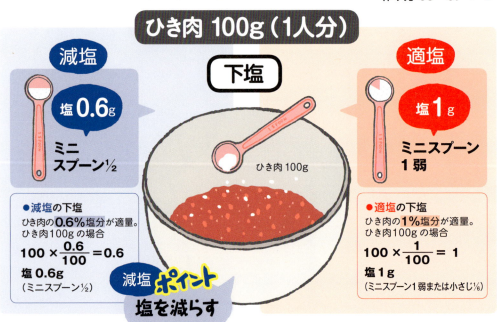

減塩

塩 0.6g

ミニスプーン½

適塩

塩 1g

ミニスプーン1弱

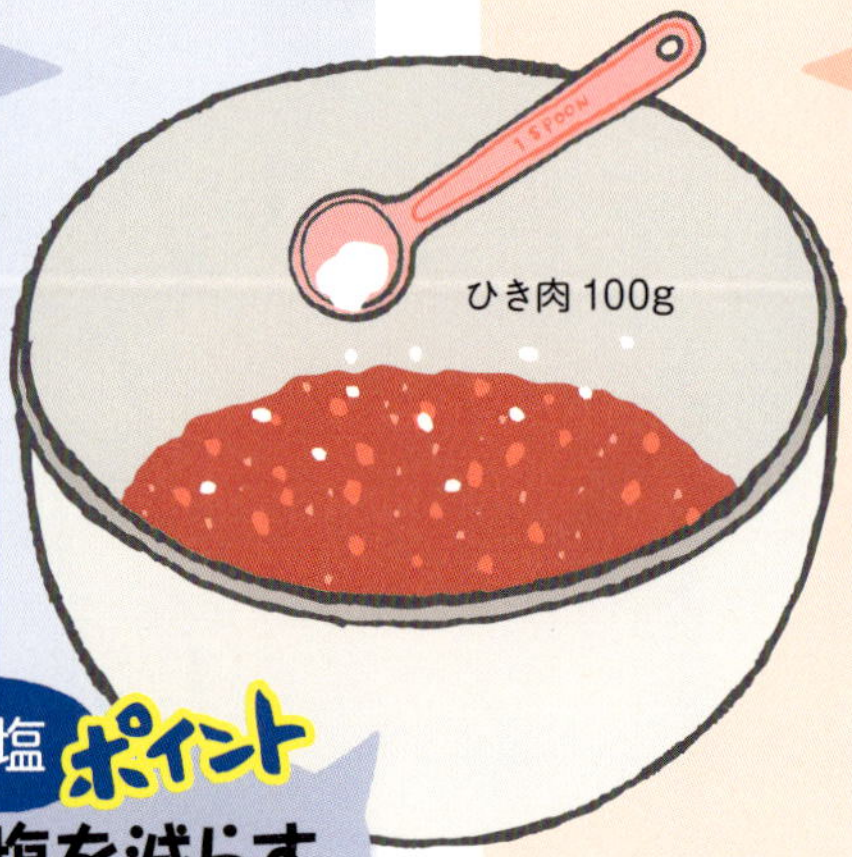

ひき肉 100g

●減塩の下塩

ひき肉の0.6%塩分が適量。
ひき肉100g の場合

$$100 \times \frac{0.6}{100} = 0.6$$

塩 0.6g
（ミニスプーン½）

●適塩の下塩

ひき肉の1%塩分が適量。
ひき肉100g の場合

$$100 \times \frac{1}{100} = 1$$

塩 1g
（ミニスプーン1弱または小さじ⅙）

減塩ポイント
塩を減らす

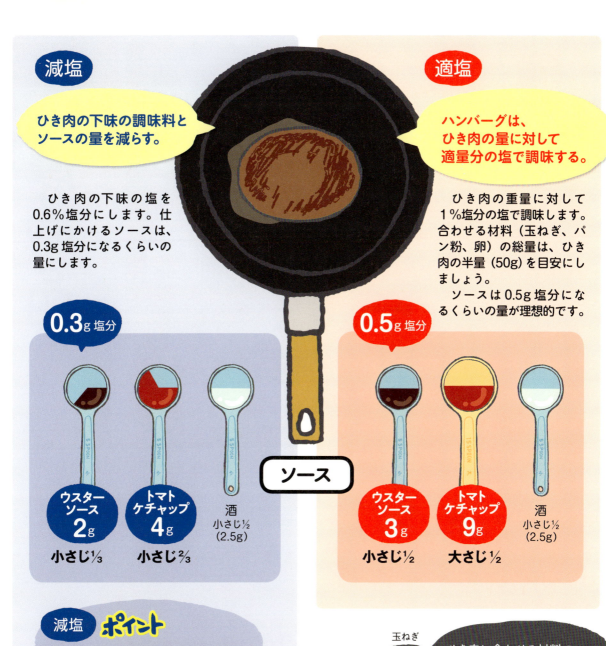

減塩

ひき肉の下味の調味料とソースの量を減らす。

　ひき肉の下味の塩を0.6%塩分にします。仕上げにかけるソースは、0.3g塩分になるくらいの量にします。

適塩

ハンバーグは、ひき肉の量に対して適量分の塩で調味する。

　ひき肉の重量に対して1%塩分の塩で調味します。合わせる材料（玉ねぎ、パン粉、卵）の総量は、ひき肉の半量（50g）を目安にしましょう。

　ソースは0.5g塩分になるくらいの量が理想的です。

ソース

0.3g 塩分

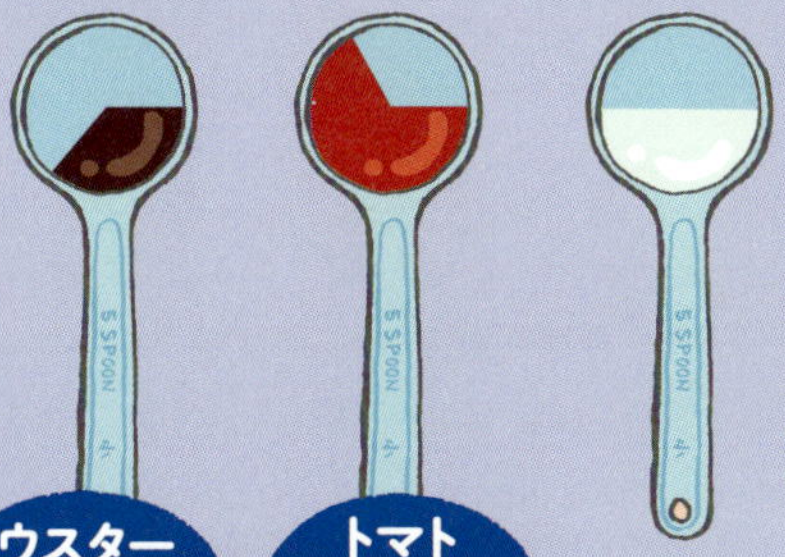

- ウスターソース 2g　小さじ1/3
- トマトケチャップ 4g　小さじ2/3
- 酒 小さじ1/2（2.5g）

0.5g 塩分

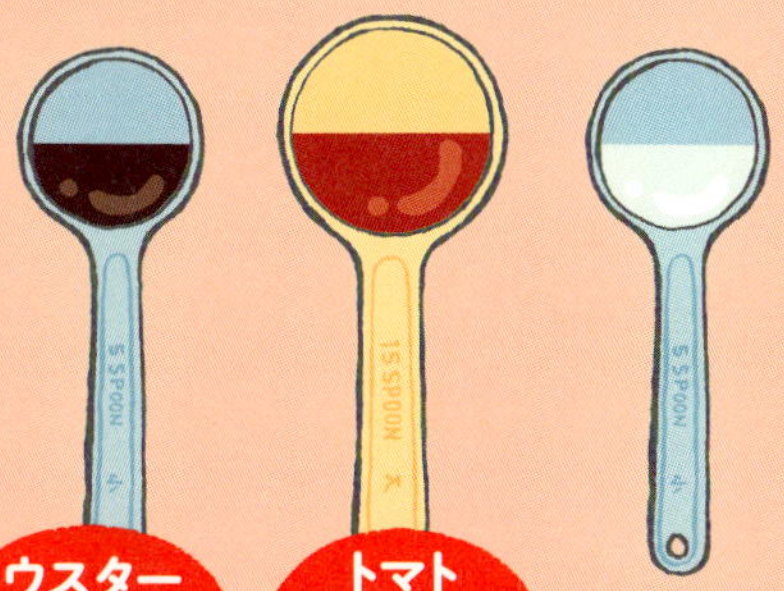

- ウスターソース 3g　小さじ1/2
- トマトケチャップ 9g　大さじ1/2
- 酒 小さじ1/2（2.5g）

減塩ポイント

ソースの量を減らす

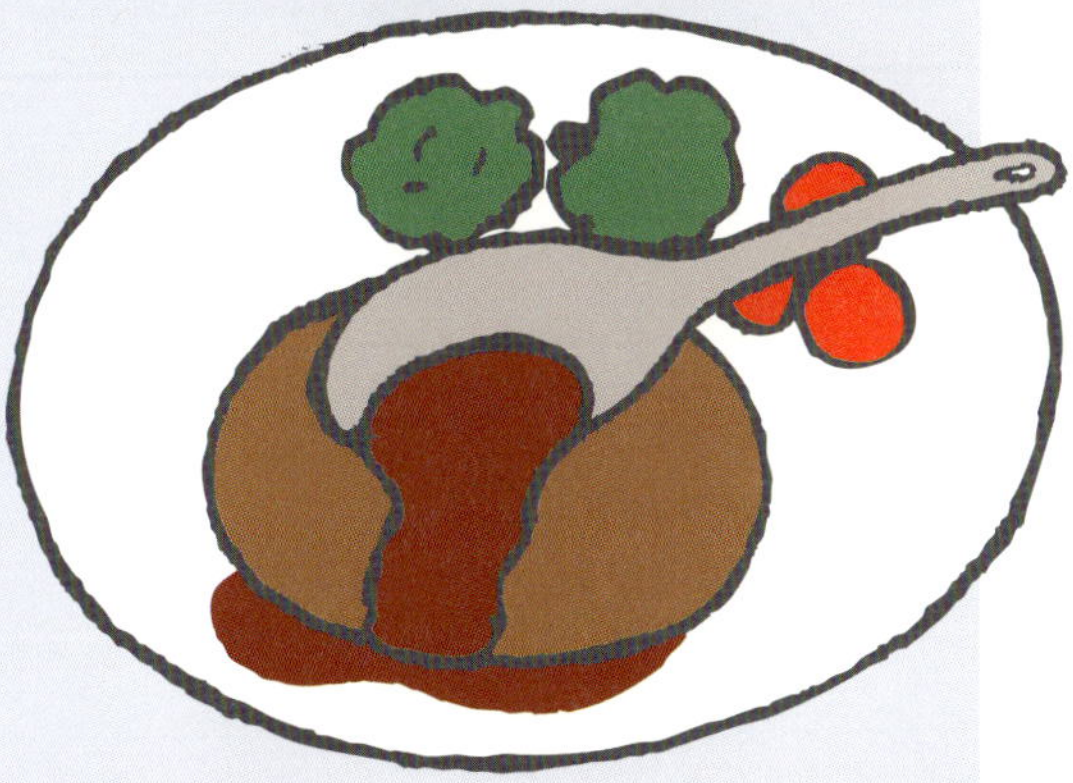

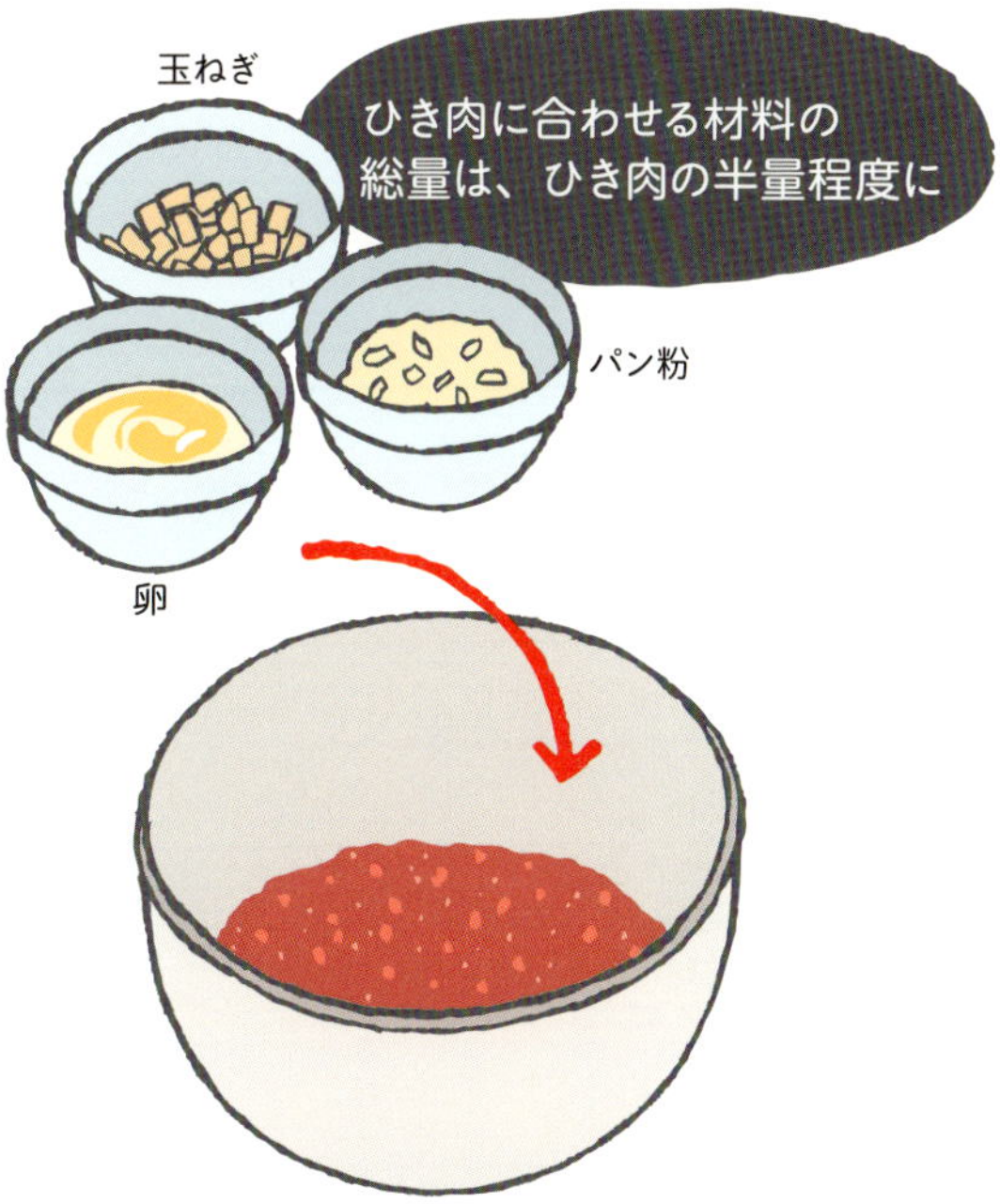

ひき肉に合わせる材料の総量は、ひき肉の半量程度に

厚焼き卵

だしとしょうゆのうま味を利用するのがポイント。
さらに減塩するには、調味料の塩分の量を減らします。

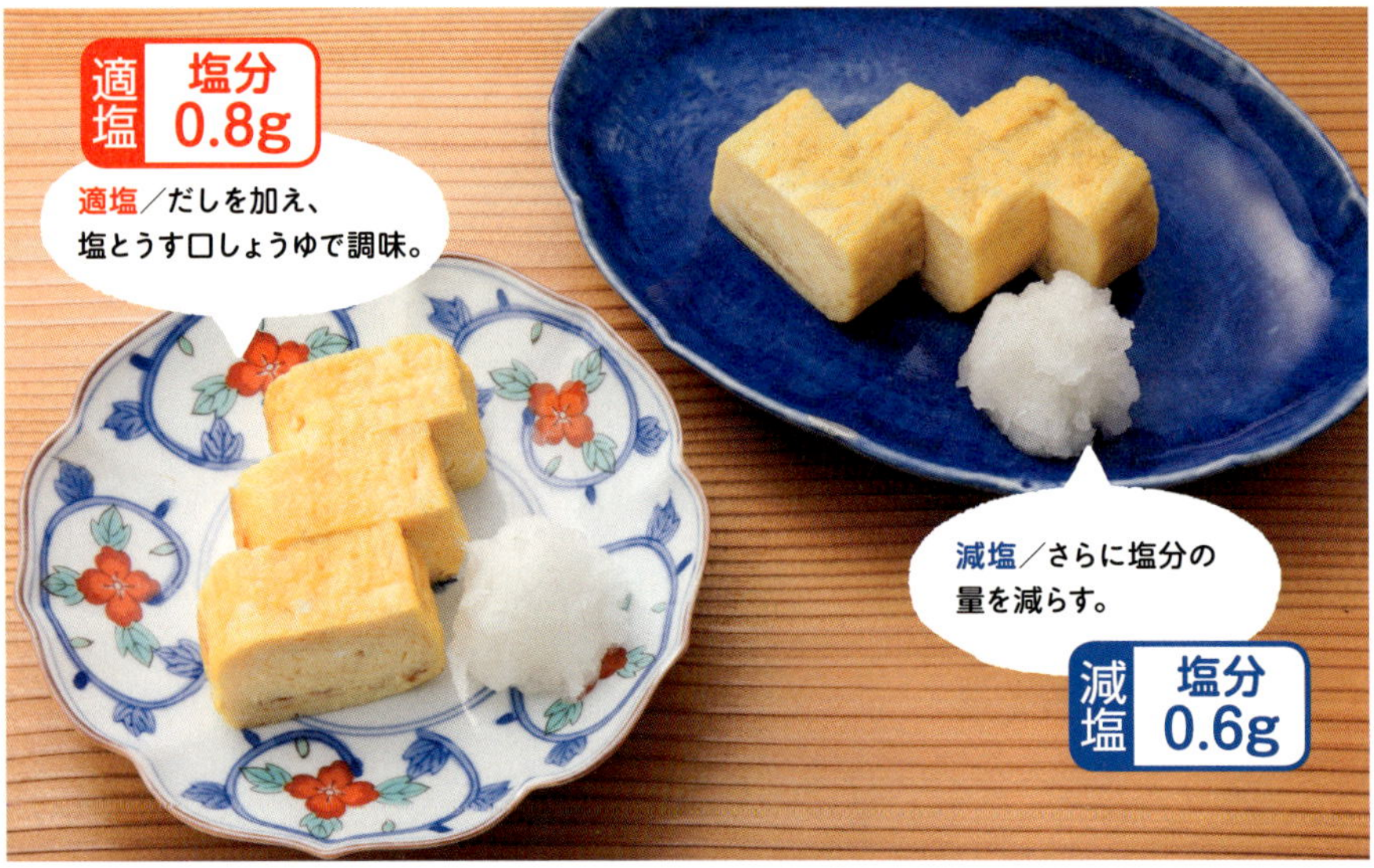
適塩 塩分 0.8g
適塩／だしを加え、塩とうす口しょうゆで調味。
減塩／さらに塩分の量を減らす。
減塩 塩分 0.6g

作り方 97 ページ

卵液 195g※（2人分）

※卵＋だし

減塩

さらに調味の塩分の量を減らします。

さらにうす味に調味して、減塩します。ただし、うす味すぎると感じた場合は、適塩の塩分の量にして、それに慣れてから減塩の塩の量まで減らしましょう。

調味料

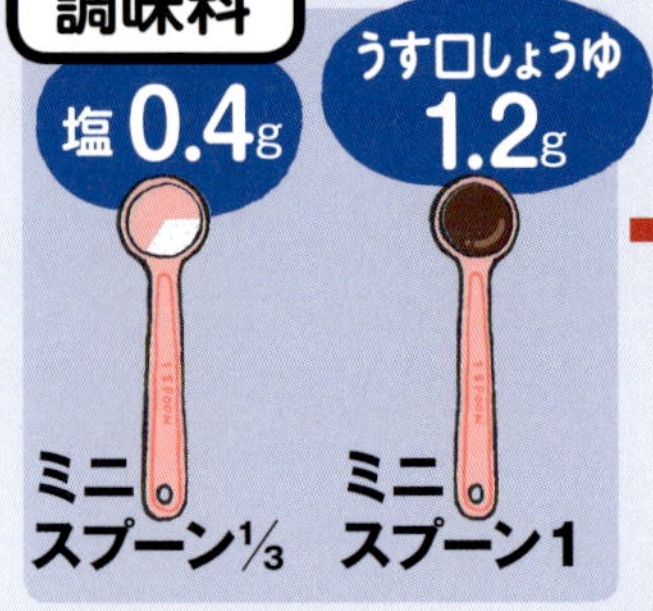
塩 0.4g
うす口しょうゆ 1.2g
ミニスプーン⅓
ミニスプーン1

●減塩の調味料
卵液の 0.3%塩分が適量。
卵液（卵3個＋だし）195g の場合

$$195 \times \frac{0.3}{100} \fallingdotseq 0.6$$

塩分 0.6g＝
塩［塩分 0.4g］
0.4g（ミニスプーン⅓）
うす口しょうゆ［塩分 0.2g］
1.2g（ミニスプーン1）

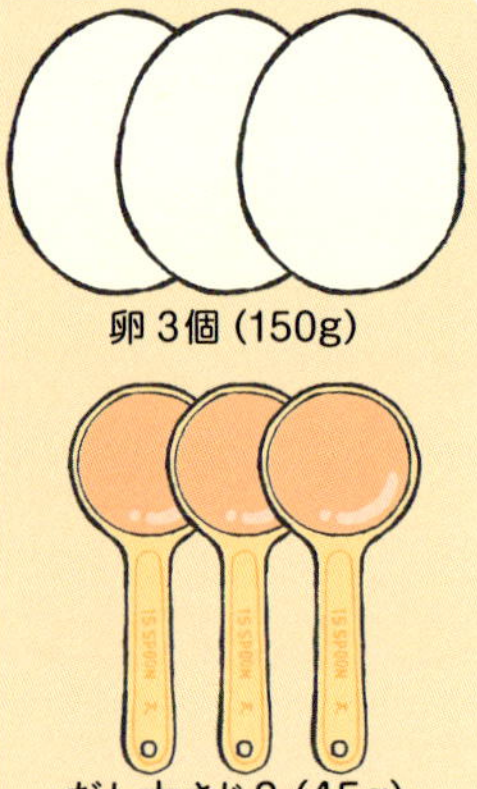

卵 3 個（150g）

だし大さじ3（45g）

＋

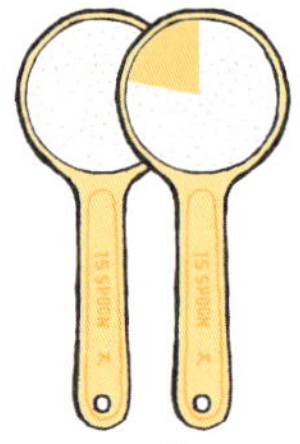

砂糖 …大さじ1 ⅔強

＋

減塩ポイント

調味料を減らす

卵1個に対してだし大さじ1が適量。だしを使ってうま味と味わいをプラスします。

適塩

だしを加え、塩とうす口しょうゆで調味します。

だしやしょうゆのうま味や味わいをプラスします。

調味料

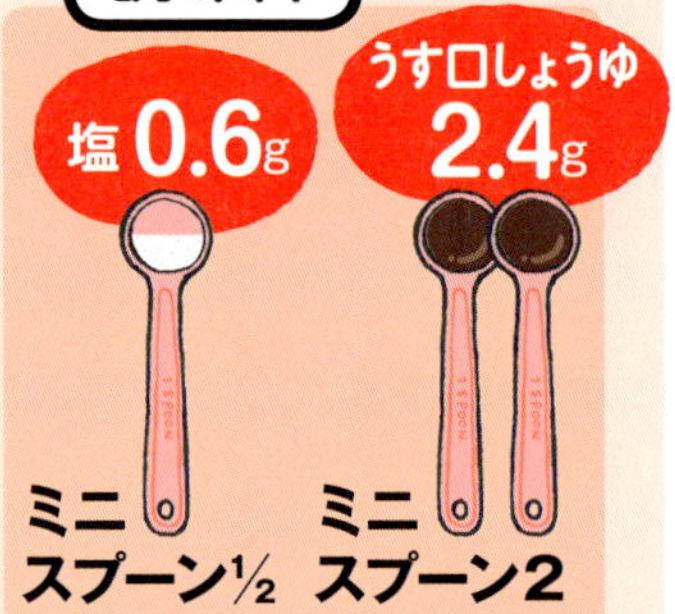
塩 0.6g
うす口しょうゆ 2.4g
ミニスプーン½
ミニスプーン2

●適塩の調味料
卵液の 0.5%塩分が適量。
卵液（卵3個＋だし）195g の場合

$$195 \times \frac{0.5}{100} \fallingdotseq 1$$

塩分 1 g＝
塩［塩分 0.6g］
0.6g（ミニスプーン½）
うす口しょうゆ［塩分 0.4g］
2.4g（ミニスプーン2）

主菜

スクランブルエッグ

調味する塩分とソテーする油の種類がポイント。さらに減塩するには、バターをサラダ油にし、卵には調味せず粉チーズを加えます。

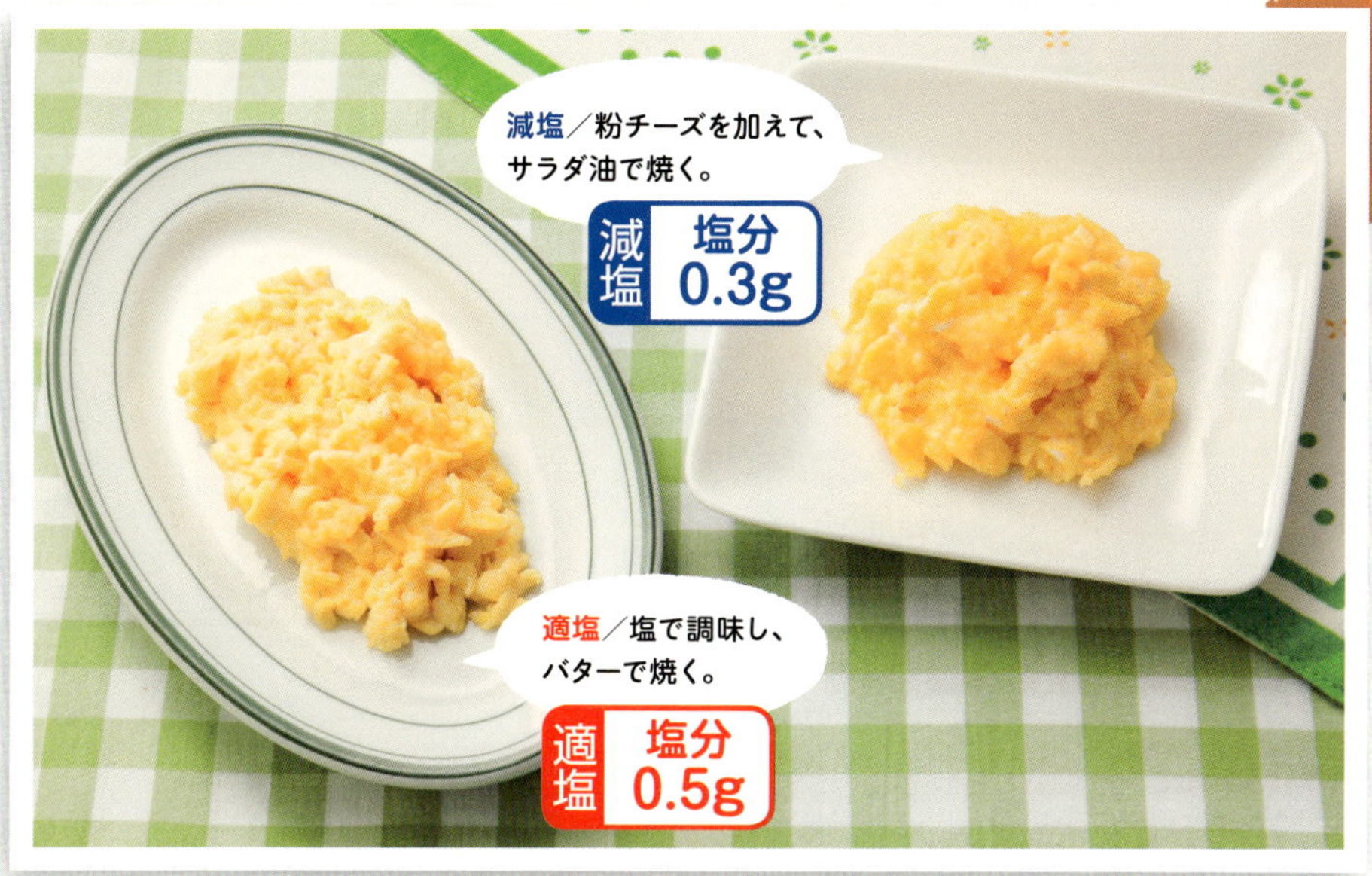

減塩／粉チーズを加えて、サラダ油で焼く。
減塩 塩分 0.3g
適塩／塩で調味し、バターで焼く。
適塩 塩分 0.5g

作り方 98 ページ

卵液 60g※（1人分）

※卵＋牛乳

減塩

卵には調味せずに粉チーズを加え、サラダ油で焼く。

卵には調味せず、粉チーズを加えて、その味わいと少量の塩分をプラスします。また、バターではなくサラダ油を使って減塩します。

調味料

ポイント 粉チーズ

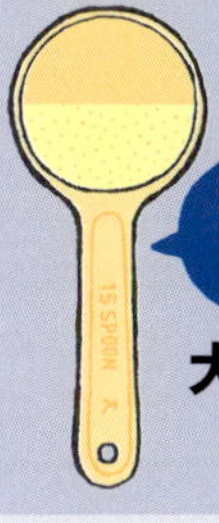

粉チーズ 3g

大さじ½

●減塩の調味料

卵液の 5% の粉チーズを加えるのが適量。

卵液（卵＋牛乳）60g の場合

$$60 \times \frac{5}{100} = 3$$

粉チーズ 3 g

（塩分 0.1 g）

適塩

バターで焼く

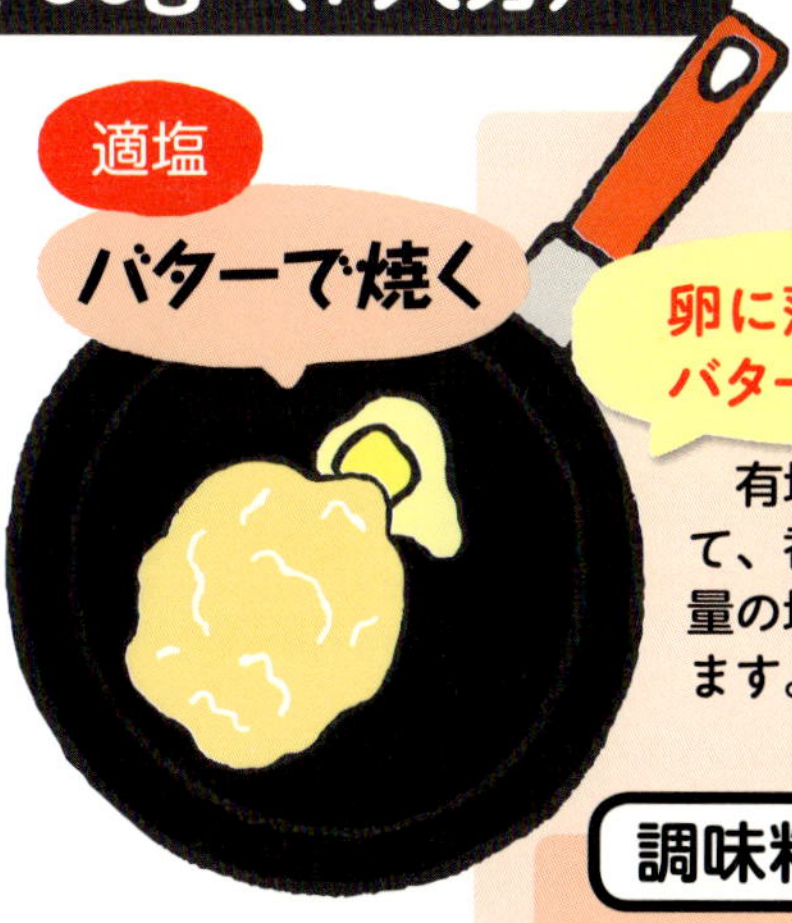

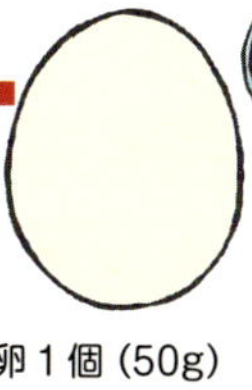

卵 1 個（50g）

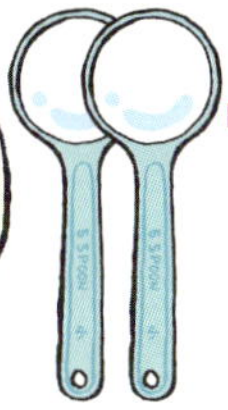

牛乳小さじ 2（10g）

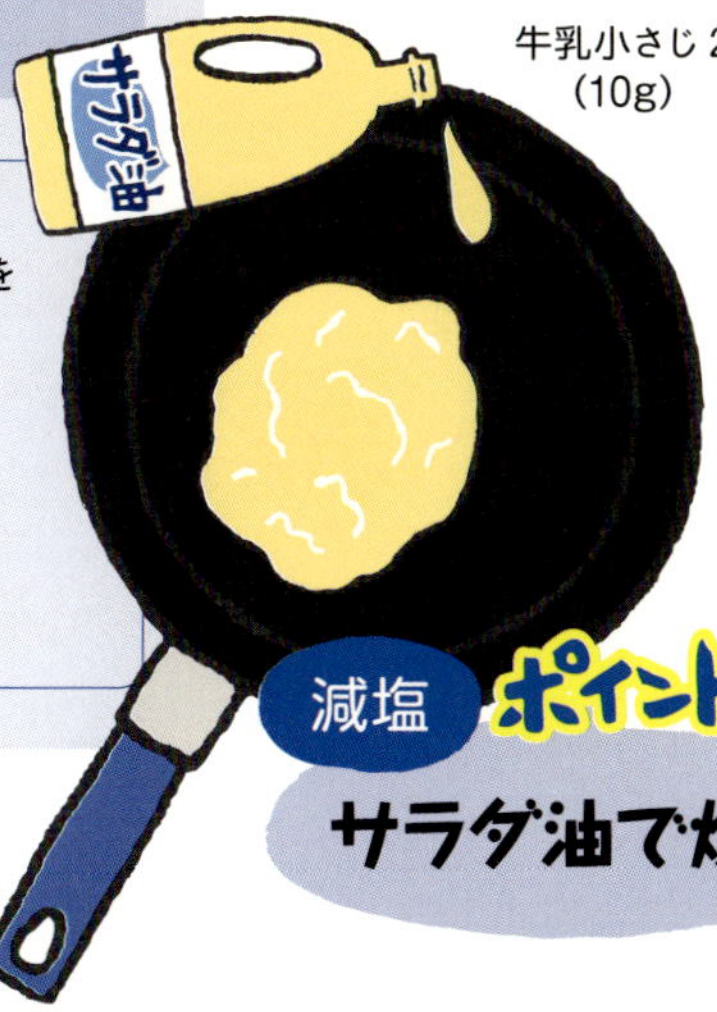

サラダ油

減塩 ポイント

サラダ油で焼く

適塩

卵に薄く調味してバターで焼く。

有塩バターで焼いて、香りとコクと少量の塩分をプラスします。

調味料

塩

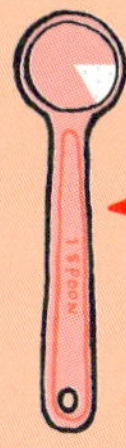

塩 0.2g

ミニスプーン ⅙

●適塩の調味料

卵液の 0.3% 塩分が適量。

卵液（卵＋牛乳）60g の場合

$$60 \times \frac{0.3}{100} \fallingdotseq 0.2$$

塩 0.2 g

（ミニスプーン⅙）

●適塩のバターの量

ソテー用…4 g（塩分 0.1 g）

主菜

キンメダイの煮つけ

魚の鮮度と種類、また、仕上げに煮汁をかけないことがポイント。さらに減塩するには、しょうゆの量を減らし、仕上げにしょうがをのせます。

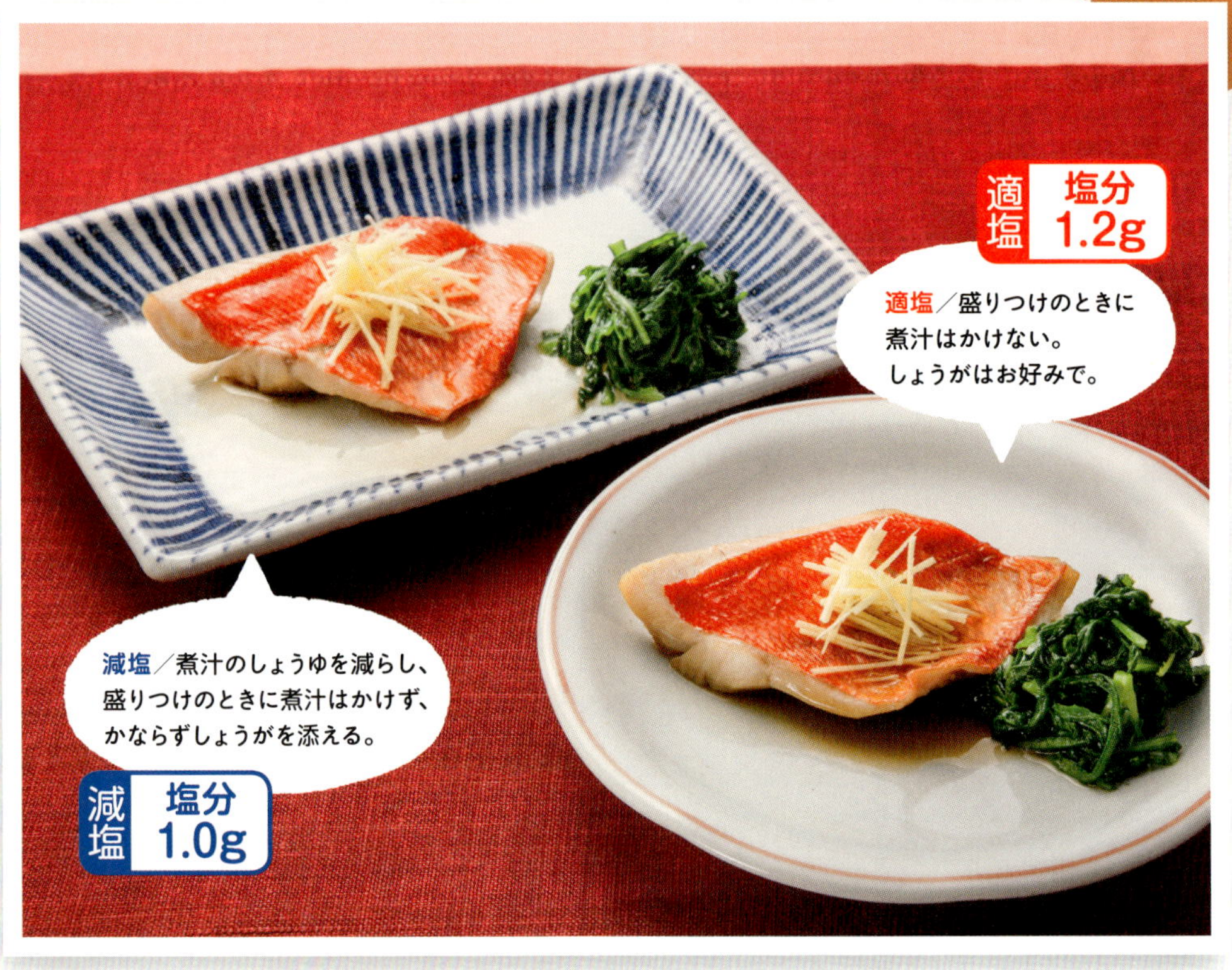
適塩 塩分 1.2g
適塩／盛りつけのときに煮汁はかけない。しょうがはお好みで。
減塩／煮汁のしょうゆを減らし、盛りつけのときに煮汁はかけず、かならずしょうがを添える。
減塩 塩分 1.0g

作り方 98 ページ

キンメダイ 100g（1人分）

煮汁
キンメダイ１切れ（100g）の場合

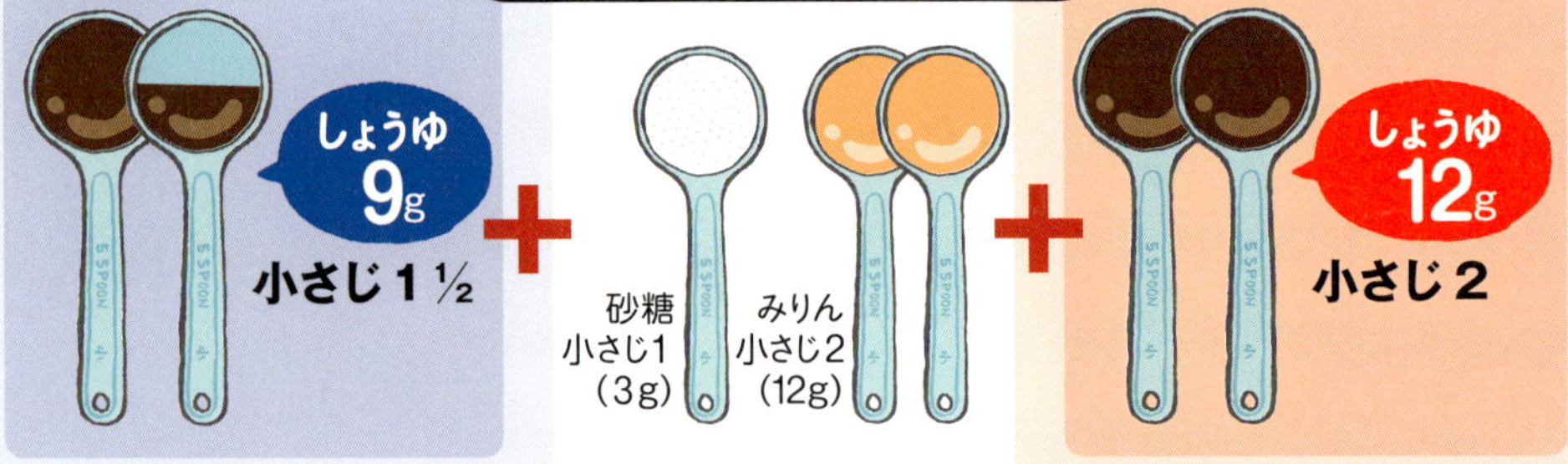
減塩
しょうゆ 9g
小さじ１½
＋
砂糖 小さじ1（3g）
みりん 小さじ2（12g）
＋
適塩
しょうゆ 12g
小さじ２

●減塩の煮汁
魚の **1.5%塩分** が適量。
キンメダイの切り身 100g の場合

$100 \times \frac{1.5}{100} = 1.5$

塩分 1.5g＝
しょうゆ 9g（小さじ1½）

酒 大さじ1（15g）
水½カップ（100g）

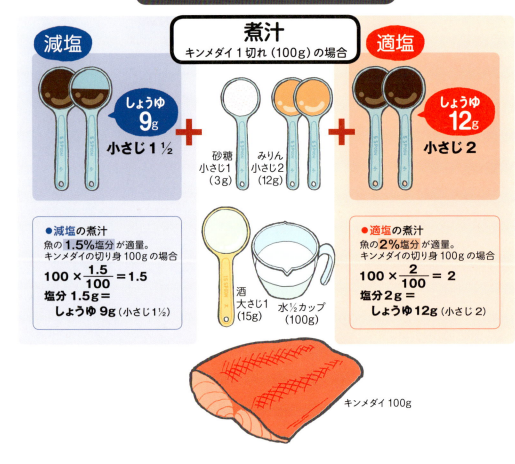

●適塩の煮汁
魚の **2%塩分** が適量。
キンメダイの切り身 100g の場合

$100 \times \frac{2}{100} = 2$

塩分2g＝
しょうゆ 12g（小さじ 2）

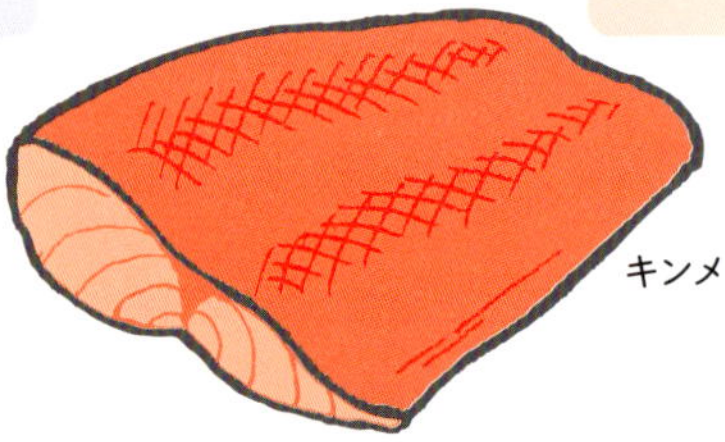
キンメダイ 100g

減塩

煮汁のしょうゆを
減らして、盛りつけのときに
煮汁はかけず、
かならずしょうがを添える。

煮汁のしょうゆ（塩分）の量を減らし、仕上げにかならずしょうがのせん切りを添えて、その香りと辛味でうす味を補います。
また、仕上げに煮汁はかけません。
魚は鮮度がよいもので、脂の多い魚を選ぶとよいでしょう。

減塩ポイント

しょうゆを
減らす

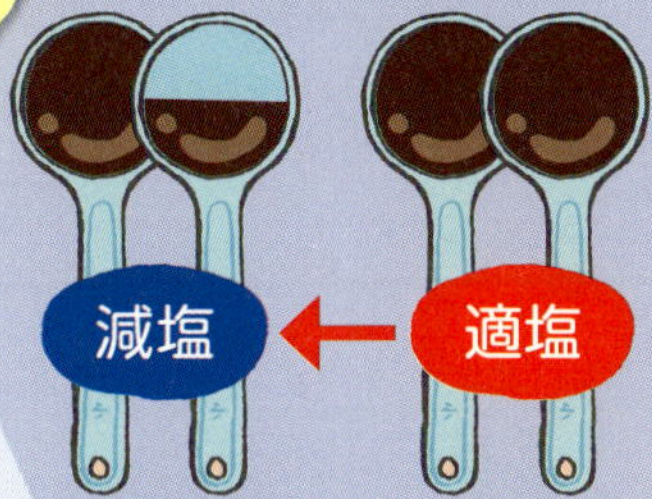

適塩

鮮度のよい魚を使い、
盛りつけのときに
煮汁はかけない。

魚の鮮度がよいと、煮汁の塩分が低くてもおいしく味わえます。
また、仕上げに煮汁はかけません。針しょうがは好みでのせてください。

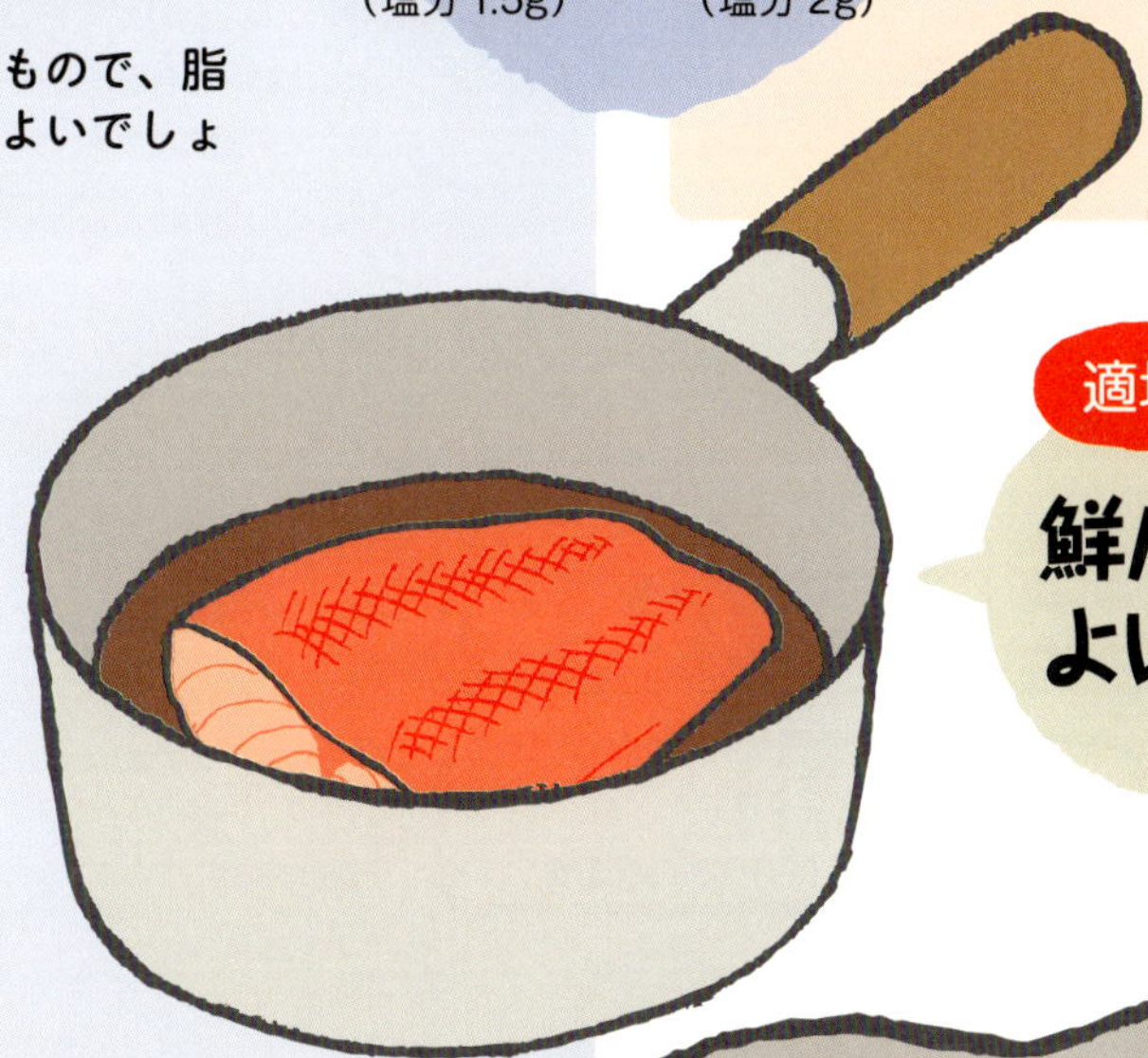

適塩　減塩

鮮度の
よい魚を選ぶ

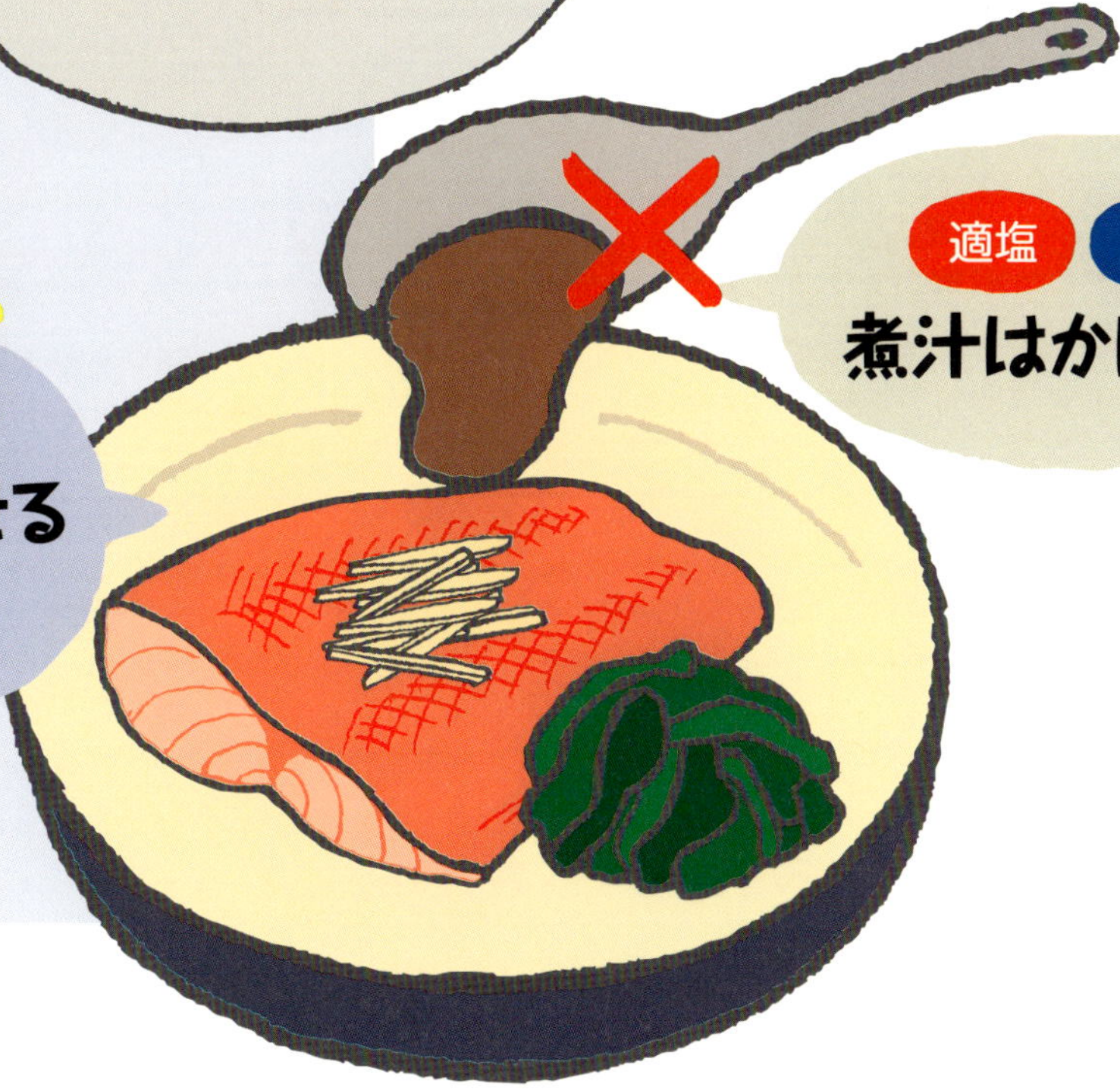

適塩　減塩

煮汁はかけない

減塩ポイント

針しょうがを
かならずのせる

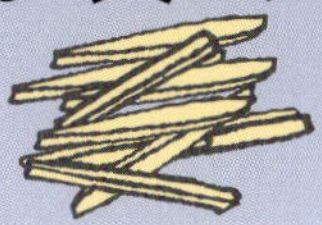

主菜

サバのみそ煮

魚の鮮度と種類、また、仕上げにかける煮汁の量がポイント。さらに減塩するには、みその量を減らし、仕上げにしょうがを加えます。

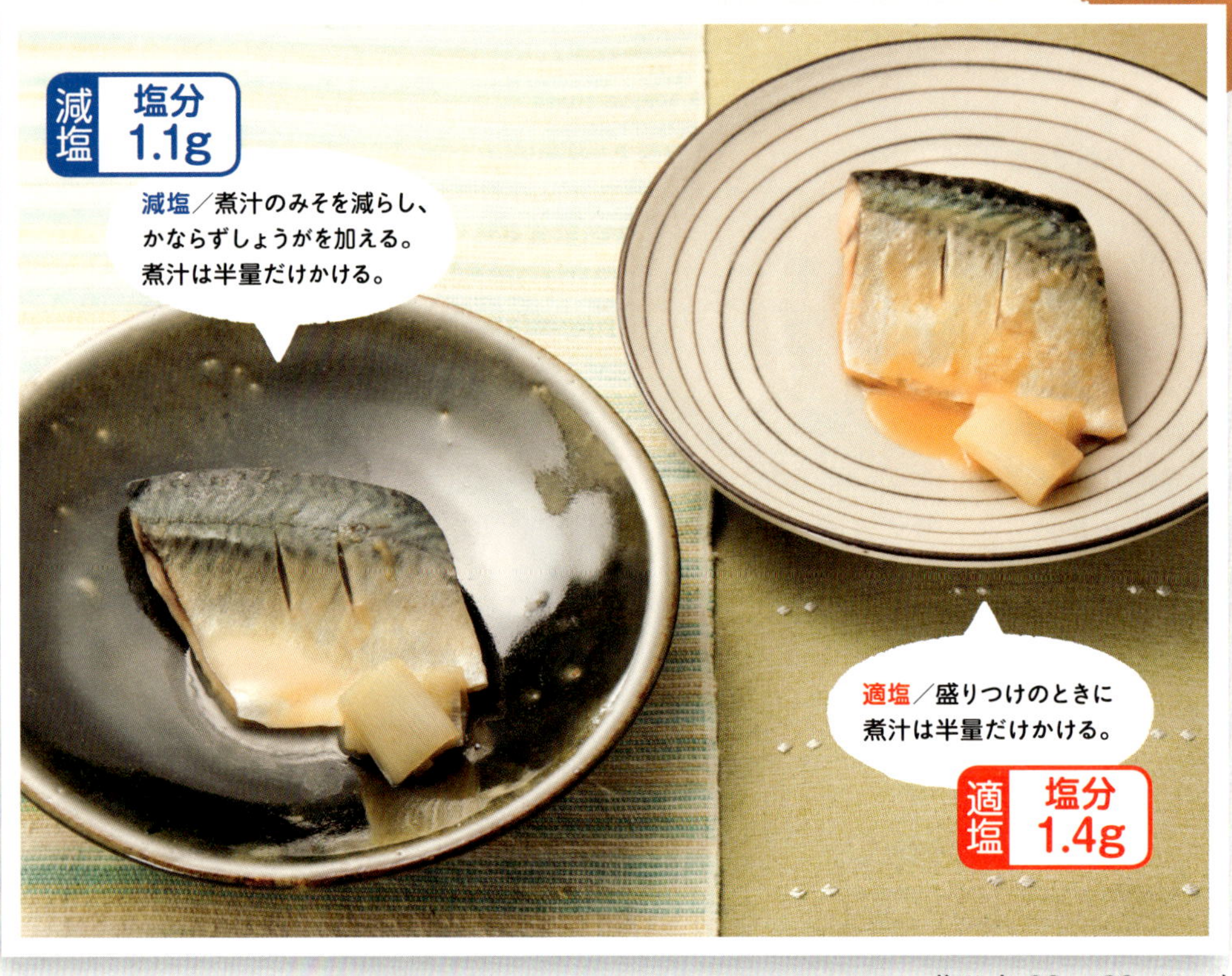

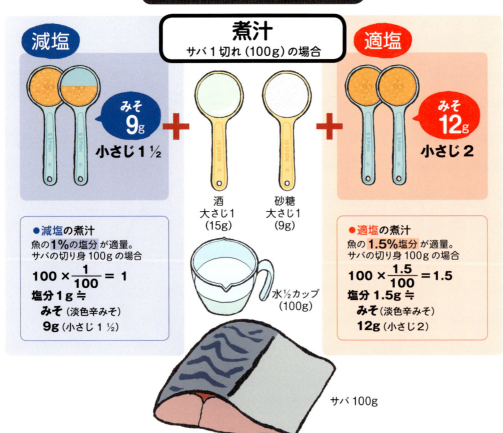

減塩 塩分 1.1g
減塩／煮汁のみそを減らし、かならずしょうがを加える。煮汁は半量だけかける。
適塩／盛りつけのときに煮汁は半量だけかける。
適塩 塩分 1.4g

作り方 98～99 ページ

サバ 100g（1人分）

煮汁
サバ１切れ（100g）の場合

減塩

みそ 9g
小さじ１½

＋

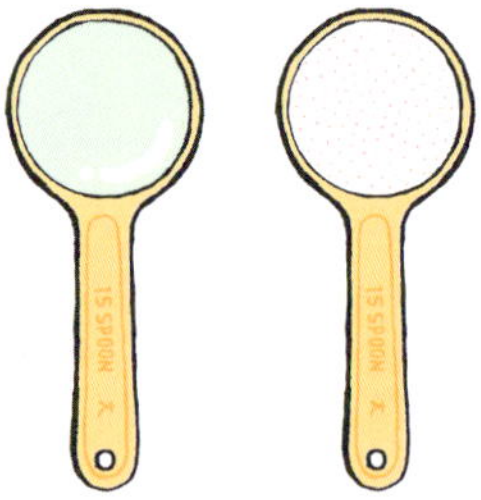

酒
大さじ1
(15g)

砂糖
大さじ1
(9g)

＋

適塩

みそ 12g
小さじ２

●**減塩の煮汁**
魚の **1%の塩分** が適量。
サバの切り身 100g の場合

$$100 \times \frac{1}{100} = 1$$

塩分 1 g ≒
みそ（淡色辛みそ）
9g（小さじ１½）

●**適塩の煮汁**
魚の **1.5%塩分** が適量。
サバの切り身 100g の場合

$$100 \times \frac{1.5}{100} = 1.5$$

塩分 1.5g ≒
みそ（淡色辛みそ）
12g（小さじ2）

水½カップ
(100g)

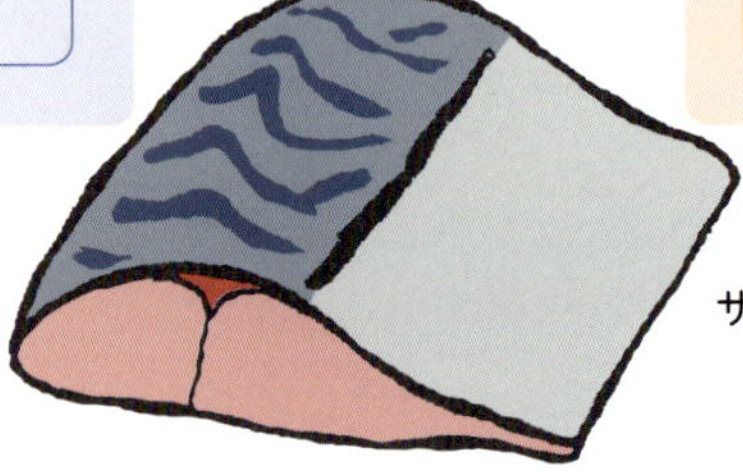

サバ 100g

減塩

**煮汁のみそを減らして、
かならずしょうがを加える。
仕上げのときに
煮汁は半量だけかける。**

煮汁のみそ（塩分）を減らします。

煮上がって火を消してからおろししょうがを加えて香りと辛味でうす味を補います。さらに、針しょうがを添えてもよいでしょう。

仕上げに煮汁は半量だけかけます。

かならず鮮度のよい魚を選びましょう。

減塩 ポイント
みそを減らす

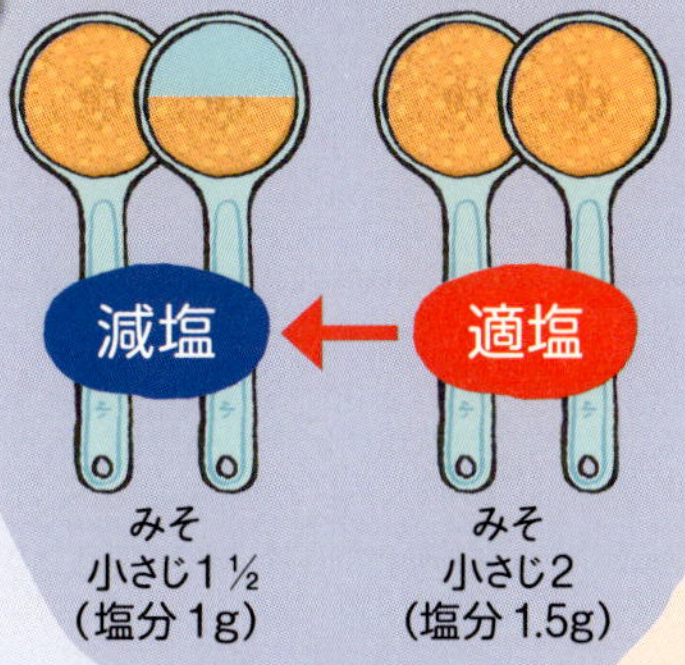

減塩
適塩
みそ
小さじ1½
（塩分 1g）
みそ
小さじ2
（塩分 1.5g）

適塩

**鮮度のよい魚を使い、
盛りつけのときに
煮汁は半量だけかける。**

魚の鮮度がよいと、煮汁の塩分が低くてもおいしく味わえます。

また、仕上げに煮汁は半量だけかけます。

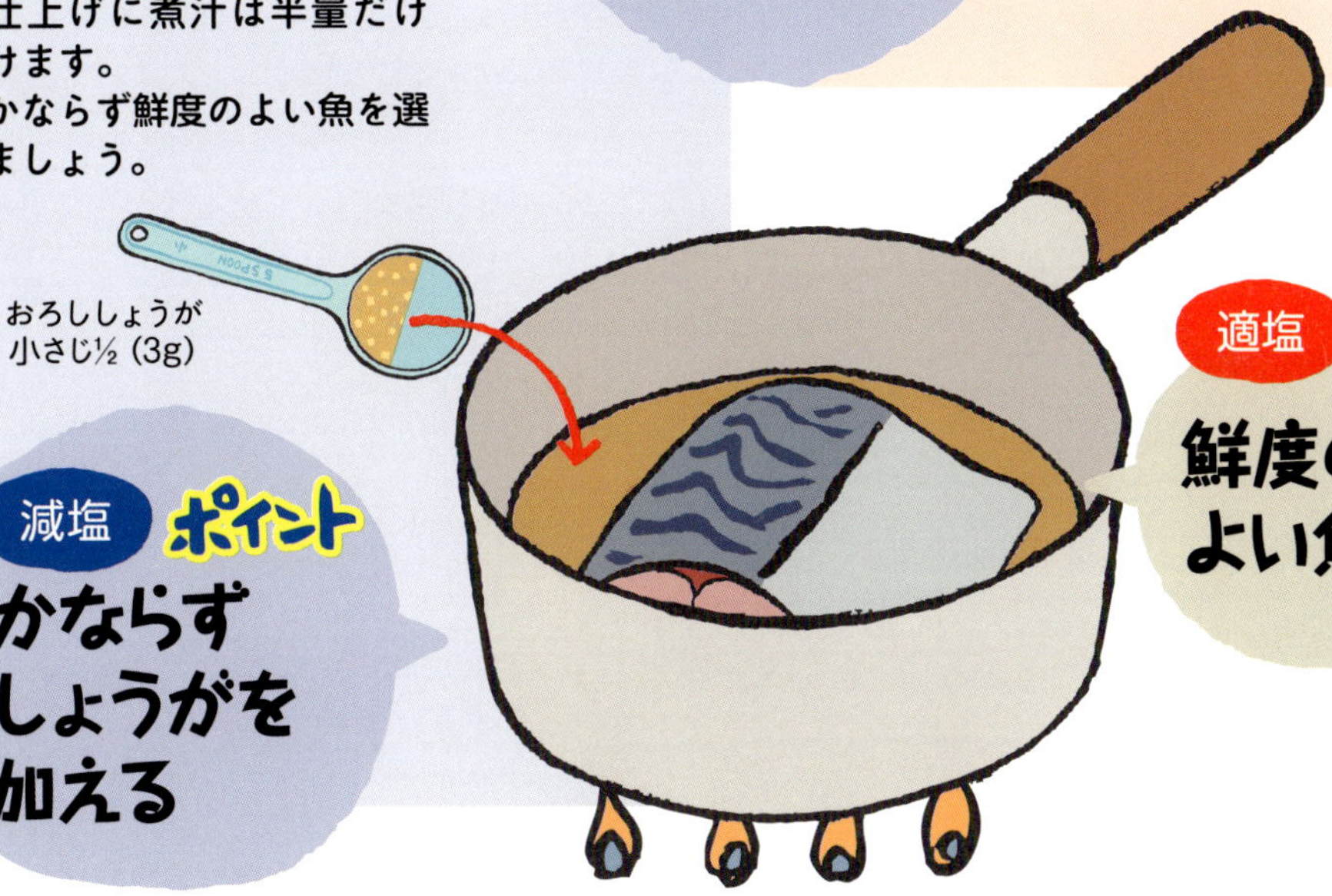

おろししょうが
小さじ½ (3g)

減塩 ポイント
かならずしょうがを加える

適塩 減塩
鮮度のよい魚を選ぶ

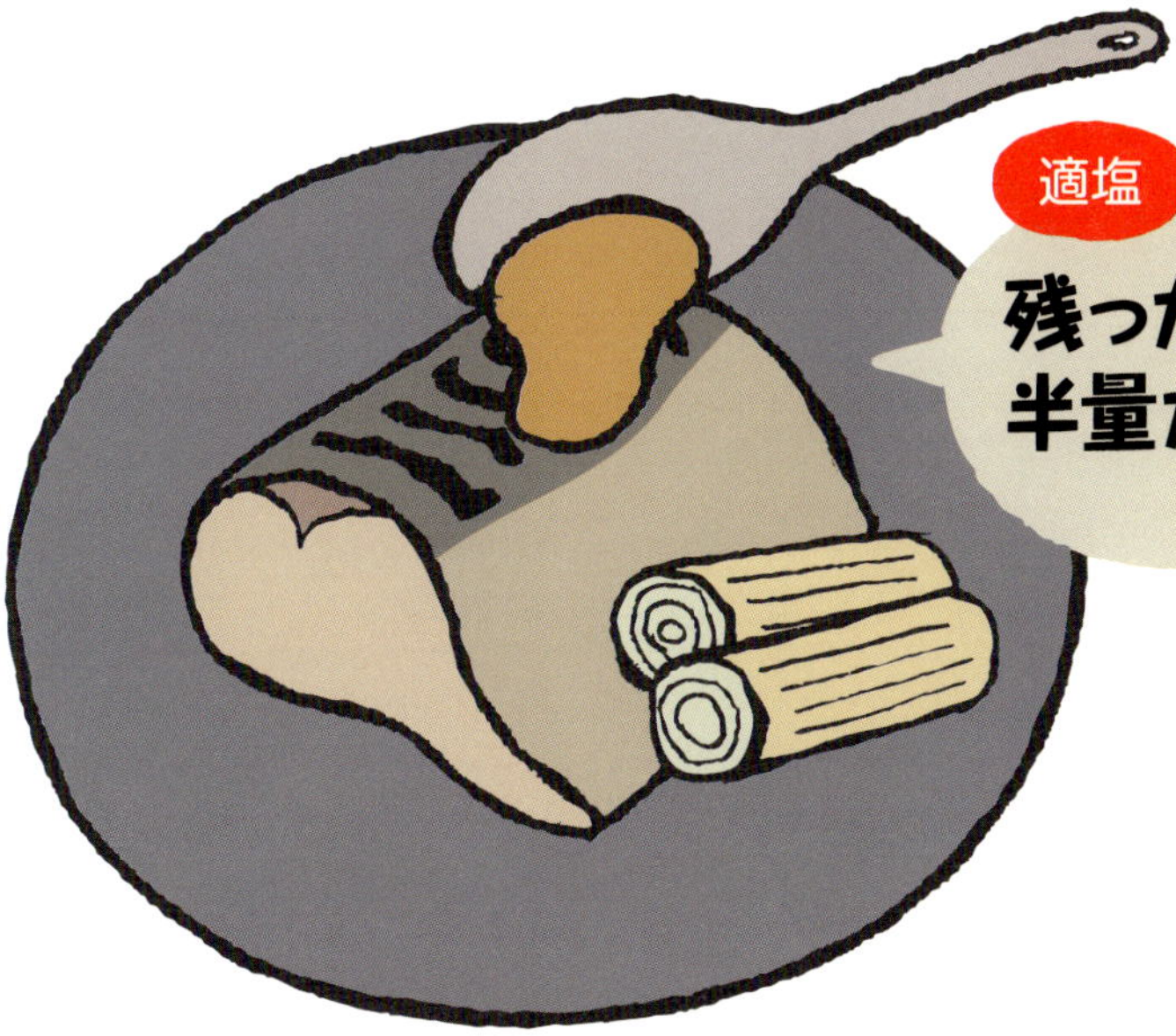

適塩 減塩
残った煮汁の半量だけかける

ブリのなべ照り焼き

下味の有無と調味料（しょうゆとみりん）の分量がポイント。さらに減塩するには、下味をつけずにしょうゆの量を減らし、たれの甘味を強くします。

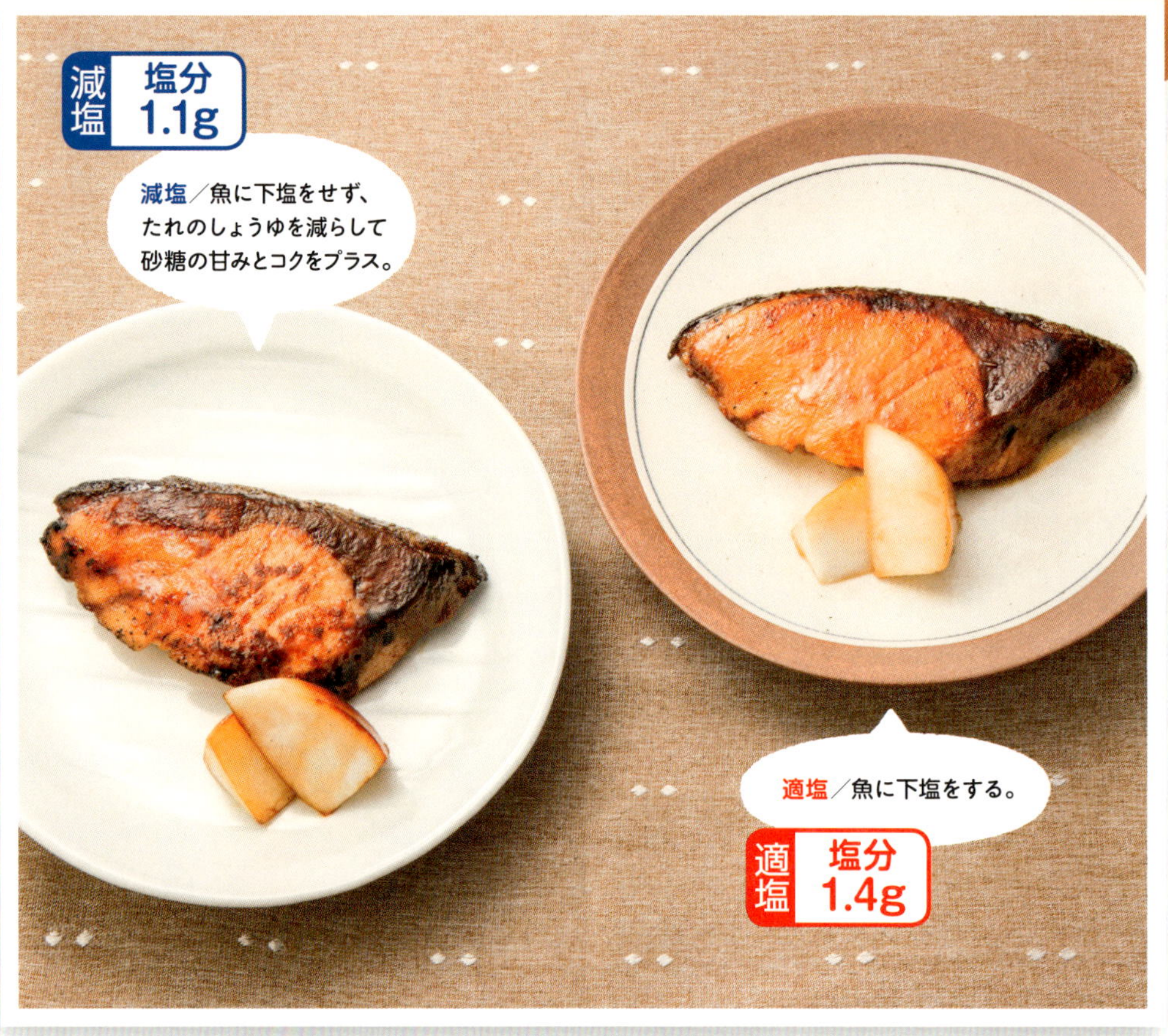
減塩 塩分 1.1g
減塩／魚に下塩をせず、たれのしょうゆを減らして砂糖の甘みとコクをプラス。
適塩／魚に下塩をする。
適塩 塩分 1.4g

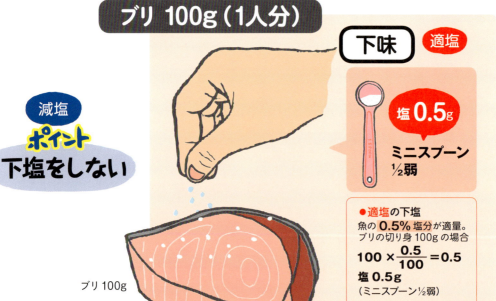

作り方 99 ページ

ブリ 100g（1人分）

下味 適塩

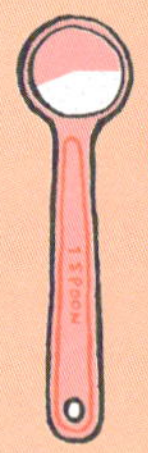

塩 0.5g
ミニスプーン½弱

●適塩の下塩
魚の 0.5% 塩分が適量。
ブリの切り身 100g の場合

$$100 \times \frac{0.5}{100} = 0.5$$

塩 0.5g
（ミニスプーン½弱）

減塩
ポイント
下塩をしない

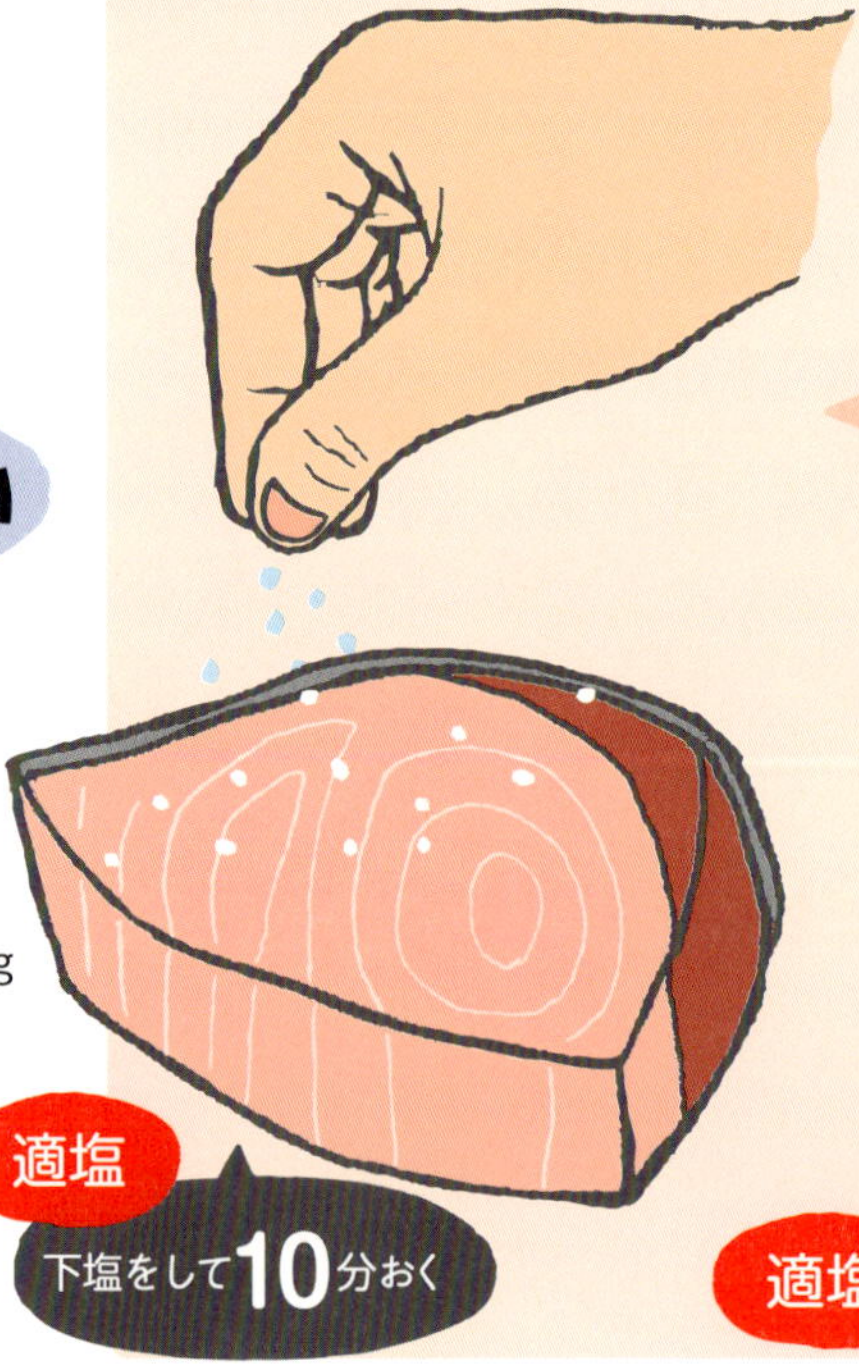

ブリ 100g

適塩
下塩をして 10 分おく
塩味を軽くしみ込ませる。

適塩 **下塩をする**

減塩

魚に下塩をせずに、たれのしょうゆを減らし、甘味が強めのたれにする。

魚に下塩をしないこととたれのしょうゆ（塩分）を減らすことで減塩します。そのかわり、みりんの一部を砂糖にかえて甘みとコクを足してうす味を補います。

仕上げにフライパンに残ったたれを小さじ1かけます。

適塩

魚に軽く下塩をする。

魚に軽く下塩をしておくと、たれの塩分がうすくてもおいしく味わえます。

魚に下塩をして10分おいてからソテーし、たれで調味します。

仕上げにフライパンに残ったたれを小さじ1かけます。

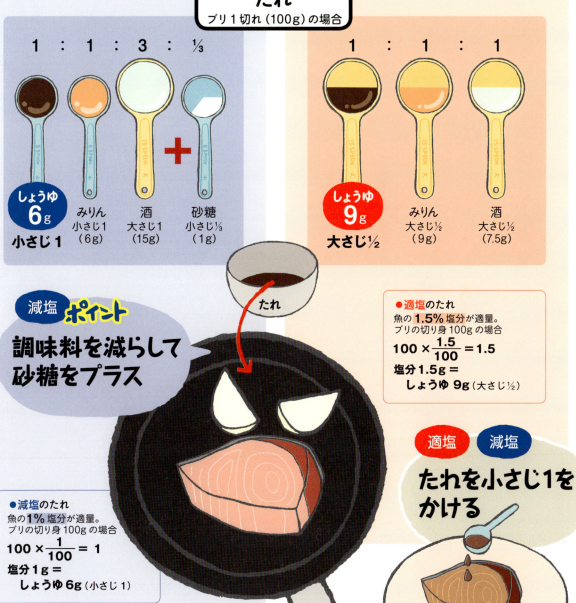

たれ

ブリ1切れ（100g）の場合

減塩　1 : 1 : 3 : ⅓

しょうゆ	みりん	酒	＋ 砂糖
6g 小さじ1	小さじ1（6g）	大さじ1（15g）	小さじ⅓（1g）

適塩　1 : 1 : 1

しょうゆ	みりん	酒
9g 大さじ½	大さじ½（9g）	大さじ½（7.5g）

減塩 ポイント

調味料を減らして砂糖をプラス

●適塩のたれ

魚の1.5%塩分が適量。

ブリの切り身100gの場合

$$100 \times \frac{1.5}{100} = 1.5$$

塩分1.5g＝

しょうゆ 9g（大さじ½）

適塩 減塩

たれを小さじ1をかける

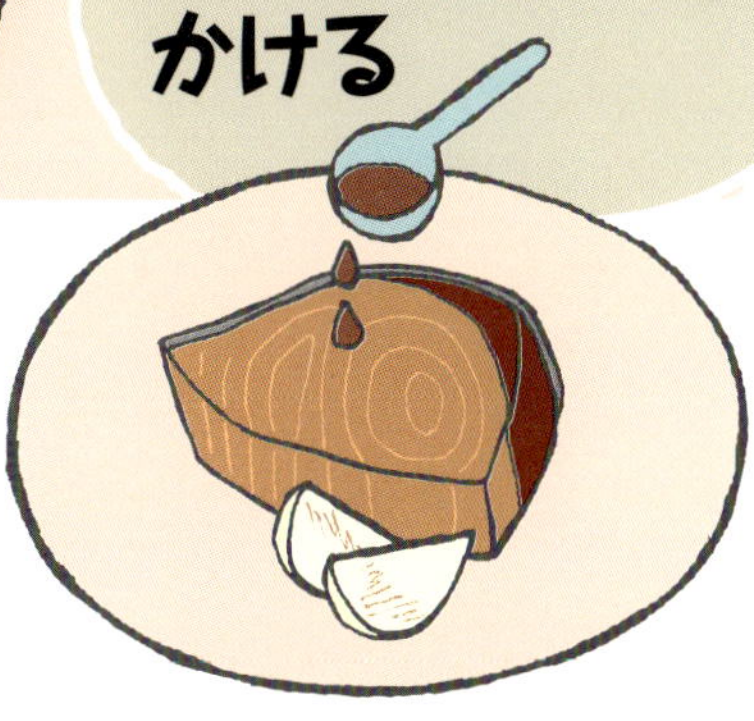

●減塩のたれ

魚の1%塩分が適量。

ブリの切り身100gの場合

$$100 \times \frac{1}{100} = 1$$

塩分1g＝

しょうゆ 6g（小さじ1）

主菜

豚肉のしょうが焼き

下味をつける時間と調味料の分量がポイント。さらに減塩するには、下味のしょうゆの量を減らします。

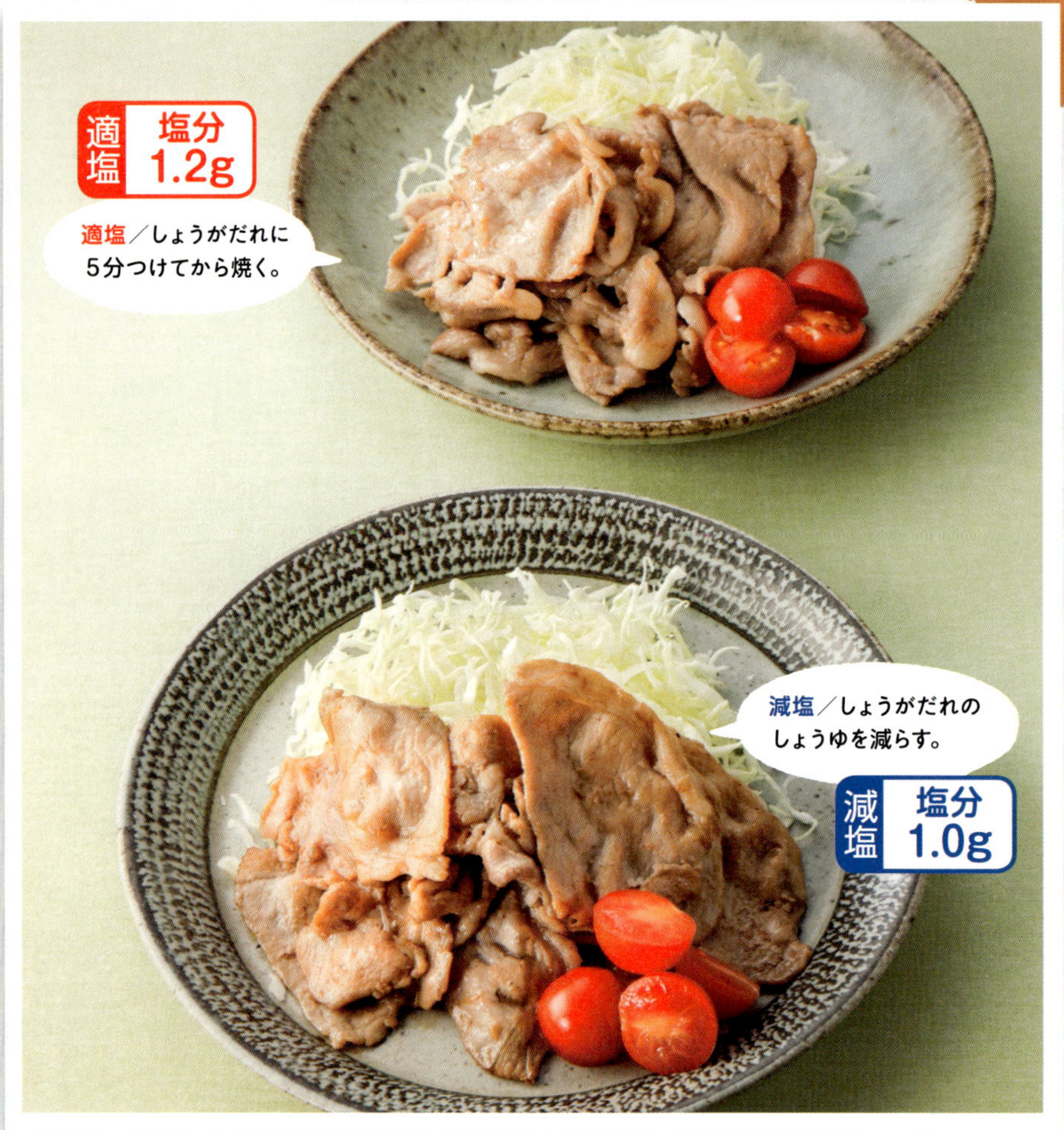

適塩 塩分1.2g
適塩／しょうがだれに5分つけてから焼く。
減塩／しょうがだれのしょうゆを減らす。
減塩 塩分1.0g

作り方 99～100 ページ

豚肉 100g（1人分）

減塩

しょうゆ 9g

小さじ 1 ½

●減塩のたれ

肉の 1.5%塩分 が適量。
豚肉 100g の場合

$$100 \times \frac{1.5}{100} = 1.5$$

塩分 1.5g＝
しょうゆ 9g（小さじ 1½）

たれ

豚肉 100g の場合

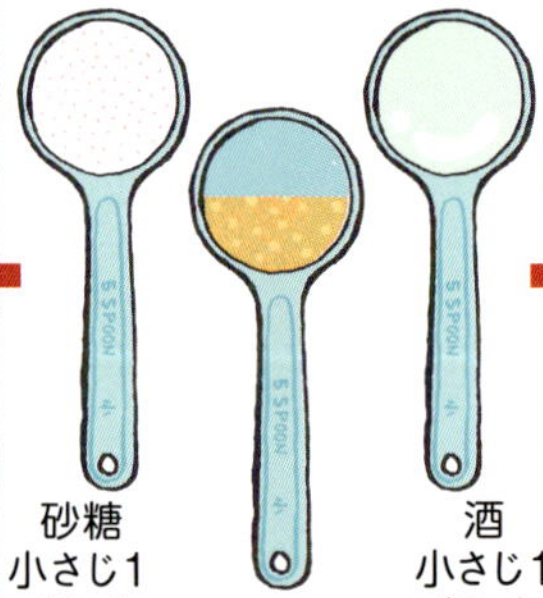

砂糖 小さじ1（3g）

おろししょうが 小さじ½（3g）

酒 小さじ1（5g）

適塩

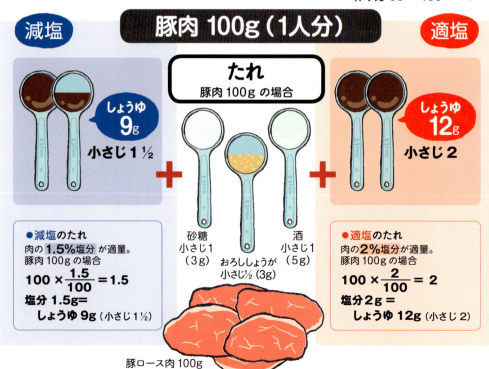

しょうゆ 12g

小さじ 2

●適塩のたれ

肉の2%塩分が適量。
豚肉 100g の場合

$$100 \times \frac{2}{100} = 2$$

塩分2g＝
しょうゆ 12g（小さじ 2）

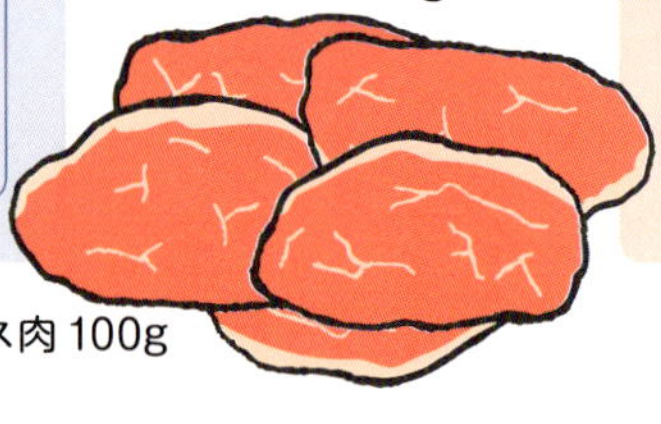

豚ロース肉 100g

減塩

しょうがだれのしょうゆを減らす。

　しょうがだれのしょうゆ（塩分）を減らして減塩します。つける時間は、適塩と同様に5分程度にします。
　仕上げにフライパンに残ったたれを小さじ1だけかけます。

減塩 ポイント

しょうゆを減らす

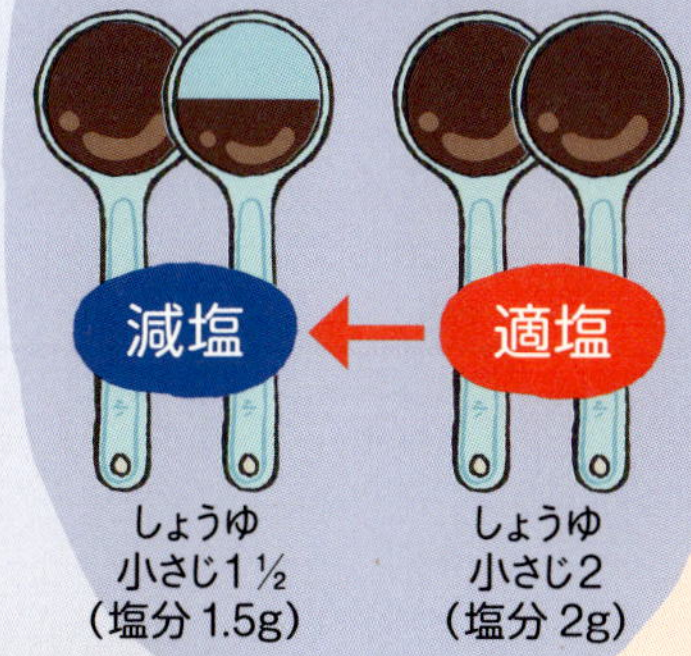

適塩

しょうがだれに5分つけてから焼く。

　しょうがだれに長時間つけると塩分がより多く肉にしみ込むので、つける時間は表面に味がしみ込むくらいの5分程度にします。
　仕上げにフライパンに残ったたれを小さじ1だけかけます。

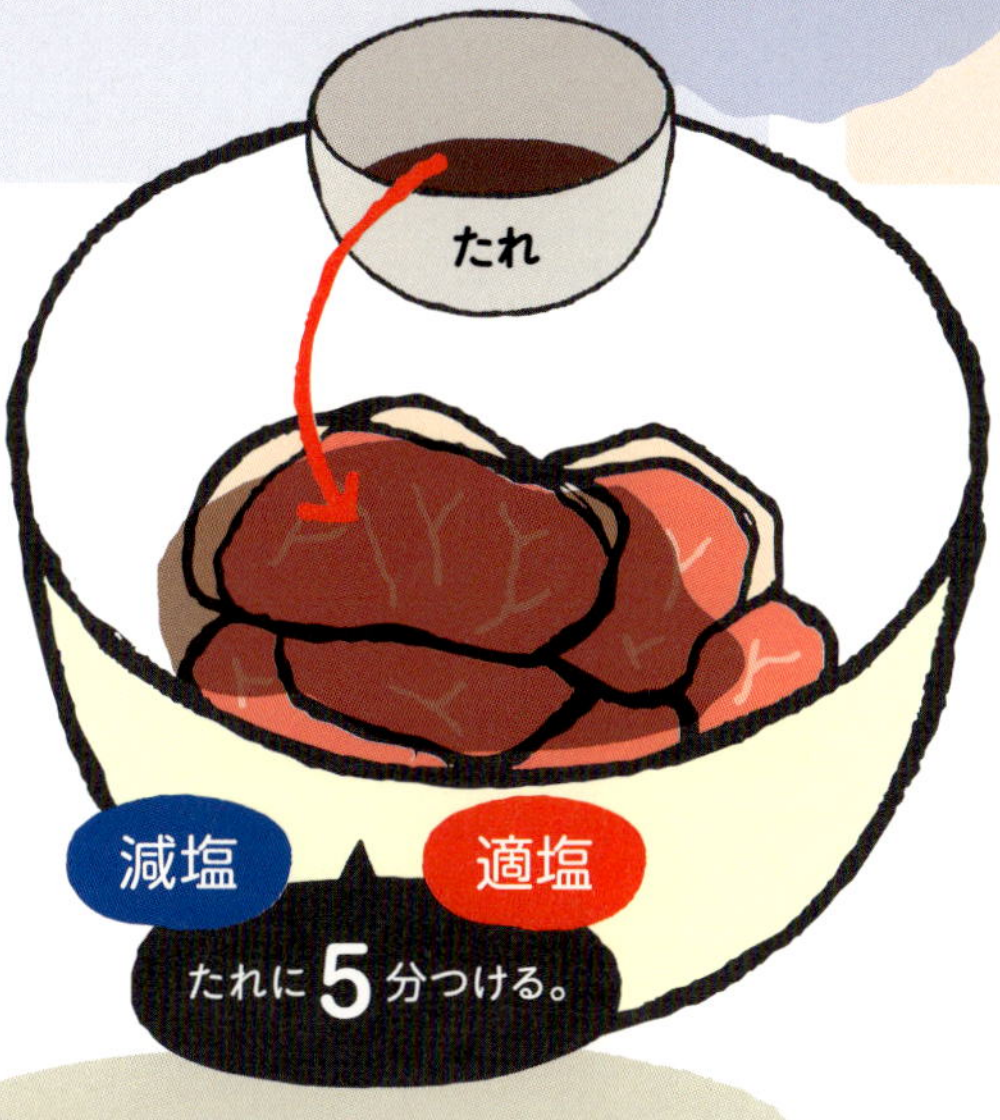

たれに長くつけない

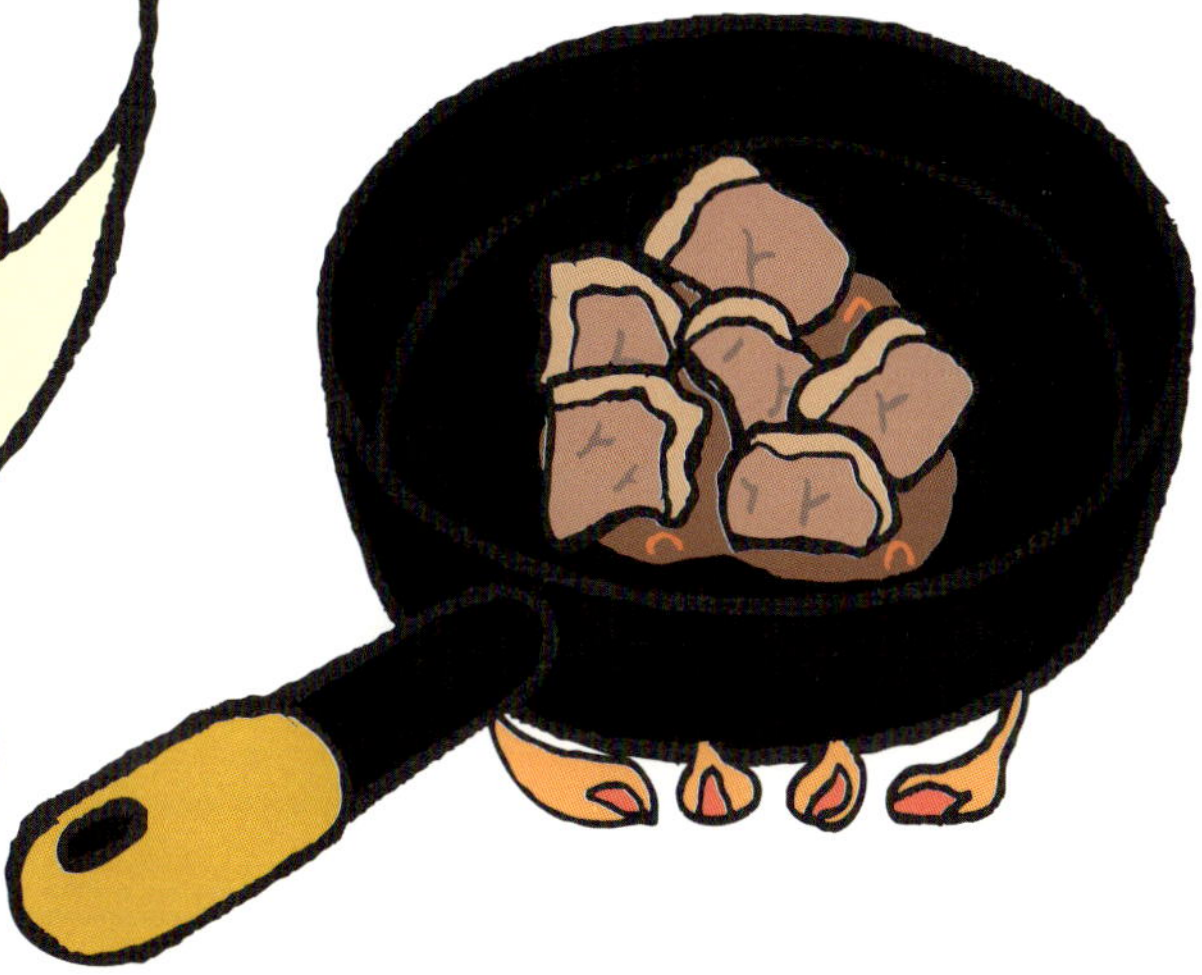

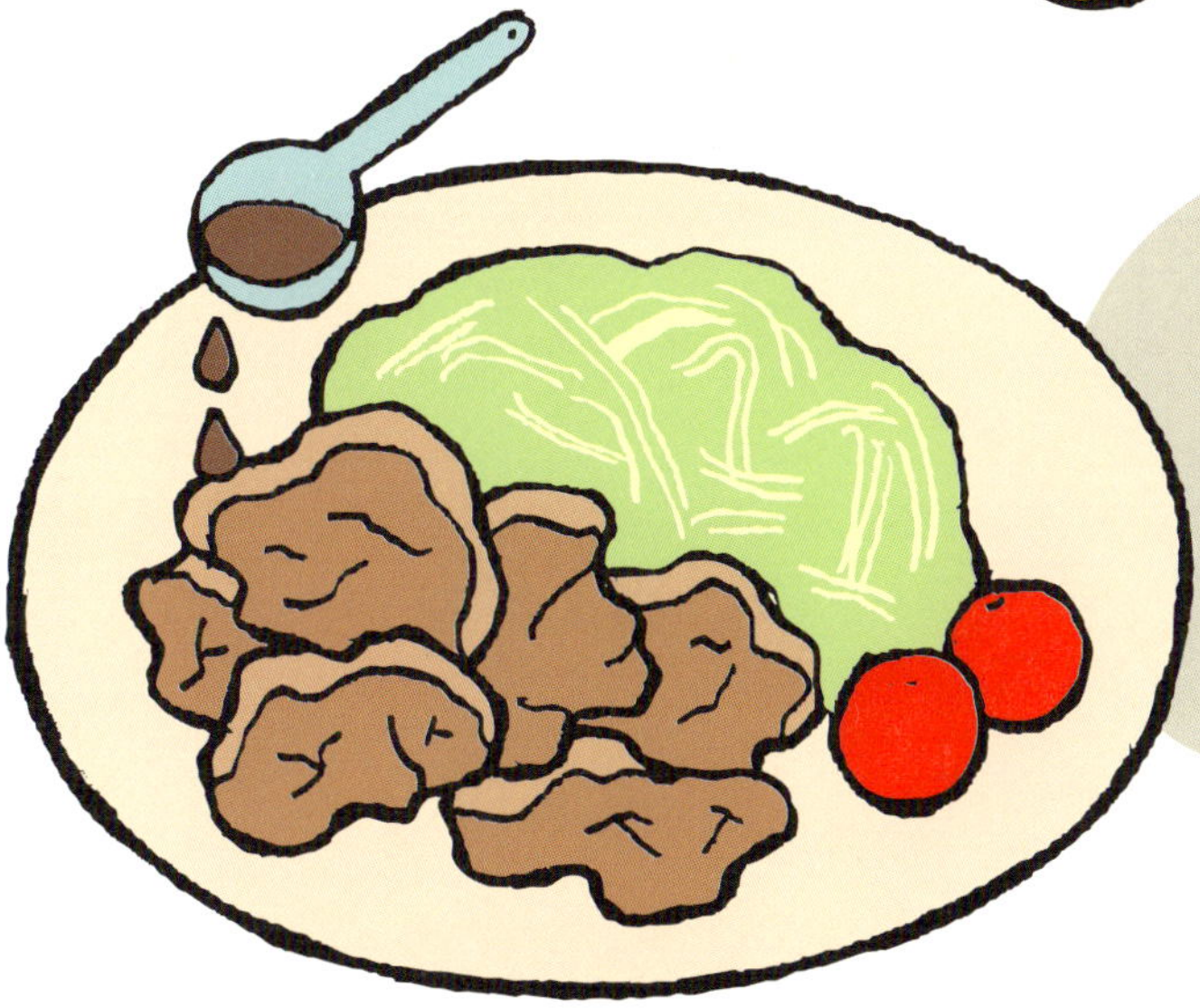

適塩　減塩

たれを小さじ1かける

適塩や減塩の味に慣れたら、かけるたれの量を減らすとさらに減塩できます。

主菜 鶏肉のから揚げ

下味をつける時間と調味料の分量がポイント。さらに減塩するには、下味のしょうゆの量を減らし、スパイスや酸味でうす味を補います。

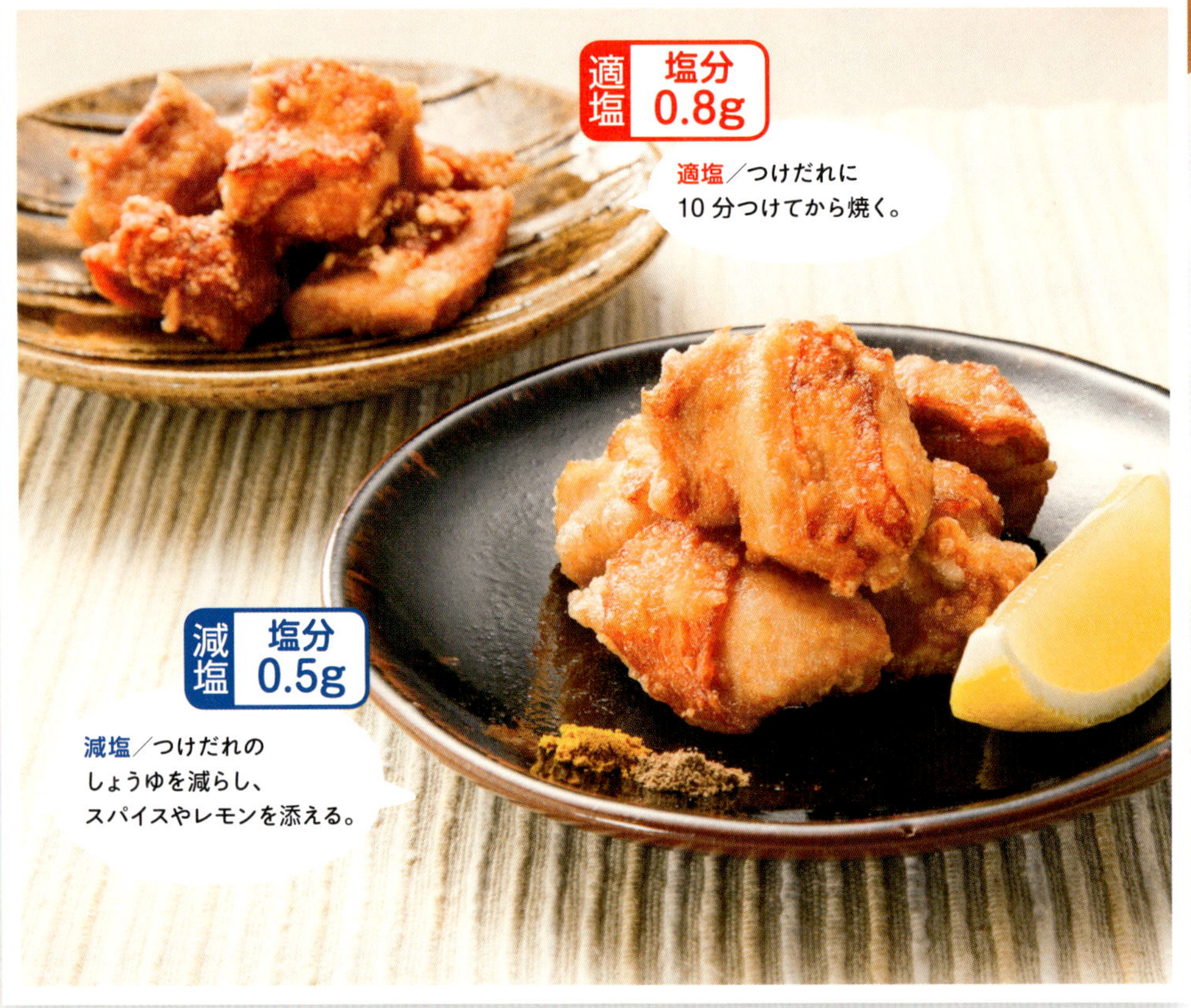

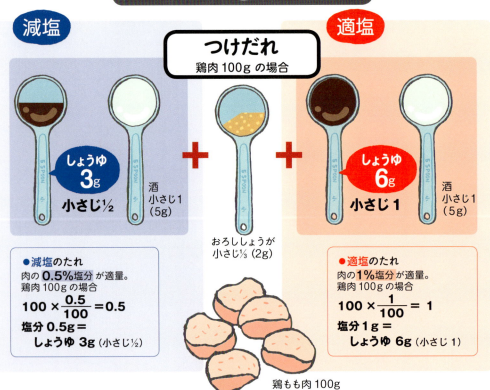

適塩 塩分 0.8g
適塩／つけだれに
10分つけてから焼く。
減塩 塩分 0.5g
減塩／つけだれの
しょうゆを減らし、
スパイスやレモンを添える。

作り方 100 ページ

鶏肉 100g（1人分）

減塩　**適塩**

つけだれ
鶏肉 100g の場合

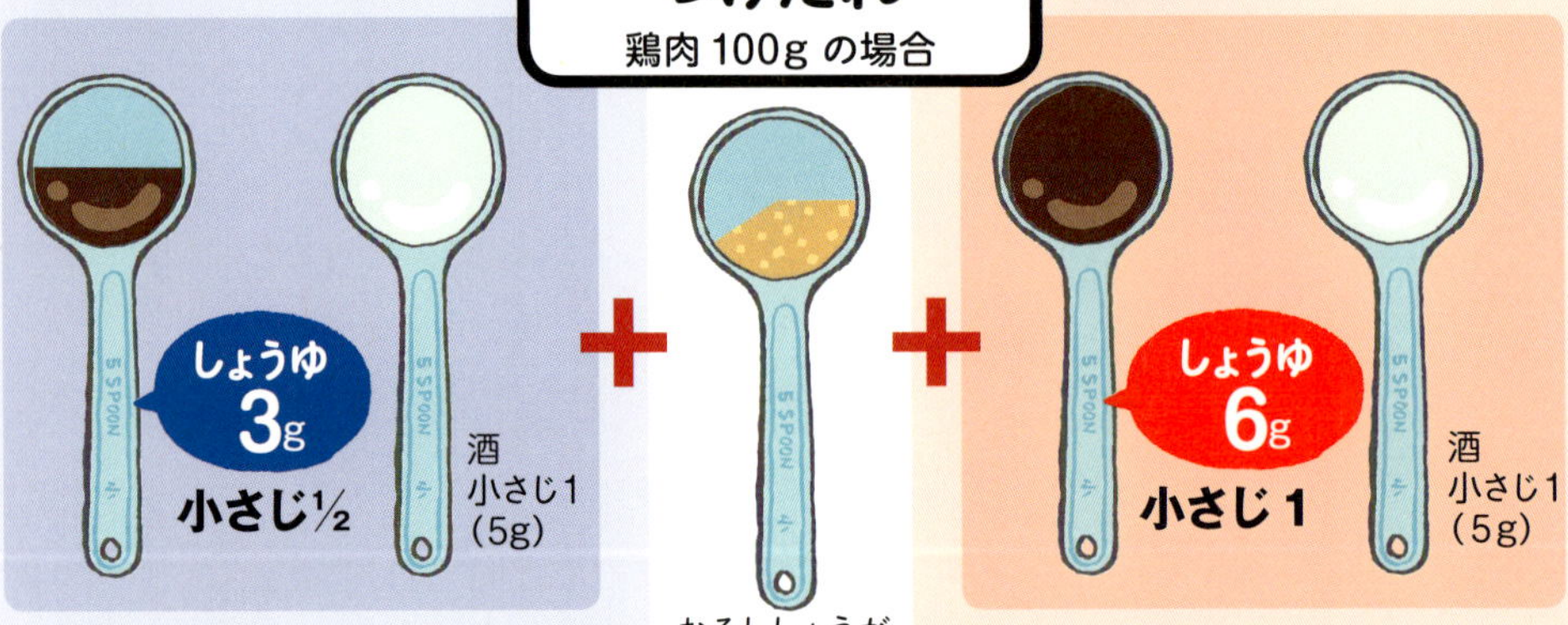

しょうゆ 3g
小さじ½
酒
小さじ1
（5g）
しょうゆ 6g
小さじ1
酒
小さじ1
（5g）

おろししょうが
小さじ⅓（2g）

●**減塩**のたれ
肉の **0.5%塩分** が適量。
鶏肉 100g の場合

$$100 \times \frac{0.5}{100} = 0.5$$

塩分 0.5g＝
しょうゆ 3g（小さじ½）

●**適塩**のたれ
肉の **1%塩分** が適量。
鶏肉 100g の場合

$$100 \times \frac{1}{100} = 1$$

塩分 1g＝
しょうゆ 6g（小さじ 1）

鶏もも肉 100g

減塩

つけだれのしょうゆを減らす。さらにスパイスやレモンを添えてうす味を補います。

つけだれのしょうゆ（塩分）を減らして減塩します。つける時間は適塩のときと同じ10分程度にします。さんしょうやカレー粉などのスパイスの辛味や香り、レモンの酸味などでうす味を補います。

適塩

つけだれに10分つけて、揚げる。

肉をつけだれに長時間つけると肉の表面についた調味料（塩分）が肉全体にしみ込んで均一の味になります。つける時間を10分程度にすると肉の表面に味が濃くついた状態なので、塩味を強く感じます。

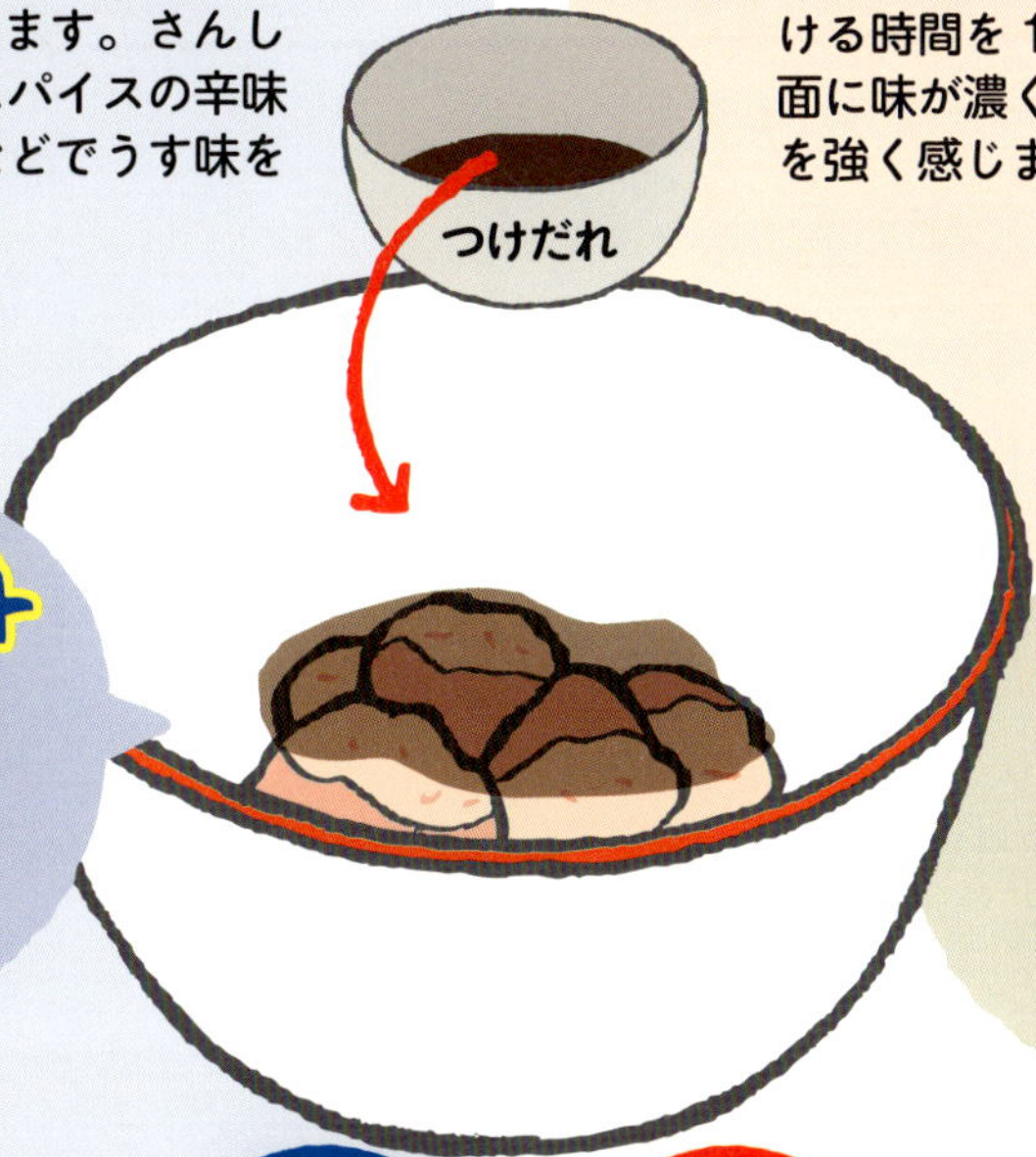

減塩 **ポイント**

しょうゆを減らす

適塩 減塩

表面だけに味を濃くつける

減塩 適塩

つけだれに10分つける。

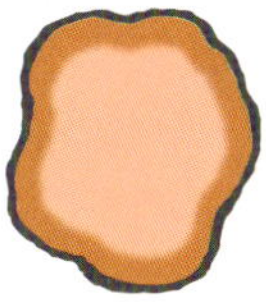

つけだれに短時間つけた場合（肉の断面図イメージ）

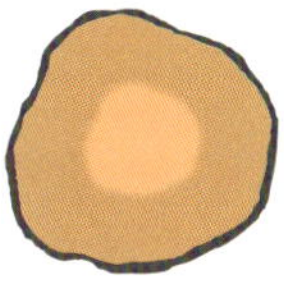

つけだれに長時間つけた場合（肉の断面図イメージ）

減塩 **ポイント**

スパイスやレモンを添える

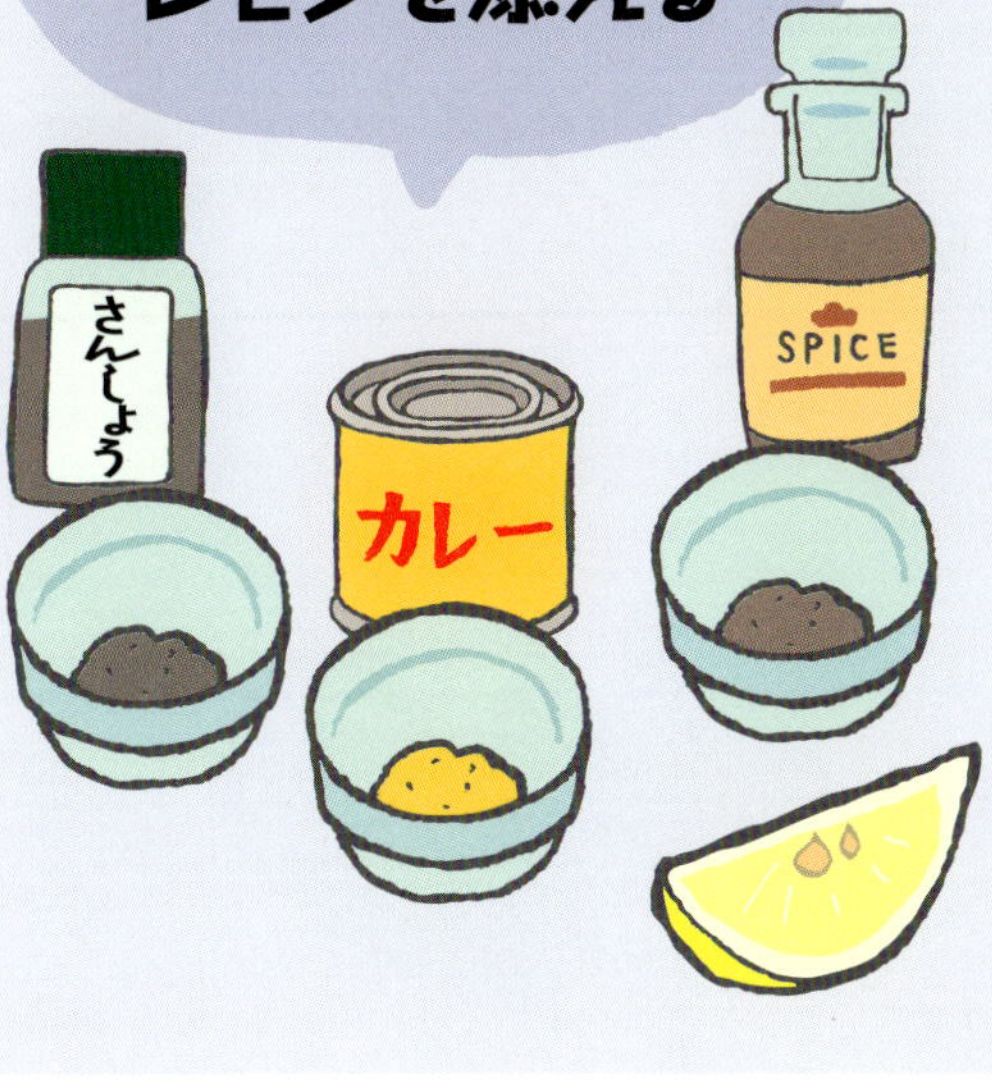

肉をたれに長時間つけると肉の表面についた調味料（塩分）が肉全体にしみ込んで均一の味になります。つける時間を10分程度にすると肉の表面に味が濃くついた状態なので、塩味を強く感じます。

副菜

野菜いため

調味料の量、調味のタイミング、切り方、いため方がポイント。
さらに減塩するには、調味料の量を減らし、
具は大きめに切ってシャキシャキ感を残していためる。

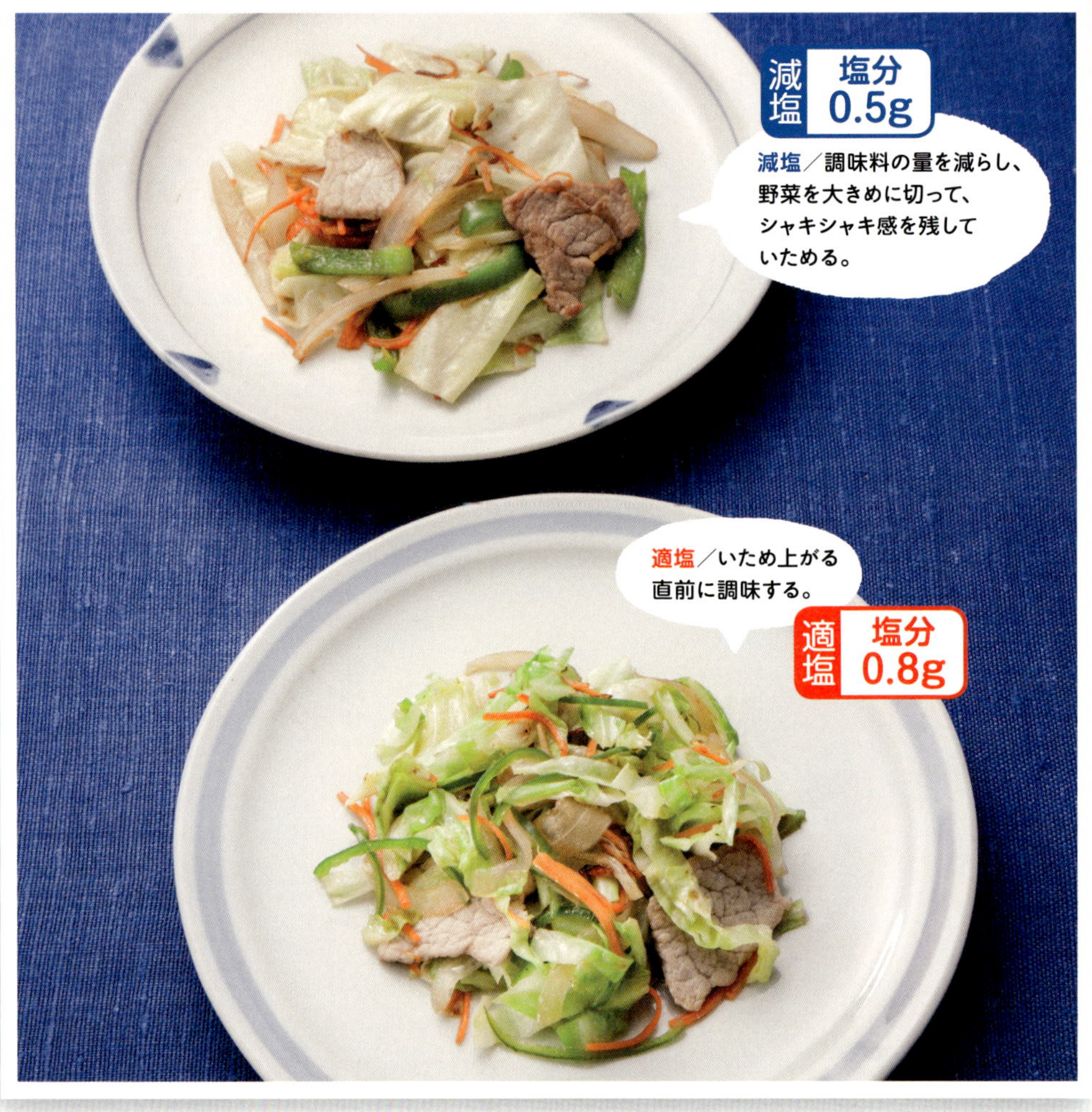

減塩 塩分 0.5g
減塩／調味料の量を減らし、野菜を大きめに切って、シャキシャキ感を残していためる。
適塩／いため上がる直前に調味する。
適塩 塩分 0.8g

作り方 100 ～ 101 ページ

野菜 200g（2人分）

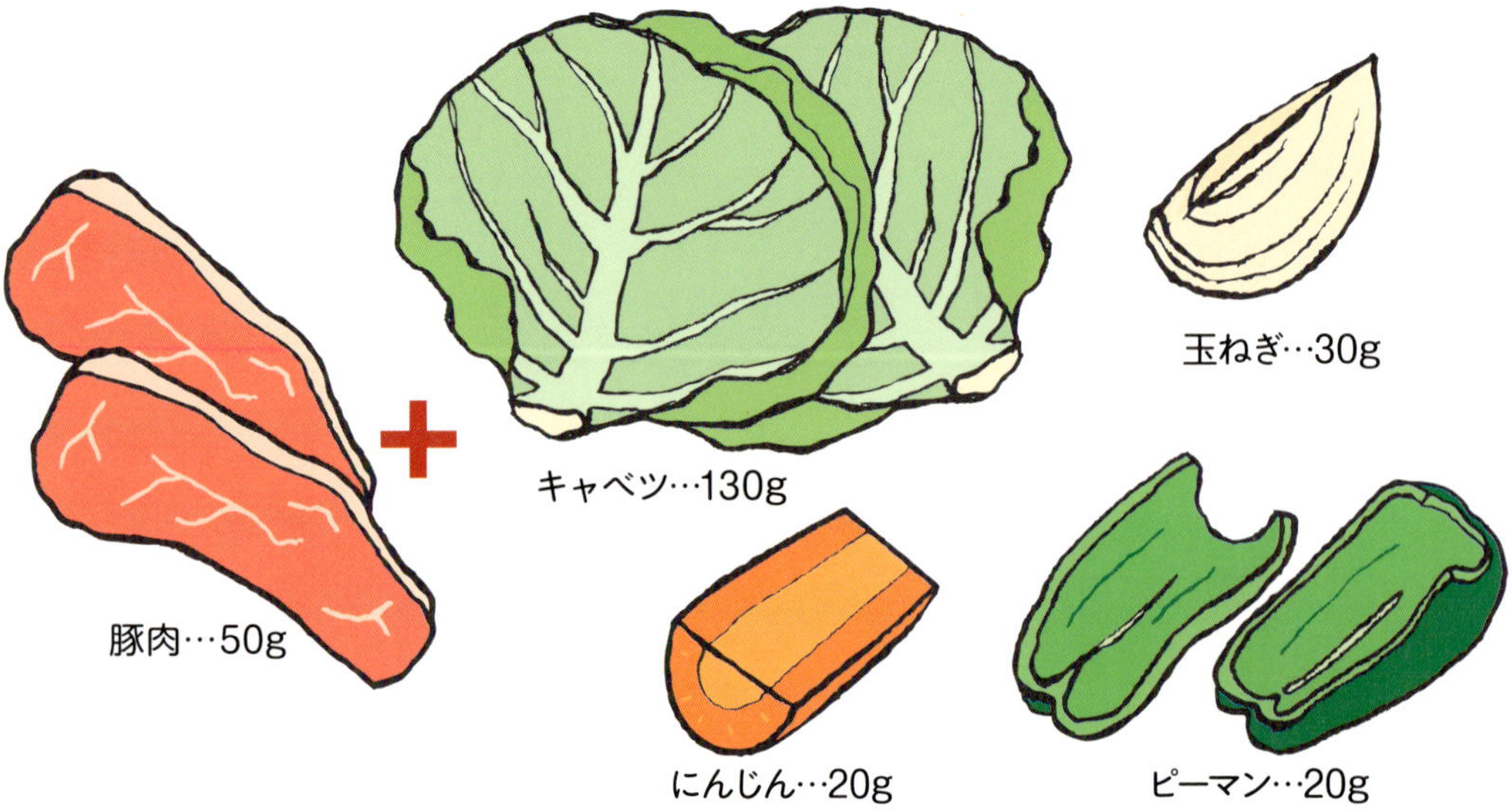

玉ねぎ…30g
キャベツ…130g
豚肉…50g
にんじん…20g
ピーマン…20g

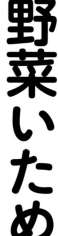

減塩

塩の量を減らし、
野菜を大きめに切って、
シャキシャキ感を残していためる。

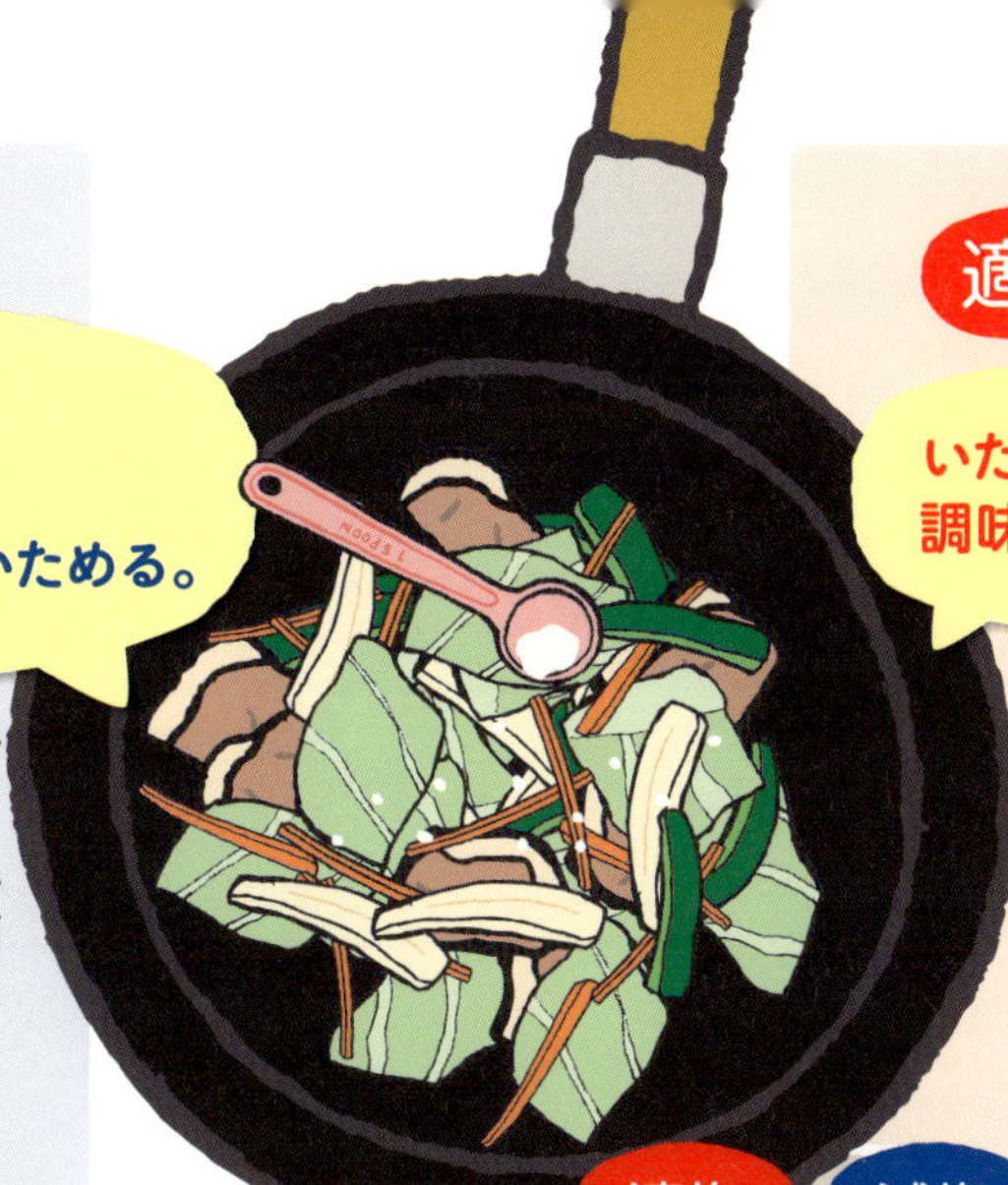

野菜に対して 0.5%の塩分の塩で調味します。

野菜を大きめに切ると、小さく切ったときより表面の面積が小さくなるので、少ない調味料でも味をしっかり感じることができます。

また、しんなりなるまでいためると味がしみ込みやすくなるので、味がうすく感じます。シャキシャキ感が残っているうちに調味して仕上げましょう。

適塩

いため上がる直前に調味する。

いため上がる直前に調味すると、余分な水分が出ないので、少ない調味料でも効率よく調味できます。

野菜に対して 0.8%の塩分の塩が適量です。

適塩　減塩

調味はいため上がる直前に！

調味料
野菜 200g の場合

減塩 ポイント
塩を減らす

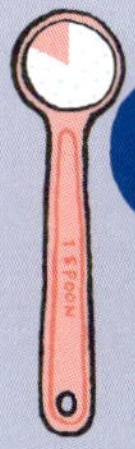

塩 1g
ミニスプーン 1 弱

＋

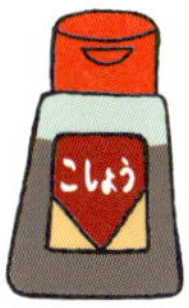

こしょう
少量

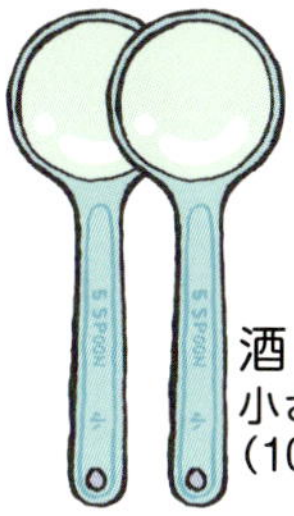

酒
小さじ２
（10g）

＋

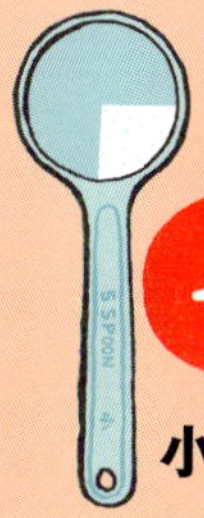

塩 1.5g
小さじ¼

●減塩の調味料
野菜の 0.5% 塩分が適量。
野菜 200g の場合

$$200 \times \frac{0.5}{100} = 1$$

塩 1g
（ミニスプーン 1 弱または小さじ⅙）

●適塩の調味料
野菜の 0.8% 塩分が適量。
野菜 200g の場合

$$200 \times \frac{0.8}{100} \fallingdotseq 1.5$$

塩 1.5g（小さじ¼）

減塩 ポイント
シャキシャキ感を残していためる

減塩 ポイント
野菜を大きめに切る

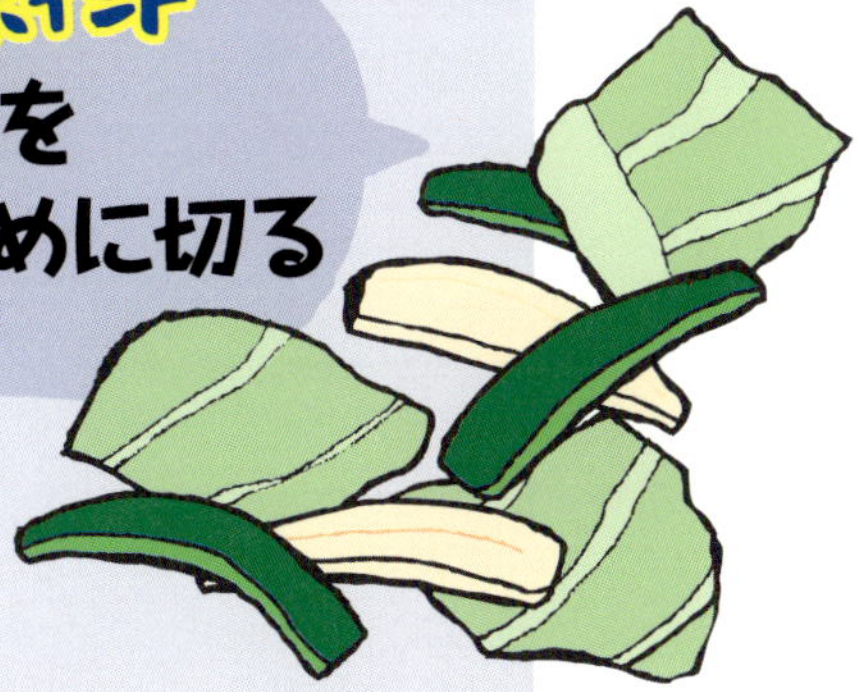

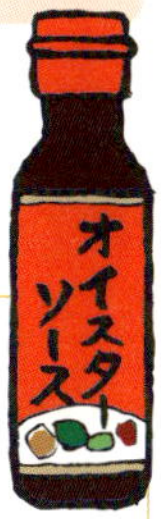

塩の代わりにオイスターソースで調味して、オイスターソースいためにしてもよい。

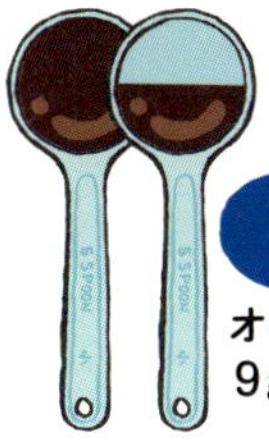

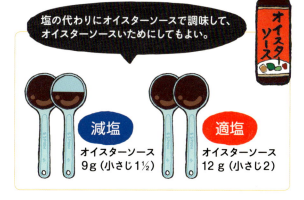

減塩
オイスターソース
9g（小さじ1½）

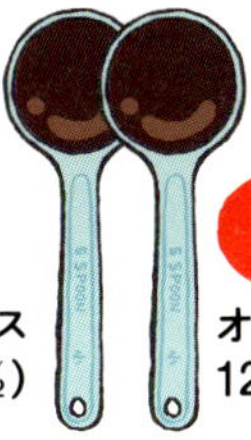

適塩
オイスターソース
12g（小さじ2）

副菜

サラダ

油の種類、ドレッシングの量、調味の仕方がポイント。さらに減塩するには、香りのよいオリーブ油を使い、調味料を順に加えながらあえます。

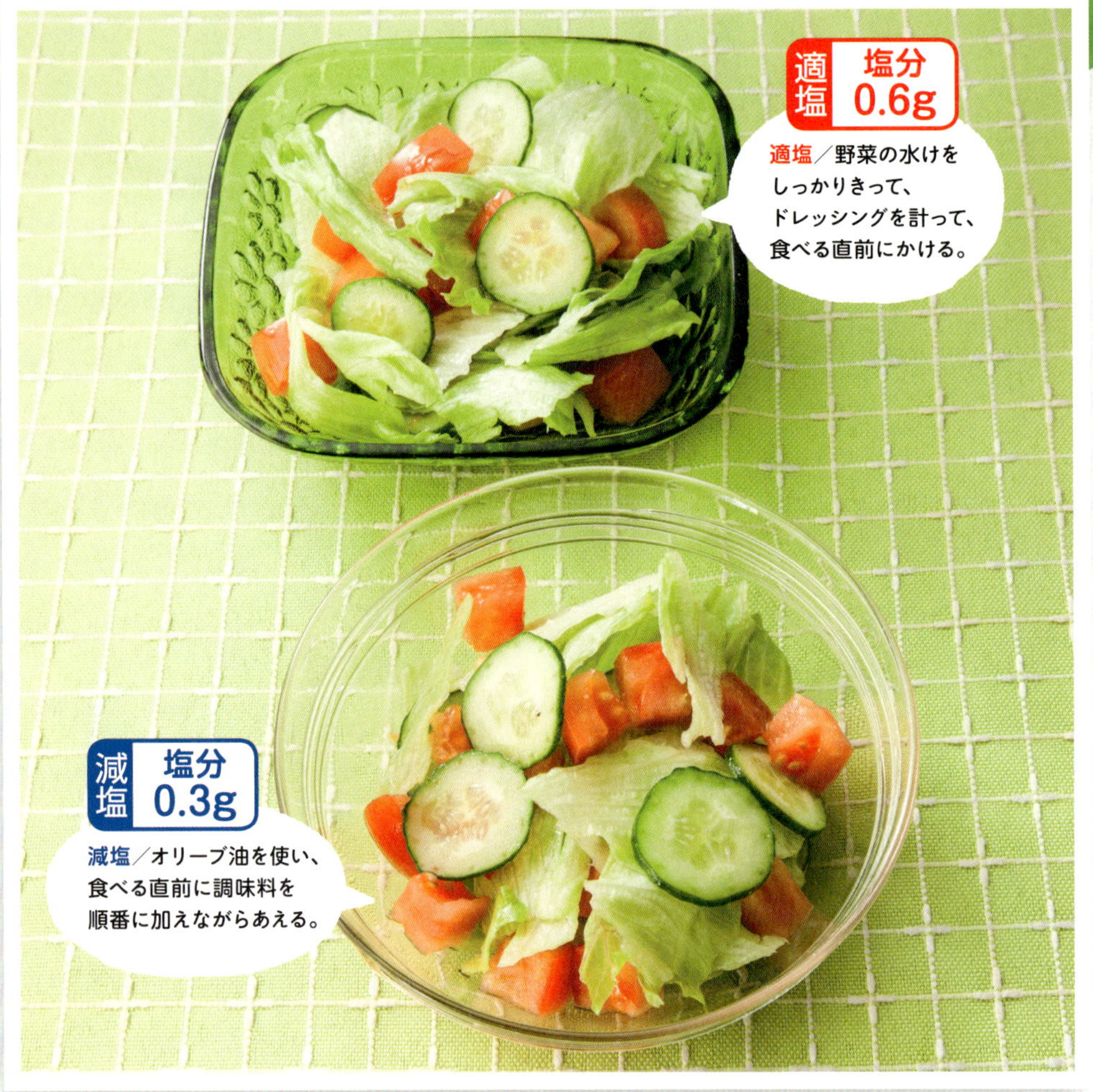

適塩 塩分 0.6g
適塩／野菜の水けをしっかりきって、ドレッシングを計って、食べる直前にかける。
減塩 塩分 0.3g
減塩／オリーブ油を使い、食べる直前に調味料を順番に加えながらあえる。

作り方 101 ページ

野菜 200g（2人分）

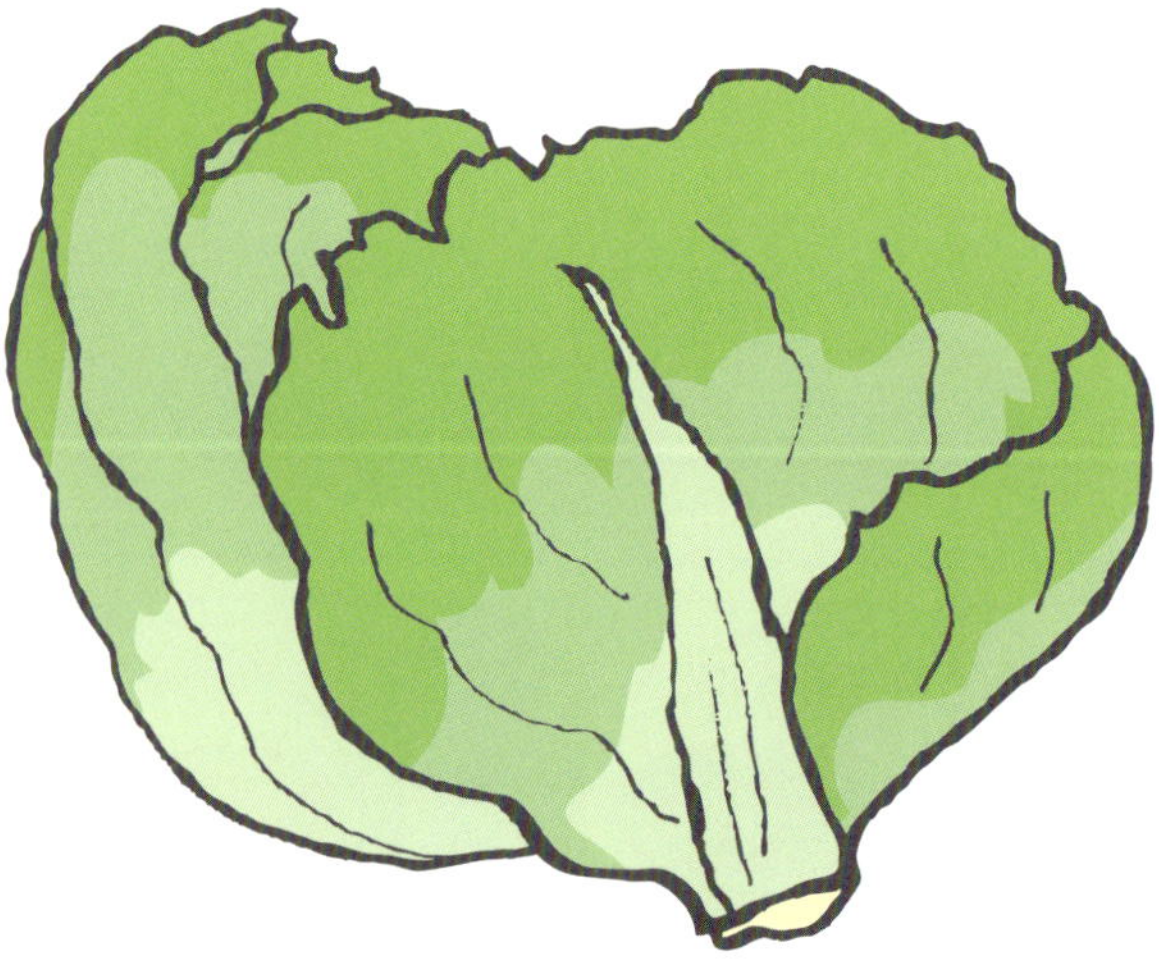

レタス…60g

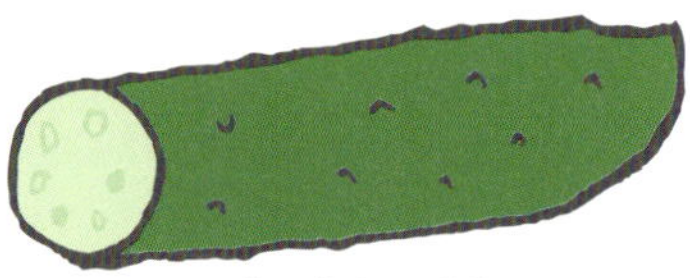

きゅうり…40g

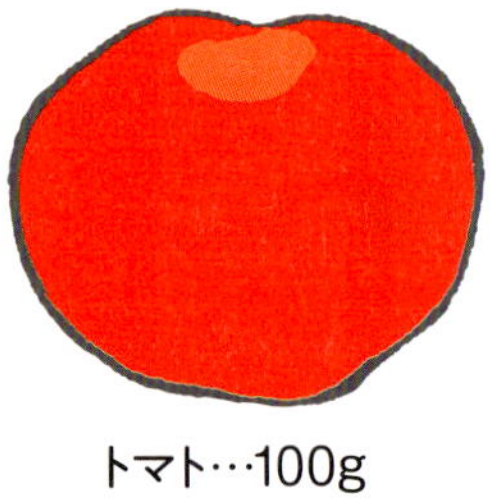

トマト…100g

減塩

水けをしっかりきる

適塩

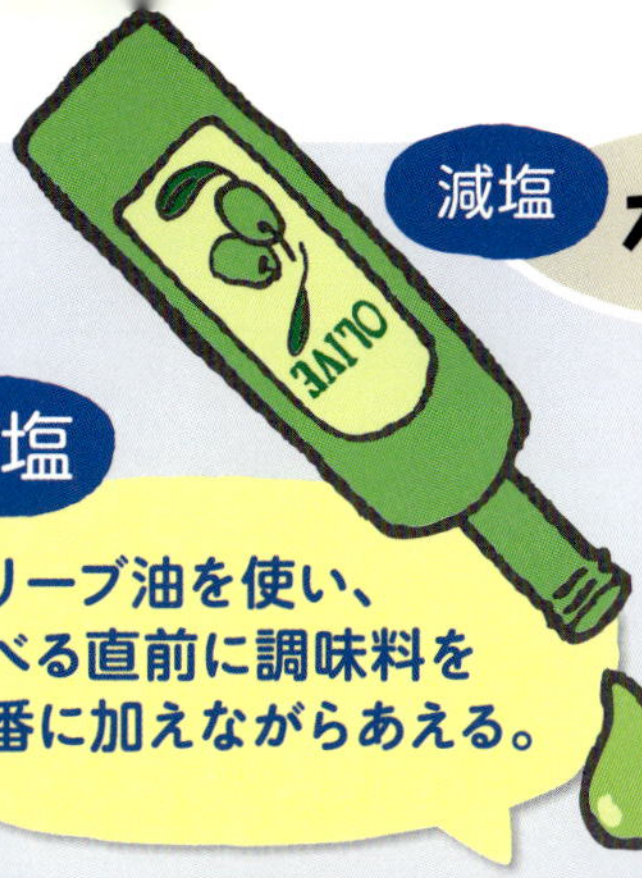

減塩

オリーブ油を使い、食べる直前に調味料を順番に加えながらあえる。

オリーブ油は香りとコクがあるので、うす味を補います。ごま油でもよいでしょう。ドレッシングは、野菜の 0.3%塩分くらいがよいでしょう。

また、調味料を１種類ずつ順番にあえることで、野菜にまんべんなくドレッシングがからむので、少量の調味料ですみます。あえる順は、油→酢→塩・こしょうです。

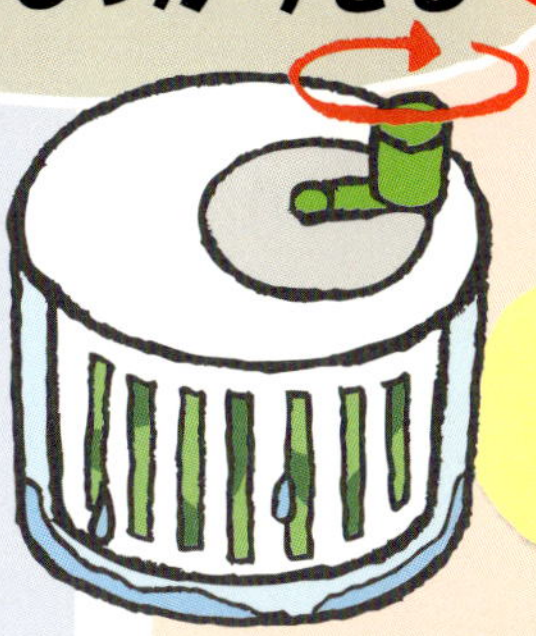

適塩

野菜の水けをしっかりきって、ドレッシングを計って、食べる直前にかける。

野菜に水けが残っていると味がうすまるのでしっかりときったりふきとったりしましょう。

また、ドレッシングをかけると野菜から水分が出てきて味がうすくなるので、食べる直前にかけます。

野菜の 0.6%塩分のドレッシングが適量です。ドレッシングは追加したり、塩をかけたりしないようにしましょう。

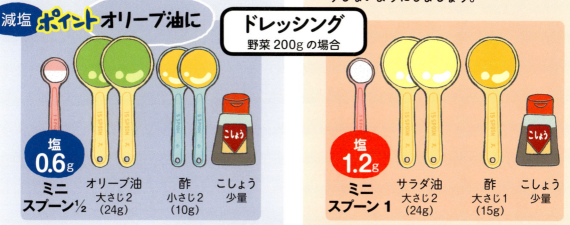

ドレッシング

野菜 200g の場合

減塩ポイント オリーブ油に

塩 0.6g ミニスプーン½

オリーブ油 大さじ2（24g）

酢 小さじ2（10g）

こしょう 少量

適塩

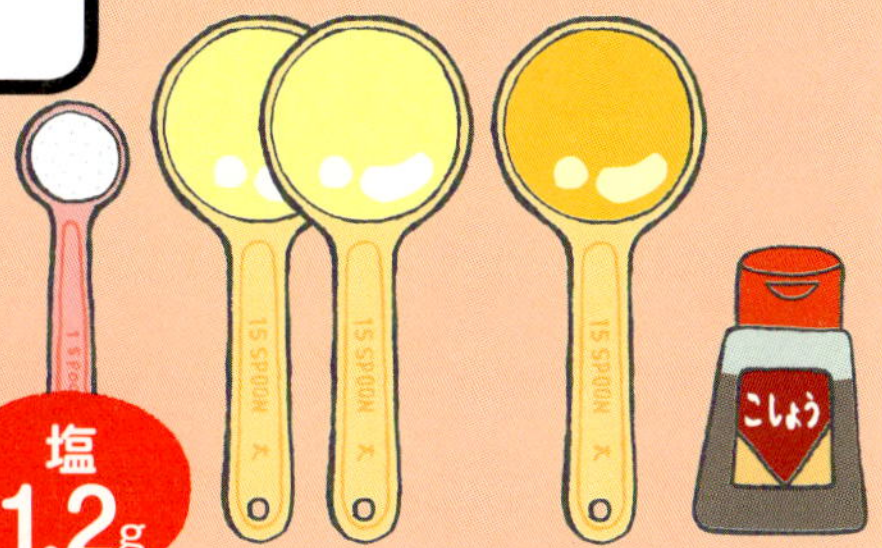

塩 1.2g ミニスプーン１

サラダ油 大さじ2（24g）

酢 大さじ1（15g）

こしょう 少量

●減塩のドレッシング

野菜の **0.3%** 塩分が適量。

野菜 200g の場合

$$200 \times \frac{0.3}{100} = 0.6$$

塩 0.6g（ミニスプーン½）

●適塩のドレッシング

野菜の **0.6%** 塩分が適量。

野菜 200g の場合

$$200 \times \frac{0.6}{100} = 1.2$$

塩 1.2g（ミニスプーン１）

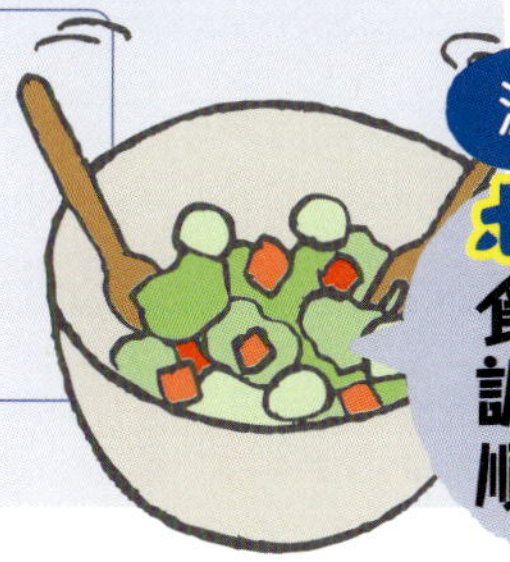

減塩

ポイント

食べる直前に調味料を順番にあえる

適塩

ドレッシングは食べる直前にかける

コラム 市販のドレッシングの使用目安量 野菜 200g（2人分）に対して

	適塩（0.6g 塩分相当）	減塩（0.3g 塩分相当）
サウザンアイランドドレッシング	大さじ1	大さじ½
フレンチドレッシング	大さじ1	大さじ½
マヨネーズ	大さじ2	大さじ1
ごまドレッシング	大さじ1	大さじ½
中華ドレッシング	小さじ2	小さじ1
ノンオイル和風ドレッシング	小さじ2	小さじ1

今までサラダにドレッシングをたっぷりかけていた方は、量を減らして、ドレッシングの味に頼らず、野菜本来の味を楽しんでください。

副菜

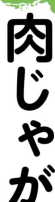

肉じゃが

だしや肉のうま味を利用することと、調味料の量と食べるタイミングがポイント。さらに減塩するには、調味料の量を減らして、作りたてを食べるようにしましょう。

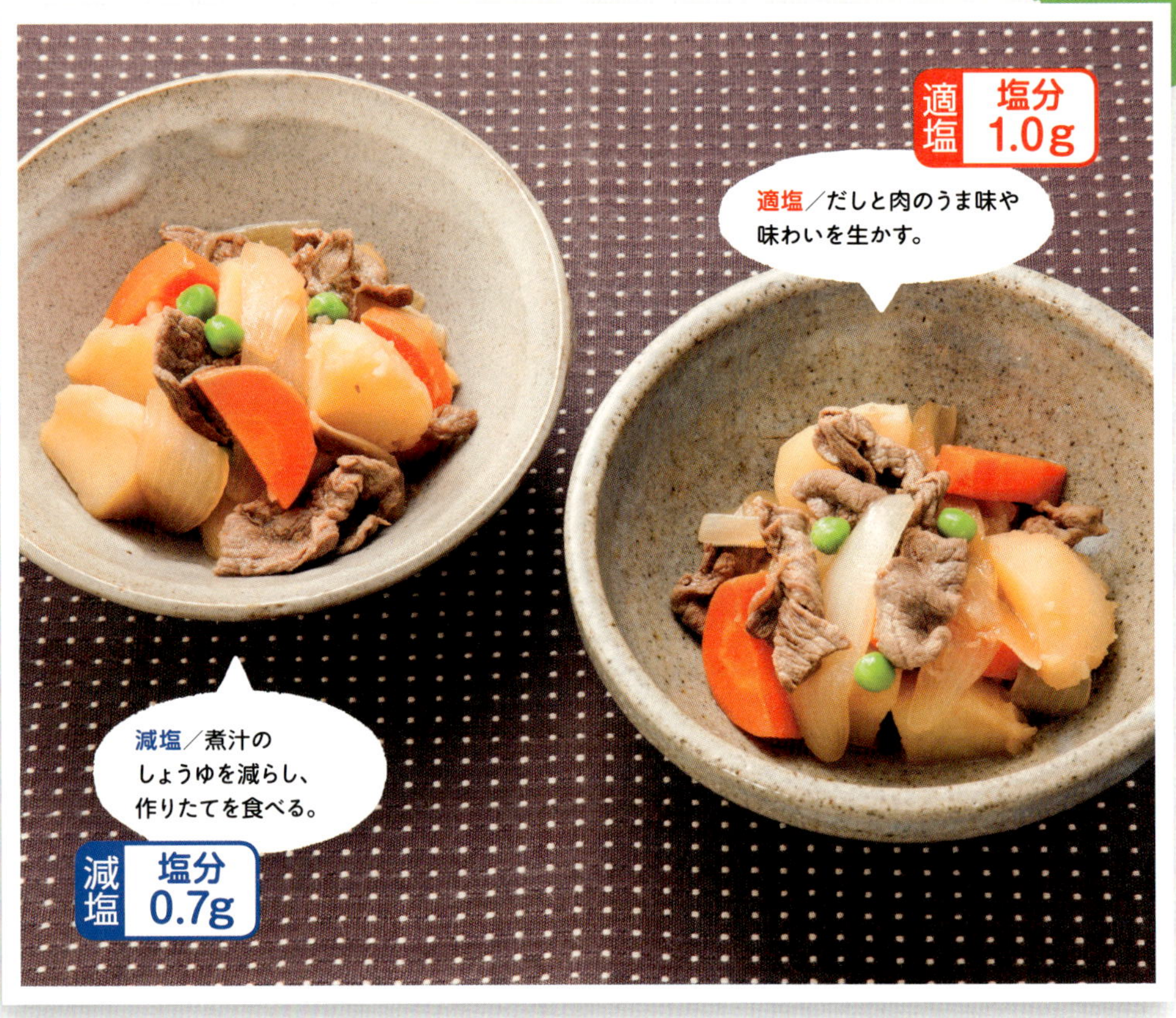
適塩 塩分 1.0g
適塩／だしと肉のうま味や味わいを生かす。
減塩／煮汁のしょうゆを減らし、作りたてを食べる。
減塩 塩分 0.7g

作り方 101～102 ページ

具 300g（2人分）

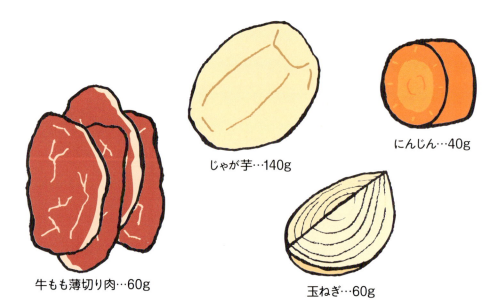

じゃが芋…140g

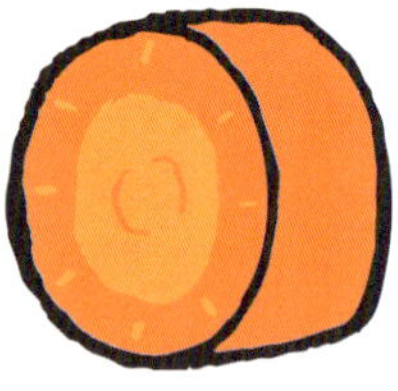

にんじん…40g

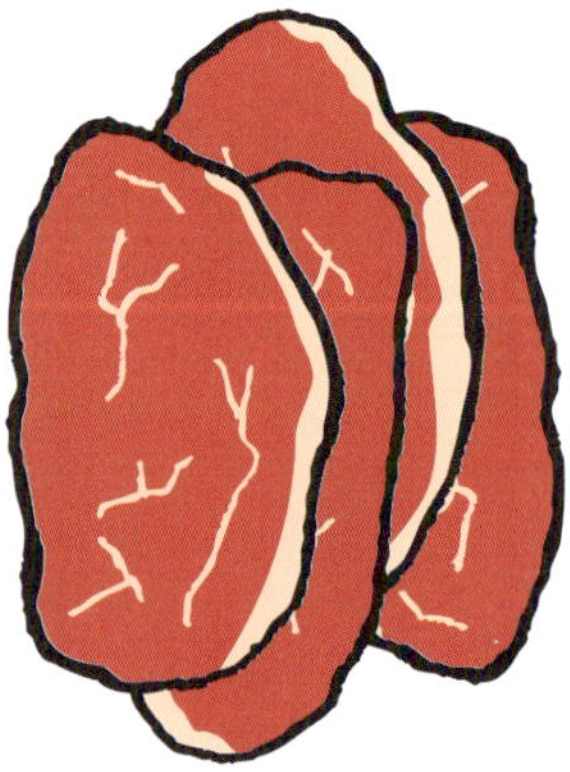

牛もも薄切り肉…60g

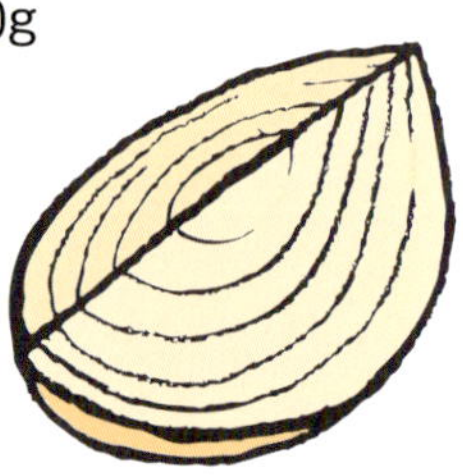

玉ねぎ…60g

減塩

煮汁のしょうゆを減らし、作りたてをすぐに食べる。

手作りのだしを使いましょう。

適塩よりしょうゆ（塩分）の量を減らして減塩します。時間をおくと味が全体に浸透して味がぼけて薄く感じるので、作りたてをすぐ食べましょう。

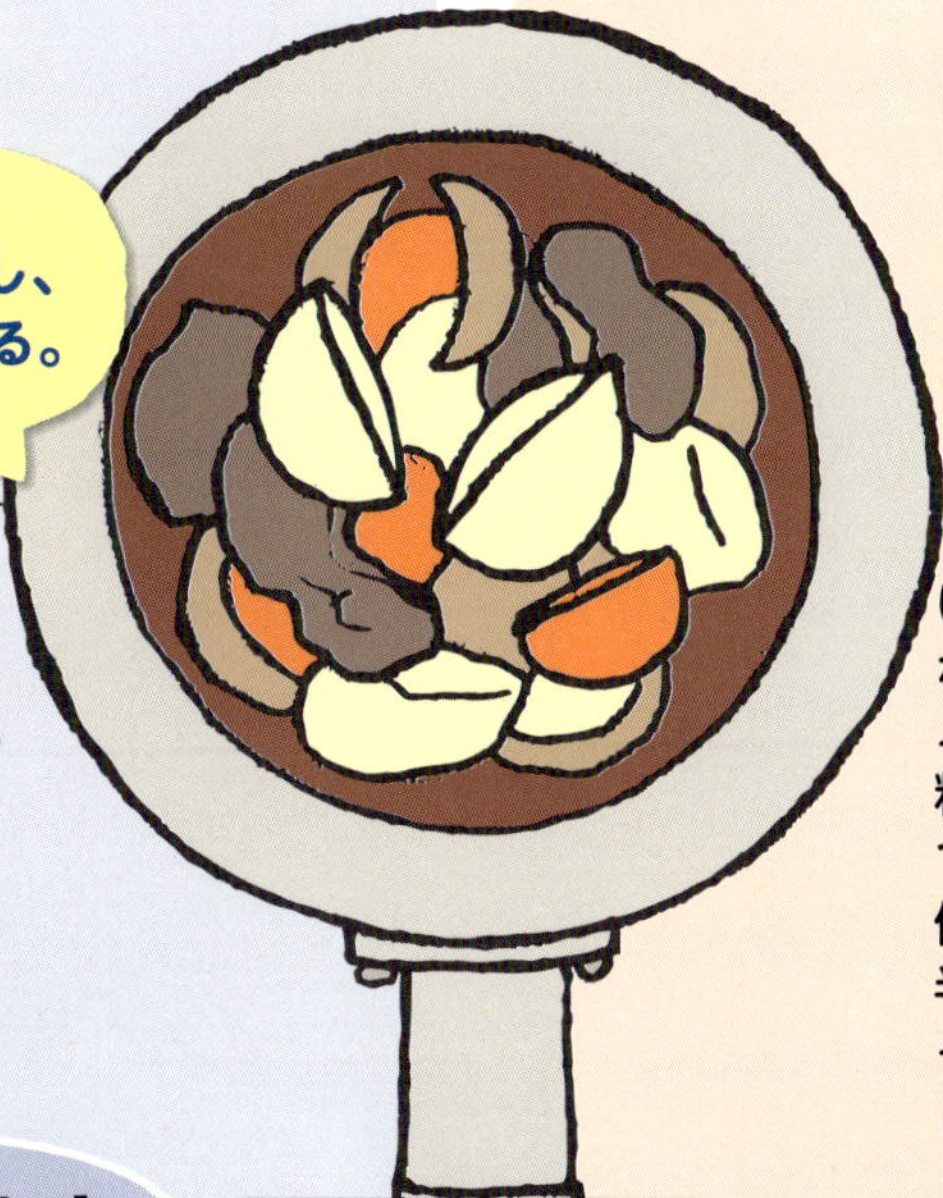

適塩

だしと肉のうま味を生かす。

手作りのだしを使い、仕上げに肉を加えて煮て、それぞれのうま味や味わいをプラスします。ただし、市販の顆粒だしには塩分が多く含まれているので（27ページ参照）、使うときは、表示の使用量の半量程度にしましょう。また、その分、しょうゆを減らしましょう。

減塩 ポイント 煮汁の量を減らす

煮汁
具300gの場合

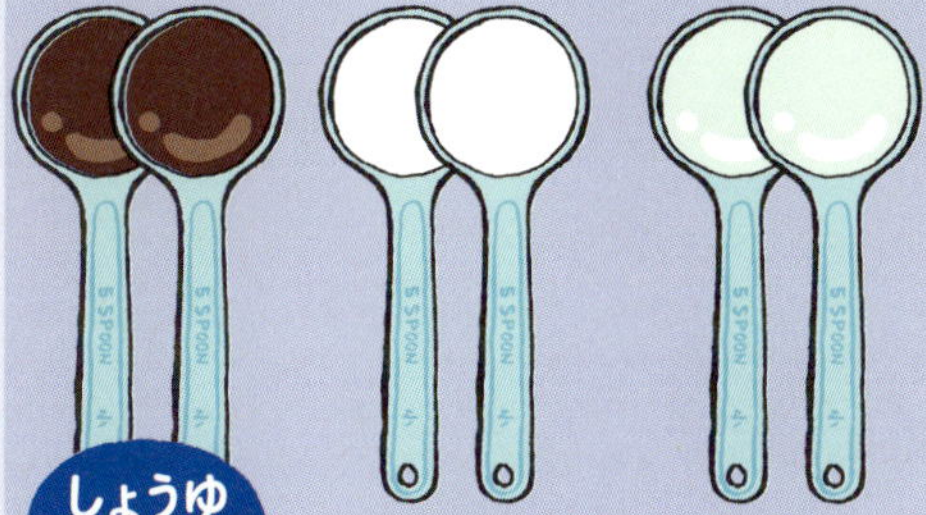

しょうゆ 12g
小さじ2

砂糖
小さじ2
（6g）

酒
小さじ2
（10g）

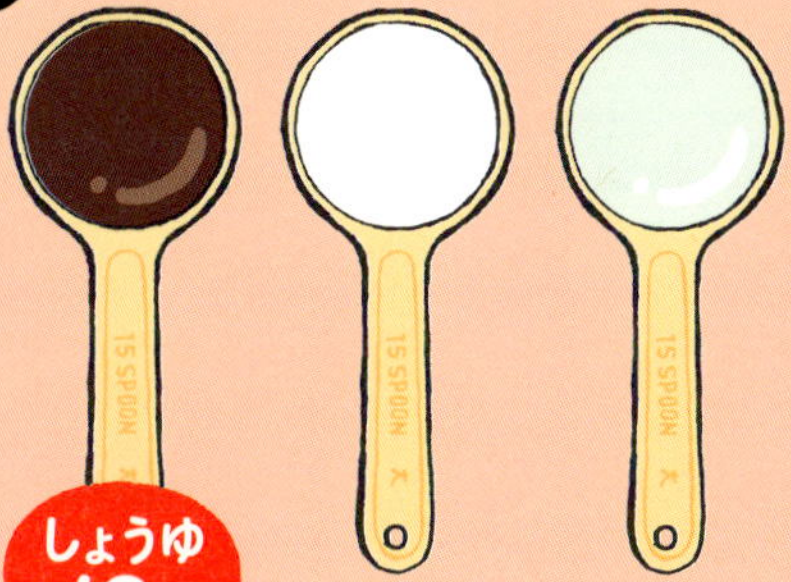

しょうゆ 18g
大さじ1

砂糖
大さじ1
（9g）

酒
大さじ1
（15g）

●減塩の煮汁
具の**0.7%**塩分が適量。
具300gの場合

$$300 \times \frac{0.7}{100} \fallingdotseq 2$$

塩分2g＝
しょうゆ12g（小さじ2）

＋

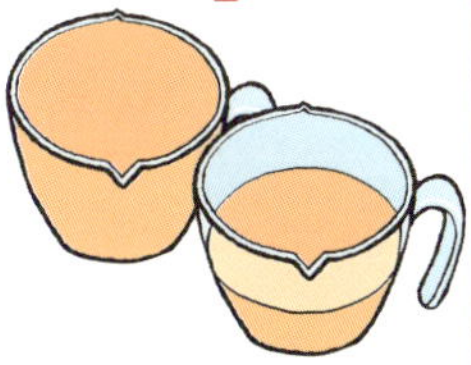

だし240～300g
（1 $\frac{1}{5}$～1 $\frac{1}{2}$カップ）

●適塩の煮汁
具の**1%**塩分が適量。
具300gの場合

$$300 \times \frac{1}{100} = 3$$

塩分3g＝
しょうゆ18g（大さじ1）

減塩 ポイント 作りたてをすぐに食べる

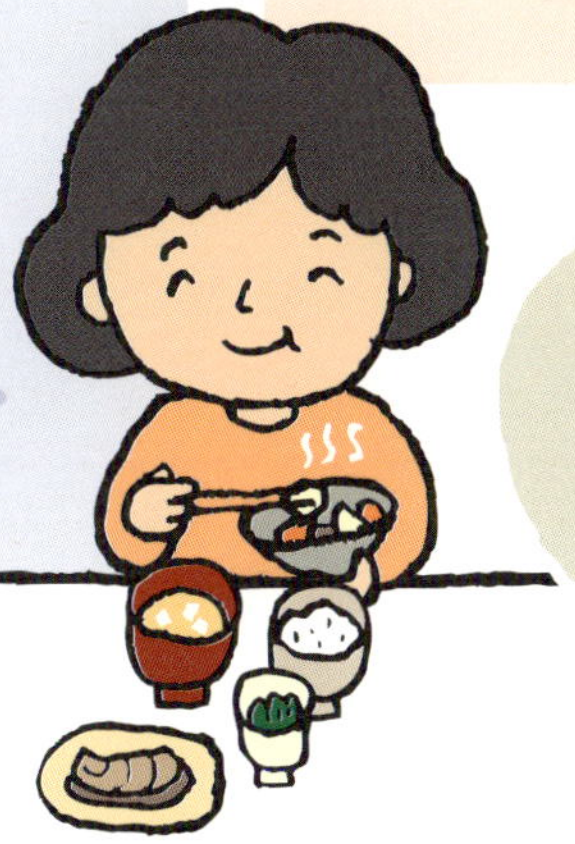

適塩 減塩 手作りのだしを使う

副菜

いり鶏

鶏肉の下味と調味料の量と食べるタイミングがポイント。
さらに減塩するには、鶏肉に下味はせず、
調味料の量を減らして、作りたてを食べるようにしましょう。

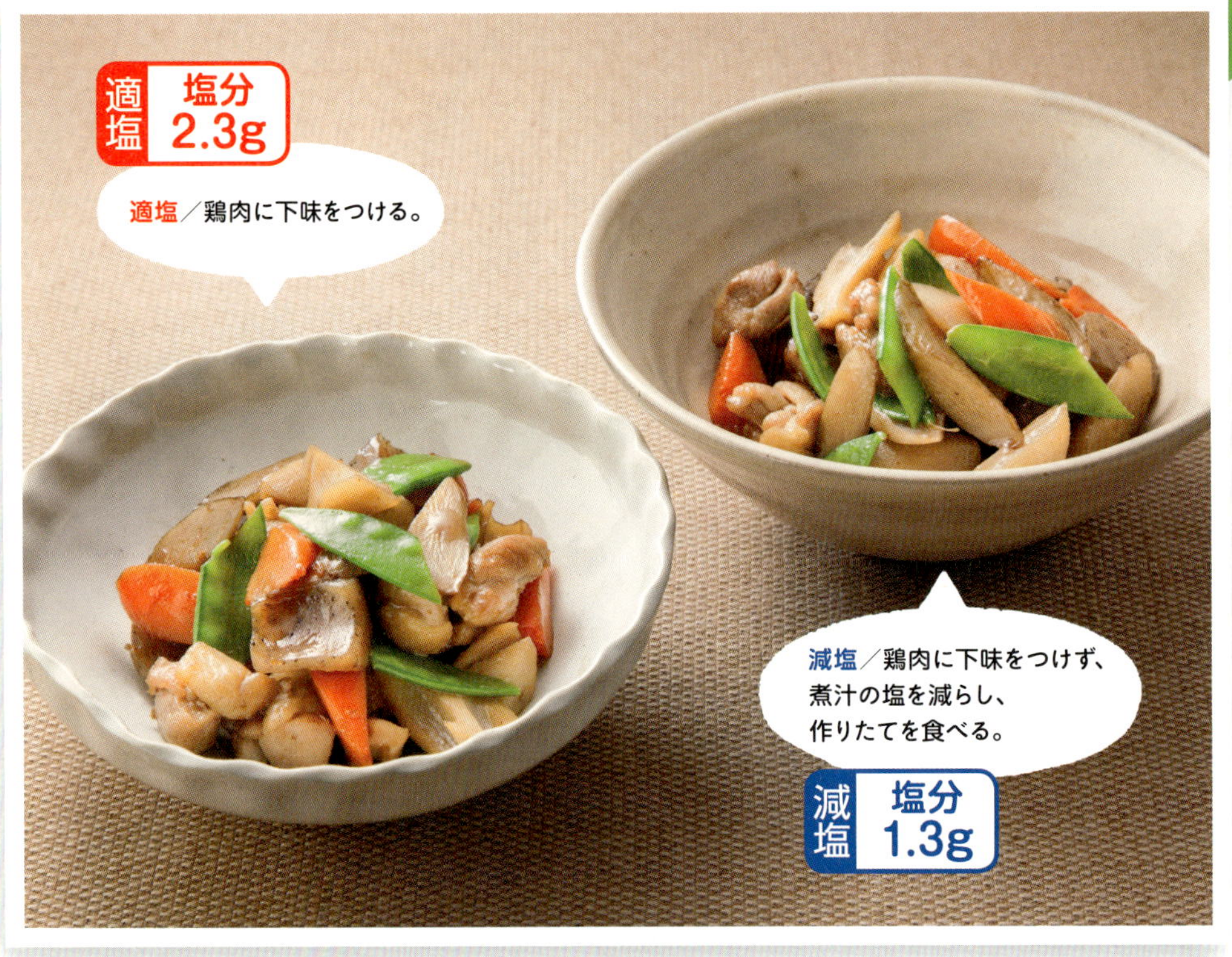

適塩 塩分 2.3g
適塩／鶏肉に下味をつける。
減塩／鶏肉に下味をつけず、
煮汁の塩を減らし、
作りたてを食べる。
減塩 塩分 1.3g

作り方 102 ページ

具 300g（2人分）

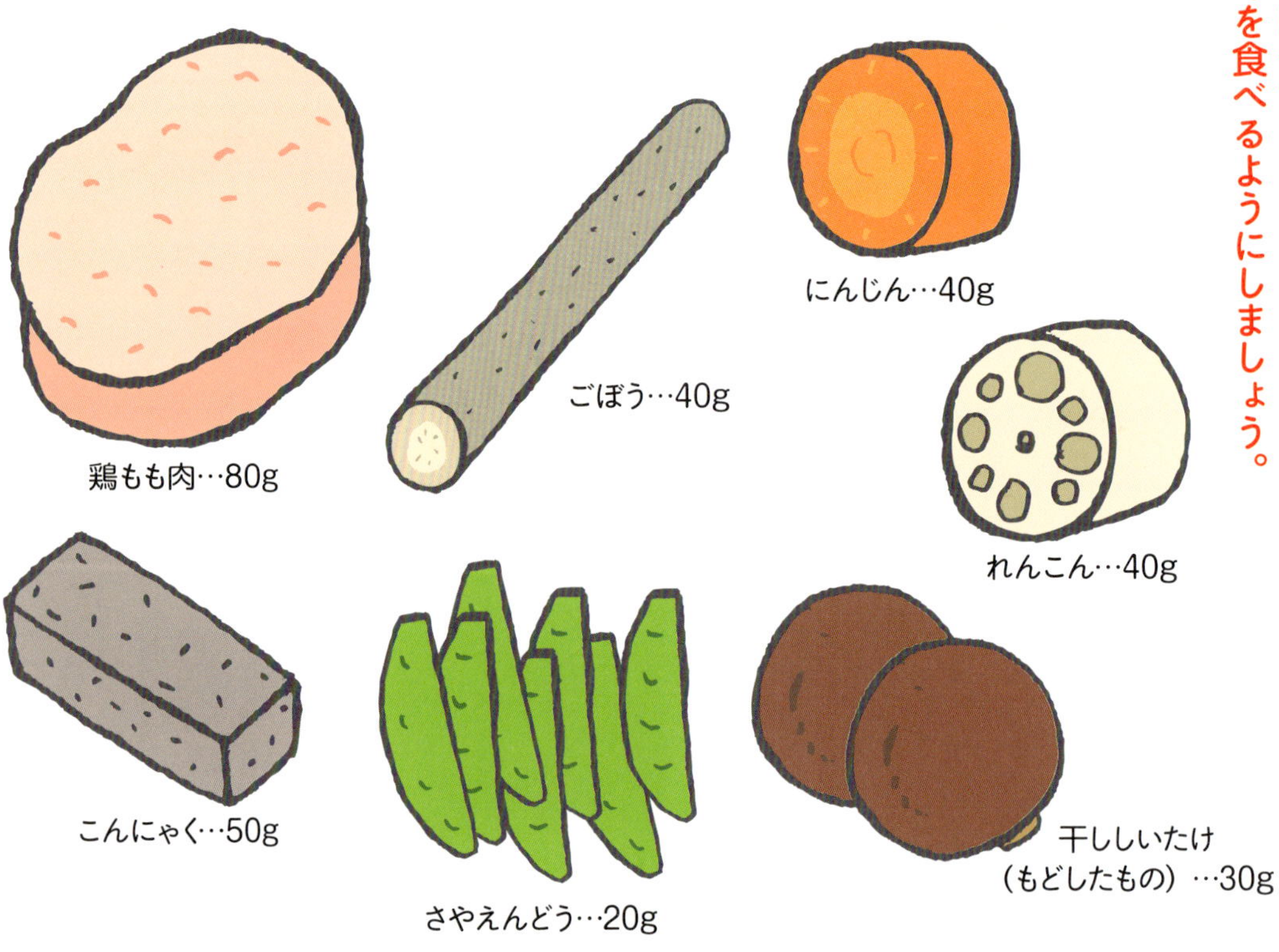

鶏もも肉…80g
ごぼう…40g
にんじん…40g
れんこん…40g
こんにゃく…50g
さやえんどう…20g
干ししいたけ
（もどしたもの）…30g

減塩

鶏肉に下味はつけず、
煮汁の塩分も減らし、
作りたてをすぐに食べる。

　鶏肉の下味はつけず、調味料の塩分も減らして減塩します。時間をおくと味が全体に浸透して味がぼけて薄く感じるので、作りたてを食べましょう。

適塩

鶏肉にしっかりとした
下味をつけて、
食べたときにうす味を
感じさせないようにする。

　鶏肉に下味をつけることで、鶏肉についた味によって、全体がしっかりとした味わいに感じます。

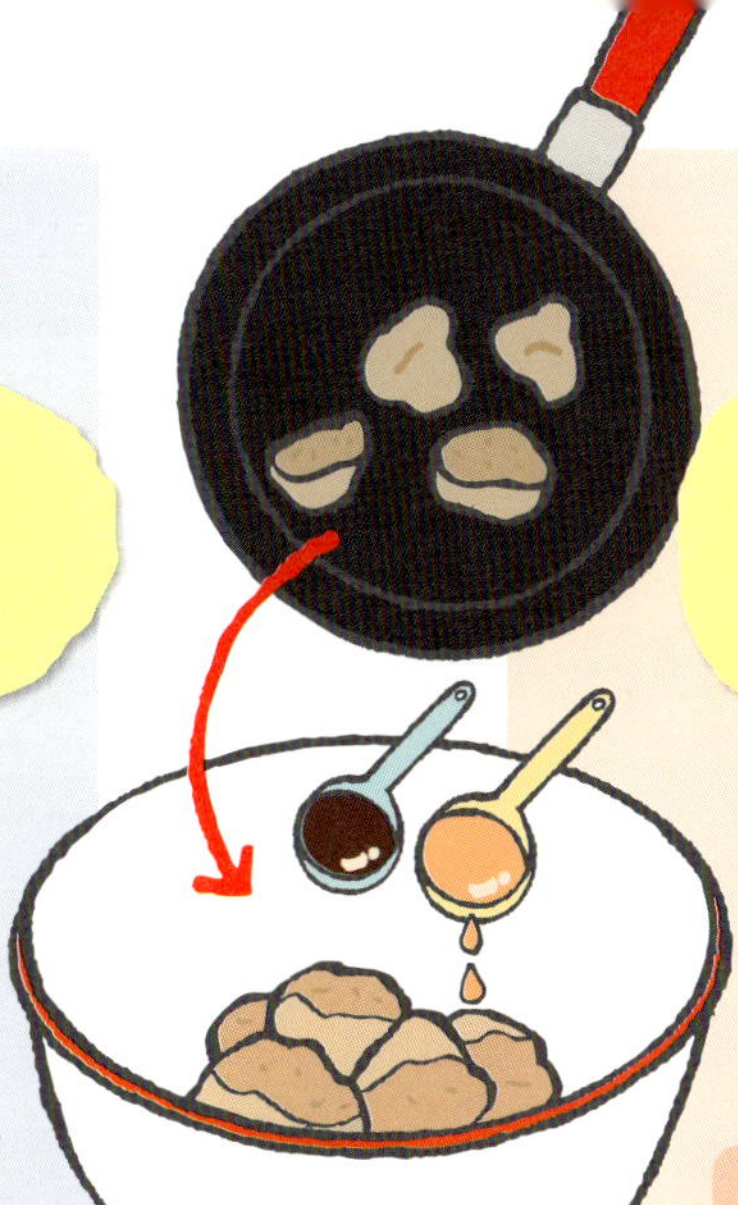

減塩ポイント
肉に下味をつけない

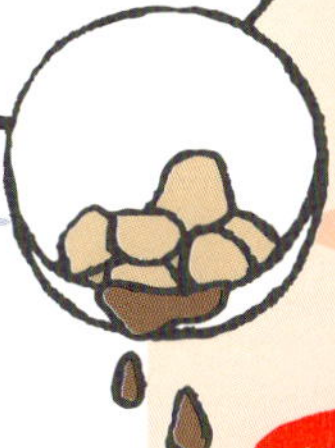

下味

鶏肉 80g に対して

しょうゆ 6g
（小さじ1）＝塩分1g
みりん 9g
（大さじ½）

適塩　肉に下味をつける

減塩ポイント
煮汁の塩を減らす

しょうゆ 12g　小さじ２
塩 0.4g　ミニスプーン⅓
砂糖 12g（大さじ1⅓）

煮汁

具 300g に対して

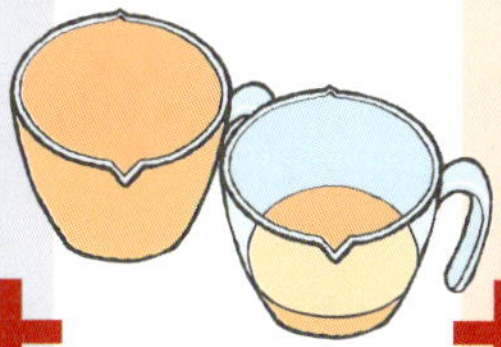

だし 240g
（1 ⅕カップ）

しょうゆ 12g　小さじ２
塩 1.5g　小さじ¼
砂糖 12g（大さじ1⅓）

●減塩の煮汁
具の 0.8% 塩分が適量。
具 300g の場合

$$300 \times \frac{0.8}{100} = 2.4$$

塩分 2.4g ＝
塩［塩分 0.4g］0.4g（ミニスプーン⅓）
しょうゆ［塩分 2g］12g（小さじ2）

●適塩の煮汁
具の 1.2% 塩分が適量。
具 300g の場合

$$300 \times \frac{1.2}{100} \fallingdotseq 3.5$$

塩分 3.5g ＝
塩［塩分 1.5g］1.5g（小さじ¼）
しょうゆ［塩分 2g］12g（小さじ2）

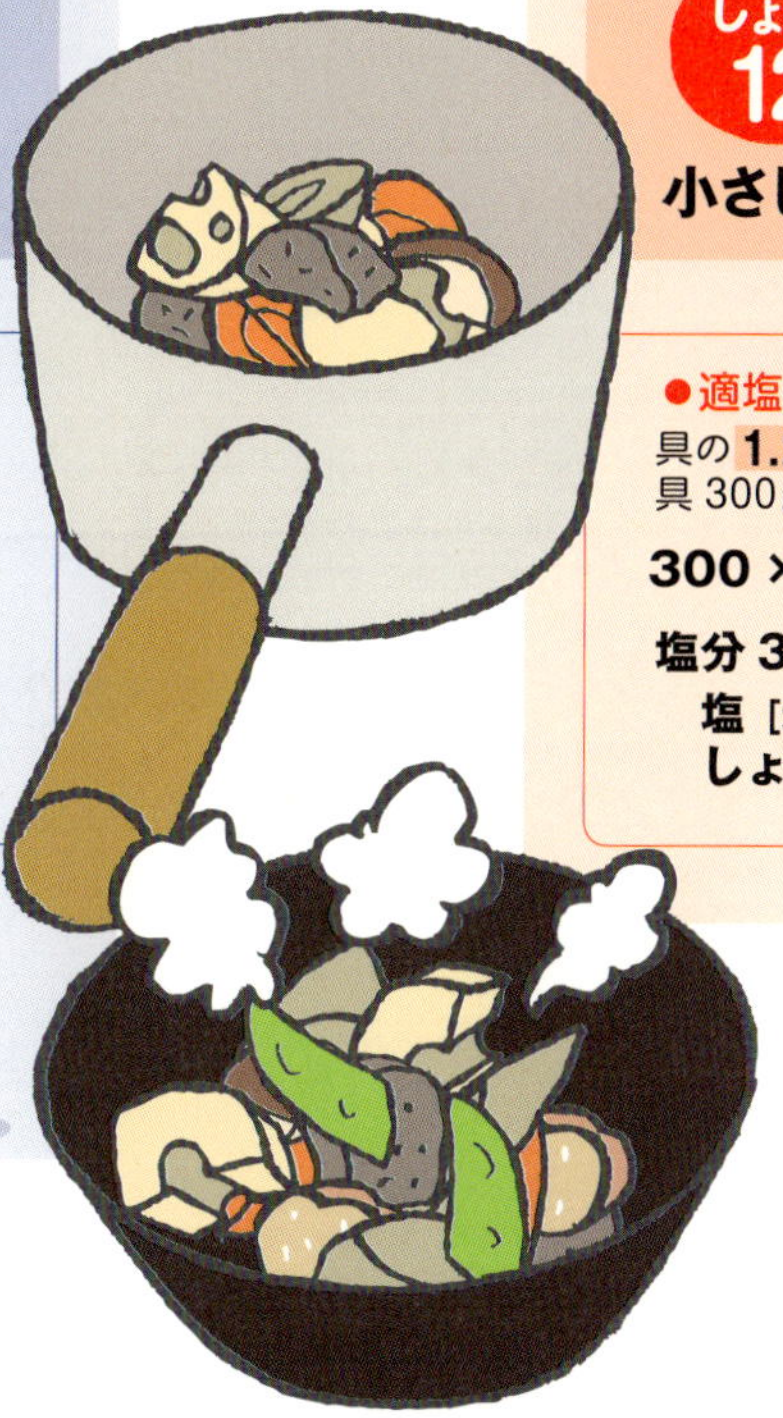

減塩ポイント
作りたてを
すぐに食べる

副菜

ほうれん草のお浸し

浸し地の調味料の量とだし洗いがポイント。※
さらに減塩するには、
浸し地の調味料の量を減らし、だし洗いをする。

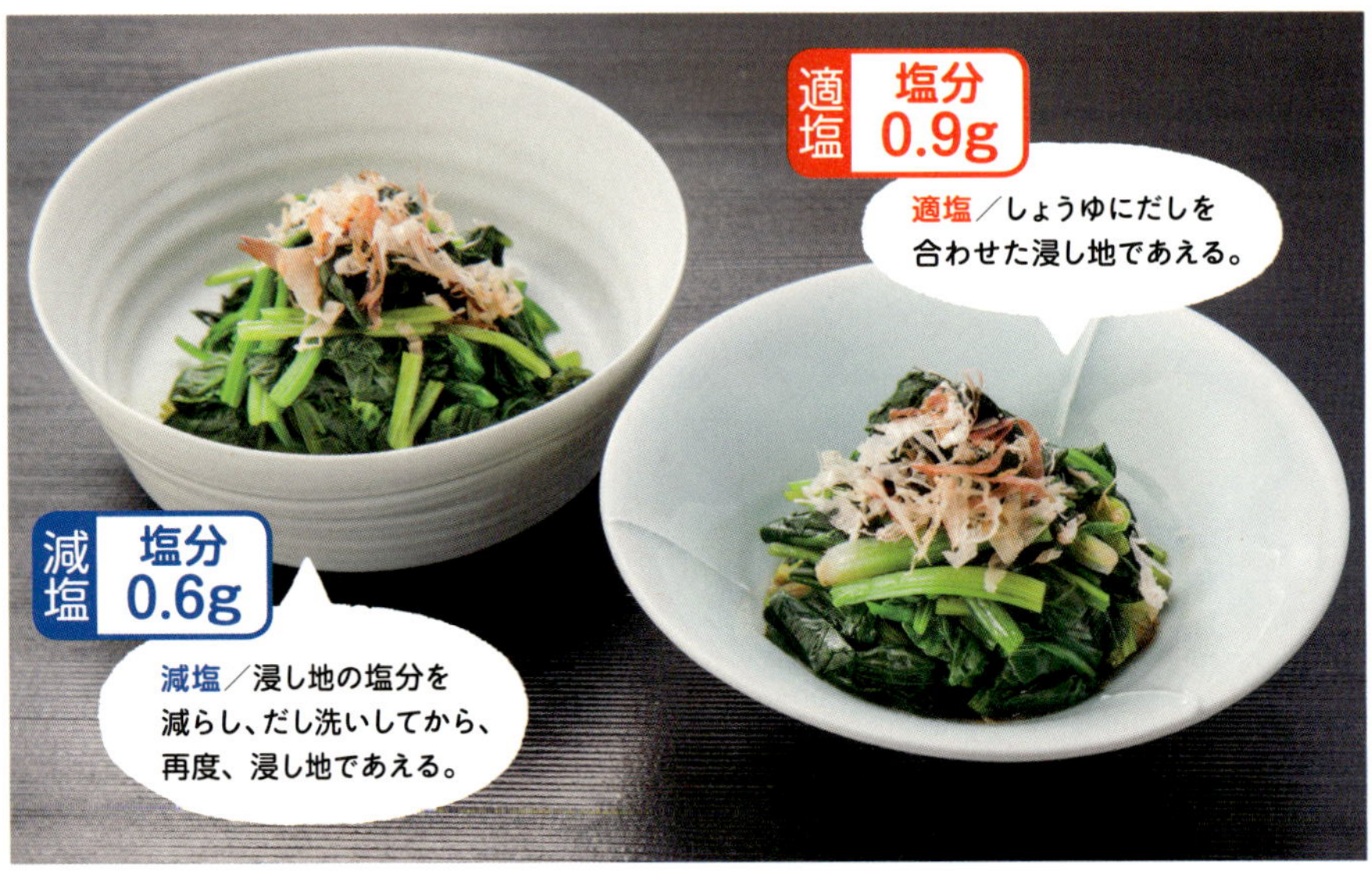

作り方 103 ページ

ほうれん草 200g（2人分）

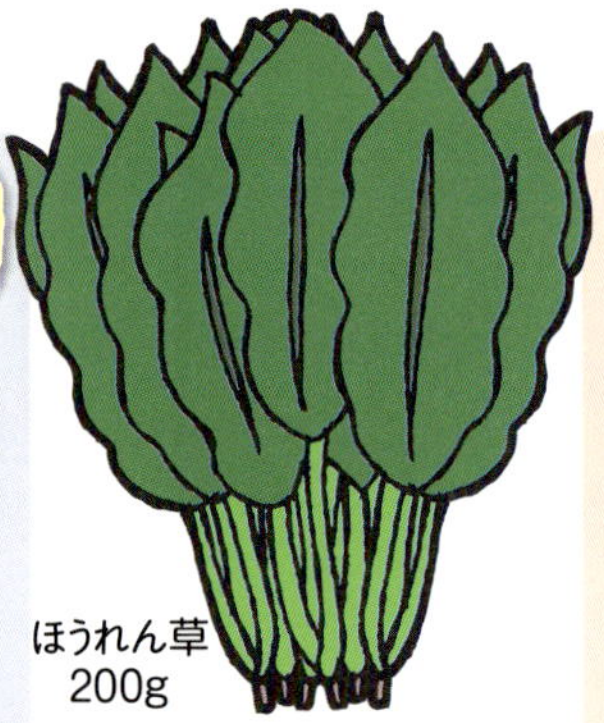

ほうれん草
200g

減塩

浸し地のしょうゆを減らし、だし洗いしてから、再度、浸し地であえる。

浸し地のしょうゆ（塩分）を減らして減塩します。また、だし洗いすることで、食材のえぐみがとれ、さらにうす味でもおいしく食べられます。

適塩

しょうゆにだしを合わせた浸し地であえる。

浸し地は、しょうゆにだしを加えてうま味をプラスします。

また、仕上げに削りガツオやごまをふって、さらにうま味や香りをプラスします。

減塩 ポイント しょうゆを減らす

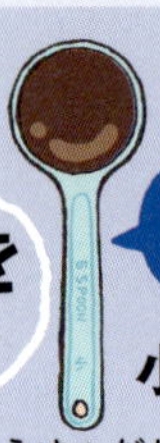

しょうゆ 6g
小さじ 1

※しょうゆ：だし＝1：6

＋

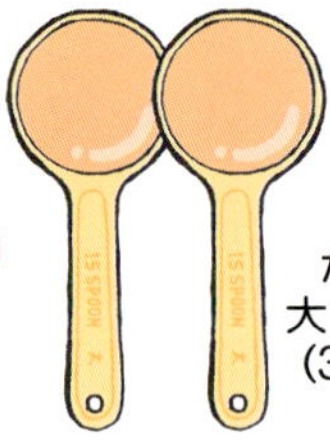

だし
大さじ 2
（30g）

＋

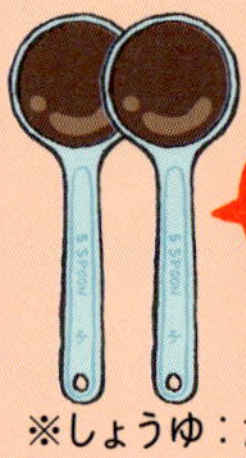

しょうゆ 12g
小さじ 2

※しょうゆ：だし＝1：3

浸し地
ほうれん草 200g の場合

●減塩の浸し地
材料の**0.5%塩分**が適量。
ほうれん草 200g の場合

$$200 \times \frac{0.5}{100} = 1$$

塩分 1g＝
しょうゆ 6g（小さじ 1）

●適塩の浸し地
材料の**1%塩分**が適量。
ほうれん草 200g の場合

$$200 \times \frac{1}{100} = 2$$

塩分 2g＝
しょうゆ 12g（小さじ 2）

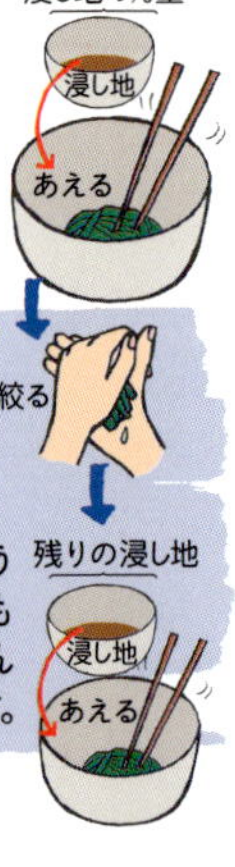

※だし洗いをする 減塩 ポイント

だし洗いとは、浸し地の 1/3 量で材料をあえ、汁けを絞ること。

だし洗いをしたあと、残りの浸し地で、もう一度あえて仕上げます。だし洗いをしないものと比べ、えぐみがとれてまろやかで、なじんだ味わいになり、うす味でもおいしく感じます。

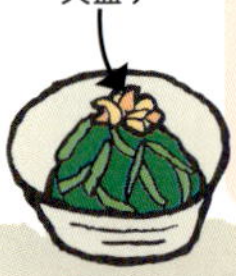

お浸しに合う天盛り

削りガツオ、ごま（いりごま、切りごま、すりごま）、のり、しょうがのせん切り、ゆず皮のせん切りなど。

あえ物、酢の物、煮物など料理の上に、少量の香味野菜や香りのものをのせることを「天盛り」といいます。

季節の食材を使って料理に季節感を出したり、彩りや香りを添えたりします。

副菜 さやいんげんのごまあえ

あえ衣の調味料の量とごまがポイント。さらに減塩するには、あえ衣の調味料の量を減らし、いりたてのごまを使う。

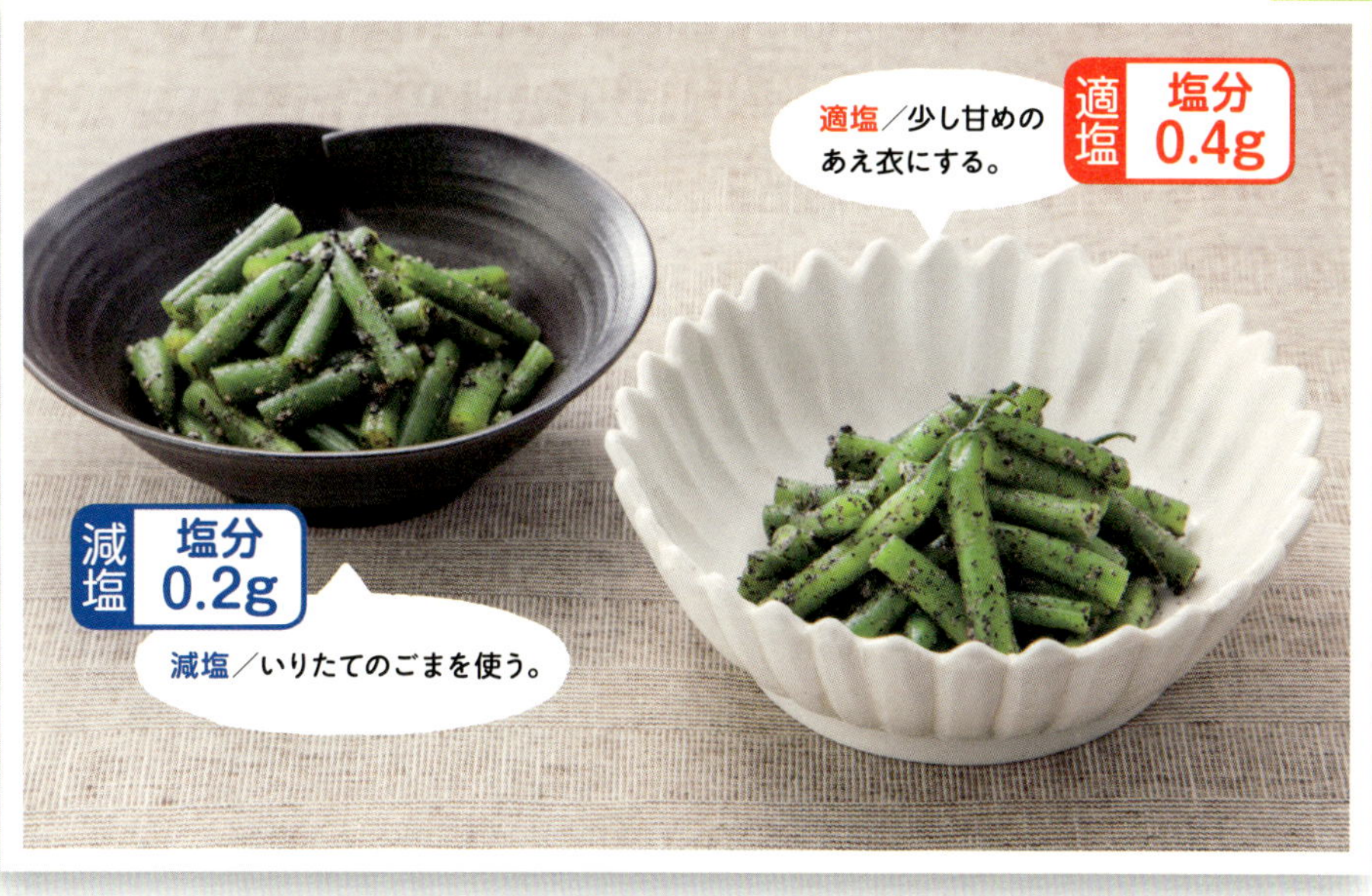

適塩／少し甘めのあえ衣にする。
適塩 塩分 0.4g
減塩 塩分 0.2g
減塩／いりたてのごまを使う。

作り方103ページ

さやいんげん 100g（2人分）

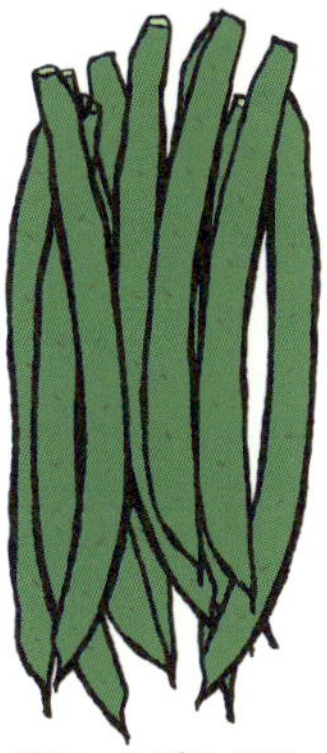

さやいんげん100g

減塩

あえ衣の調味料を減らし、ごまはいりたてを使う。

あえ衣のしょうゆ（塩分）と砂糖を減らして減塩します。ごまはいりたてをするか切るかし、香りがよいものを使いましょう。

適塩

少し甘めのあえ衣にします。

あえ衣のうす味を、ごまのコクと風味、砂糖の甘味で補います。

あえ衣
さやいんげん100gの場合

減塩ポイント 調味料を減らす

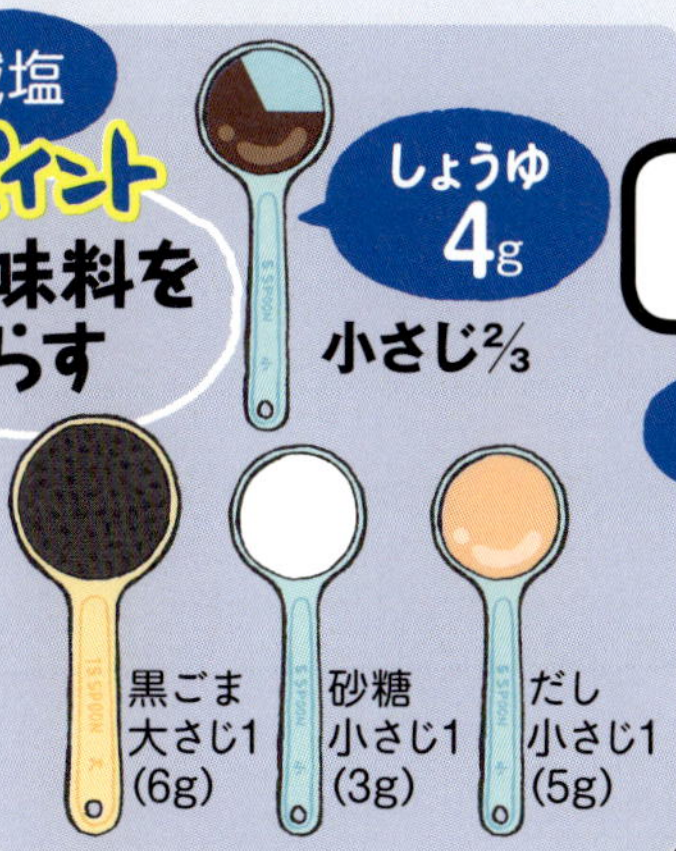

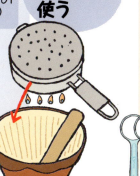

しょうゆ 4g
小さじ⅔
黒ごま 大さじ1 (6g)
砂糖 小さじ1 (3g)
だし 小さじ1 (5g)

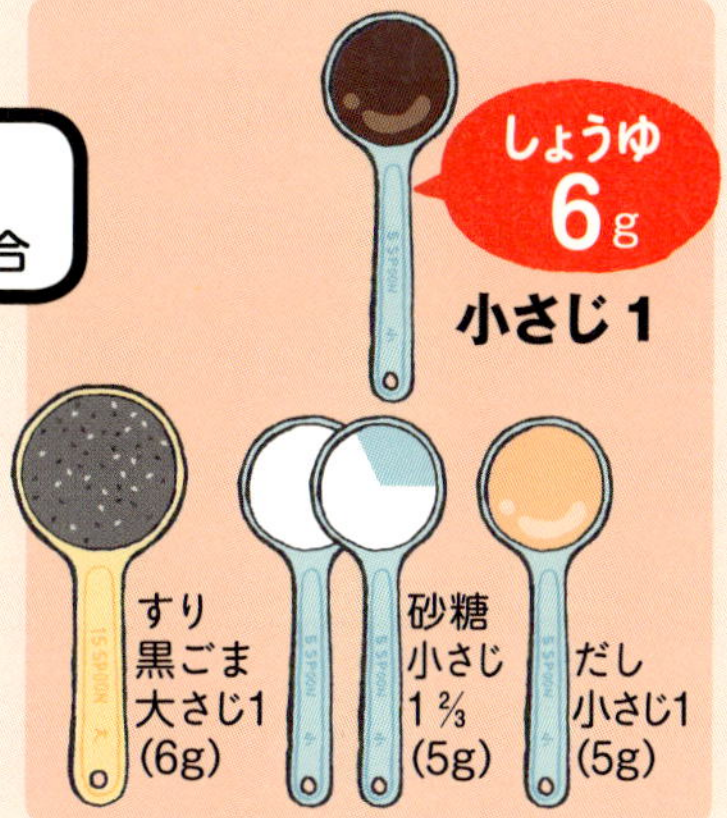

しょうゆ 6g
小さじ1
すり黒ごま 大さじ1 (6g)
砂糖 小さじ1⅔ (5g)
だし 小さじ1 (5g)

減塩ポイント ごまはいりたてを使う

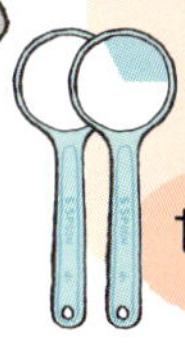

甘味がポイント！

●**減塩**のあえ衣

材料の**0.6%塩分**が適量。
さやいんげん100gの場合

$$100 \times \frac{0.6}{100} = 0.6$$

塩分0.6g ≒
しょうゆ 4g（小さじ⅔）

●**適塩**のあえ衣

材料の**1%塩分**が適量。
さやいんげん100gの場合

$$100 \times \frac{1}{100} = 1$$

塩分1g ＝
しょうゆ 6g（小さじ1）

副菜

きんぴらごぼう

煮汁の調味料の量と煮方と使う材料がポイント。さらに減塩するには、煮汁の調味料の量を減らし、切りたてのごぼうやにんじんを使います。さらに、仕上げに七味とうがらしをふります。

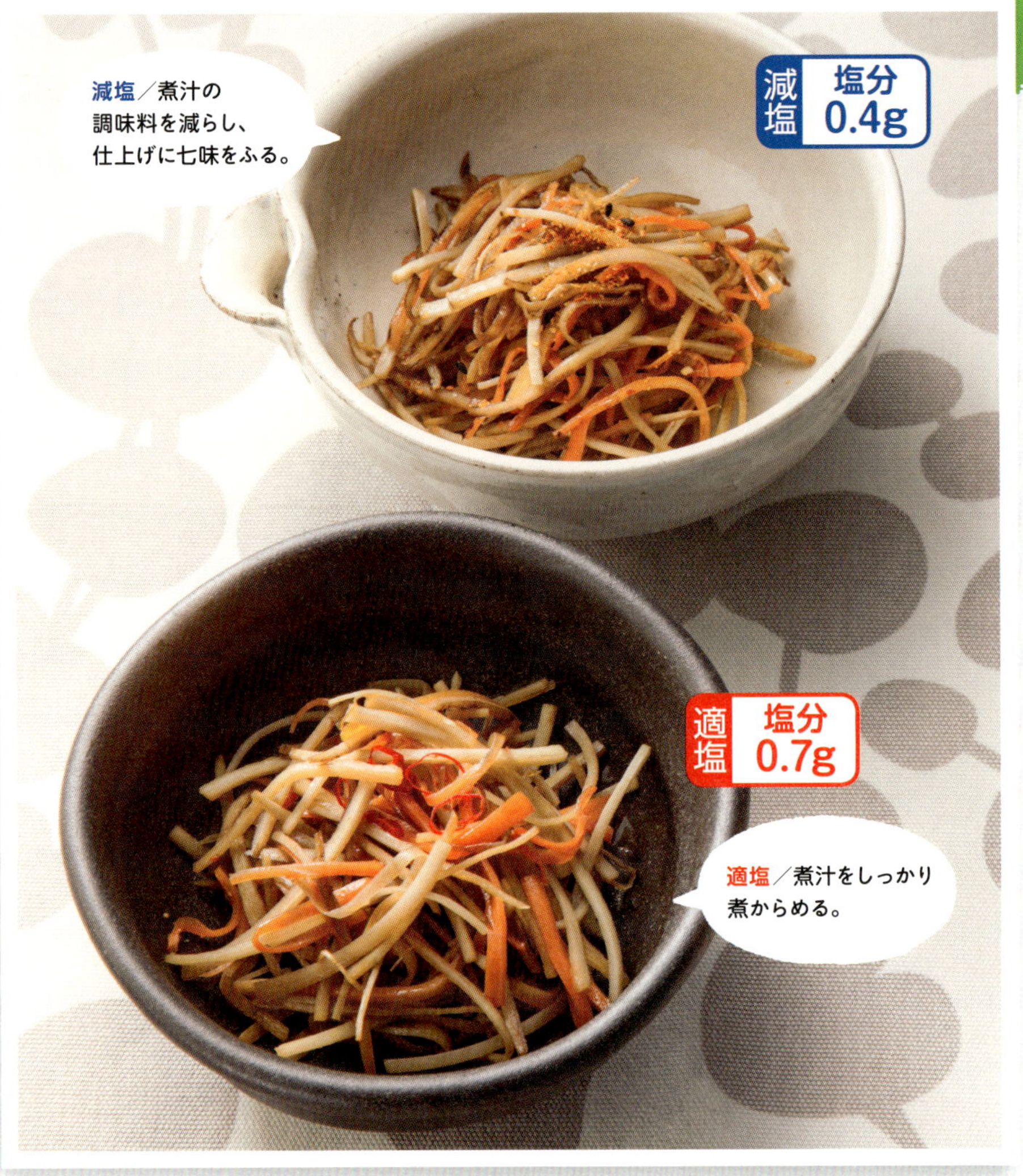
減塩／煮汁の調味料を減らし、仕上げに七味をふる。
減塩 塩分 0.4g
適塩 塩分 0.7g
適塩／煮汁をしっかり煮からめる。

作り方 103～104 ページ

材料 100g（2人分）

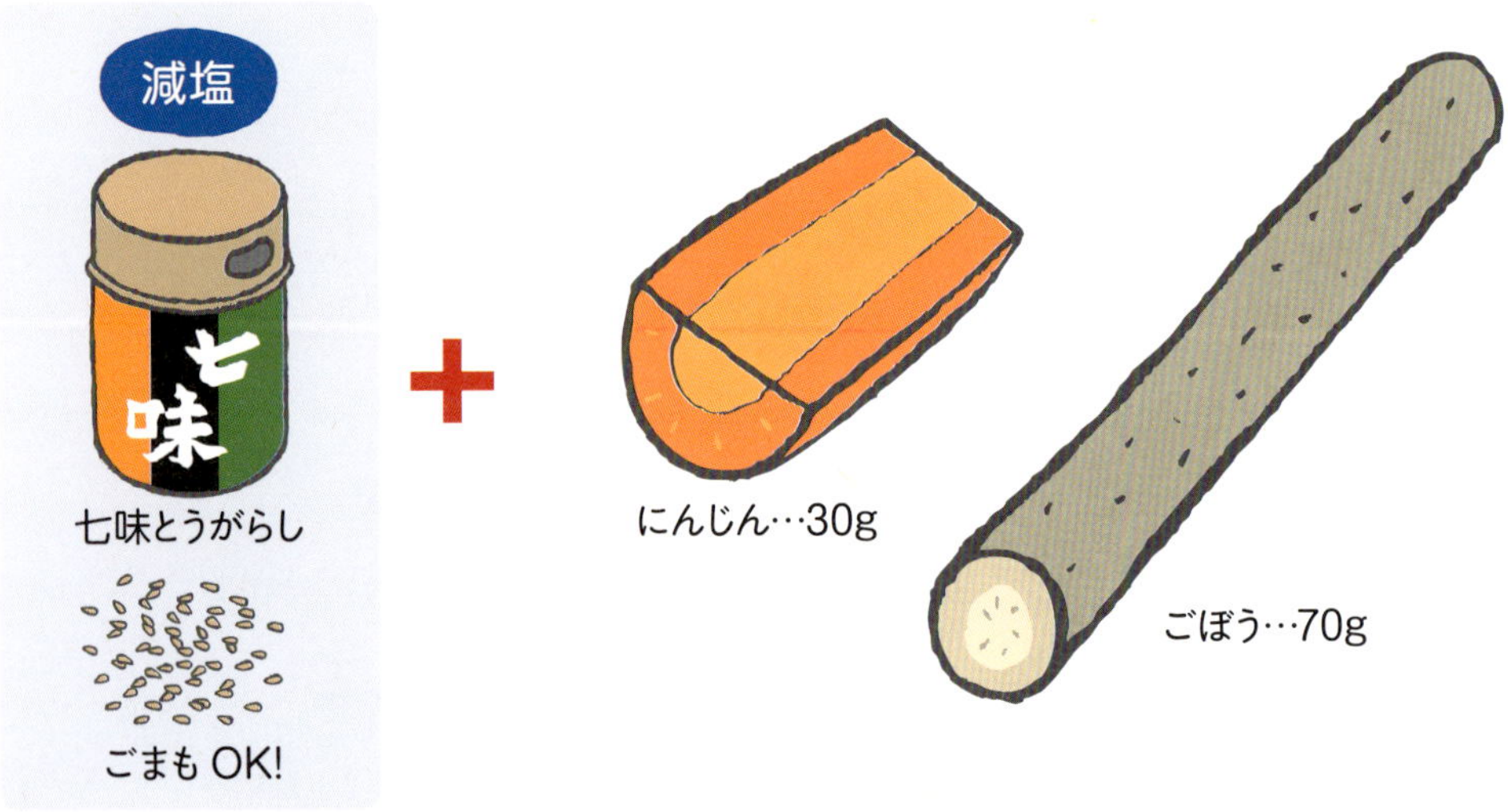
減塩
七味
七味とうがらし
ごまもOK!
にんじん…30g
ごぼう…70g

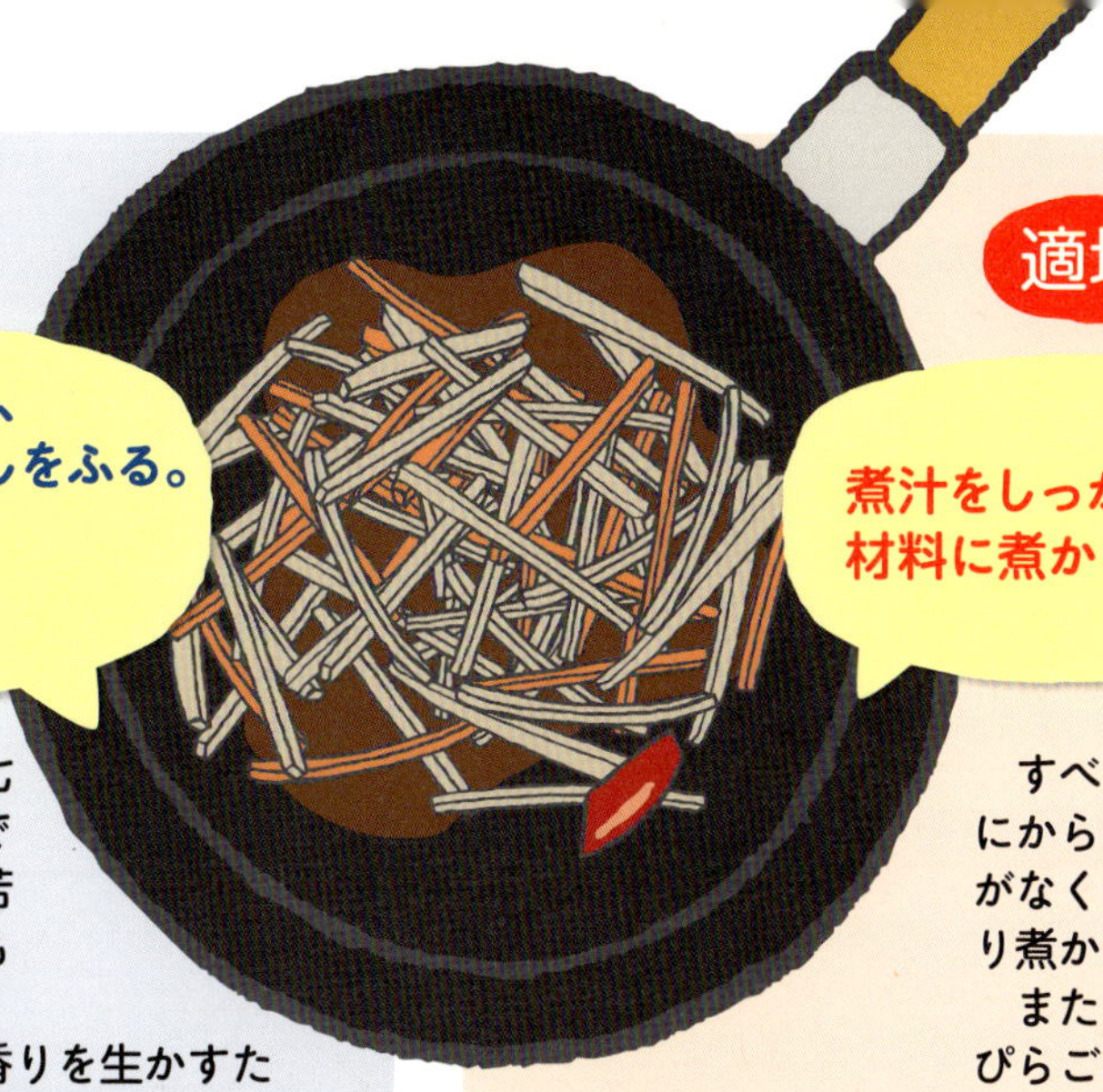

減塩

煮汁の調味料を減らし、仕上げに七味とうがらしをふる。まるのままのごぼうとにんじんを切って使う。

さらに調味料を減らし、七味とうがらしの香りと辛味でうす味を補います。辛味が苦手な場合は、ごまを使ってもよいでしょう。

きんぴらとにんじんは、香りを生かすために、かならずまるのままのものを切って使いましょう。ごぼうは皮をこそげ落す程度にし、切った後、水に浸しすぎないようにして香りを残しましょう。

適塩

煮汁をしっかり材料に煮からめる。

すべての煮汁が材料にからむように、煮汁がなくなるまでしっかり煮からめます。

また、市販の「きんぴらごぼう」用のカット野菜を使ってもよいですが、できればまるのままのものを切って使うと香りがよくおいしく味わえます。

調味料

材料100gの場合

減塩ポイント 調味料を減らす

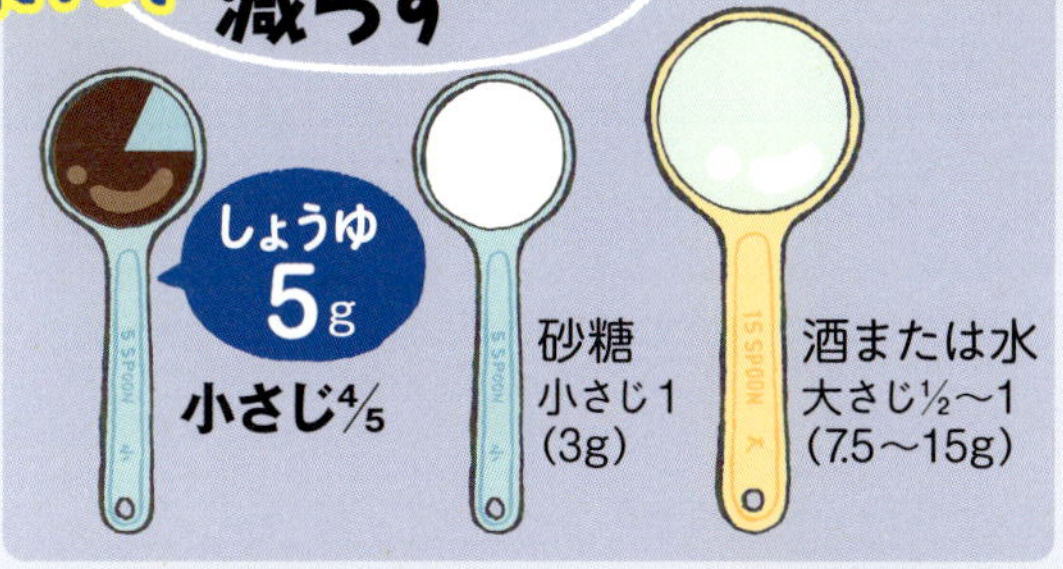

しょうゆ 5g
小さじ4/5
砂糖 小さじ1 (3g)
酒または水 大さじ½〜1 (7.5〜15g)

●減塩の調味料

材料の0.8%塩分が適量。
材料100gの場合

$$100 \times \frac{0.8}{100} = 0.8$$

塩分0.8g ≒
しょうゆ5g(小さじ4/5)

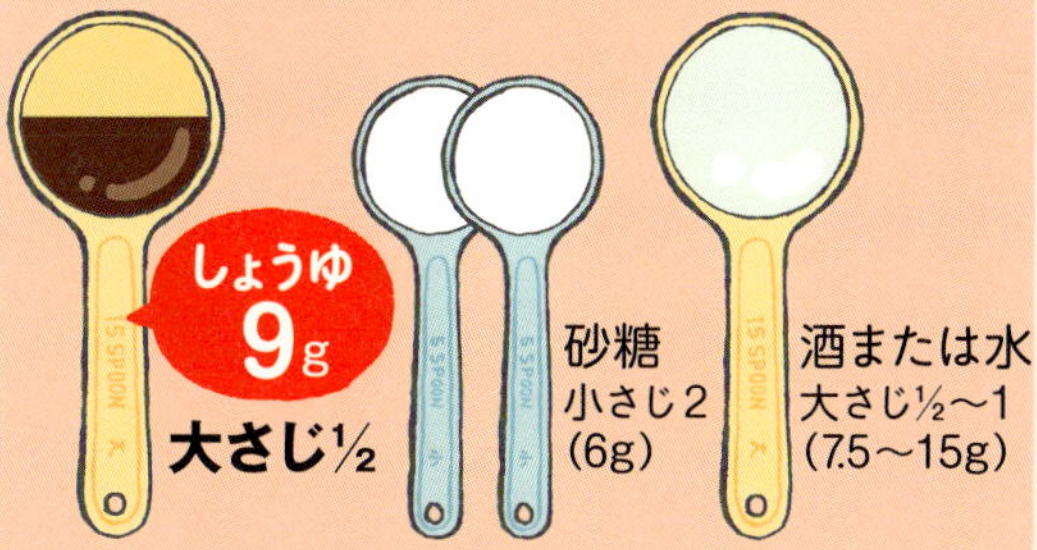

しょうゆ 9g
大さじ½
砂糖 小さじ2 (6g)
酒または水 大さじ½〜1 (7.5〜15g)

●適塩の調味料

材料の1.5%塩分が適量。
材料100gの場合

$$100 \times \frac{1.5}{100} = 1.5$$

塩分1.5g =
しょうゆ9g(大さじ½)

減塩ポイント にんじんとごぼうはまるのままのを切って使う

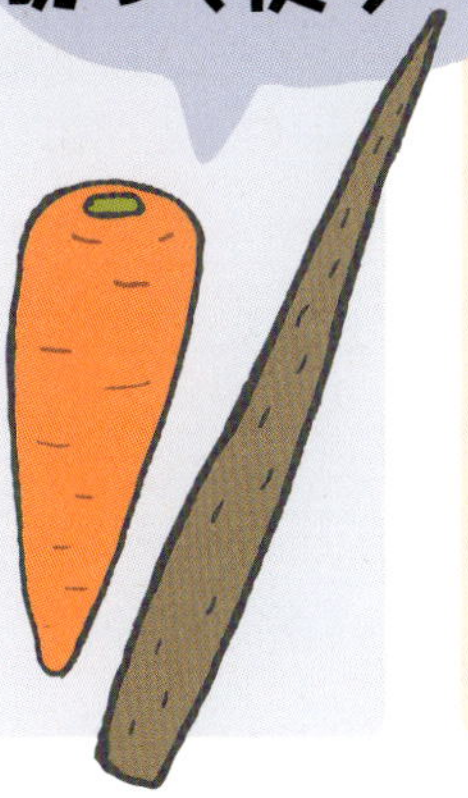

減塩ポイント 野菜の香りを残す

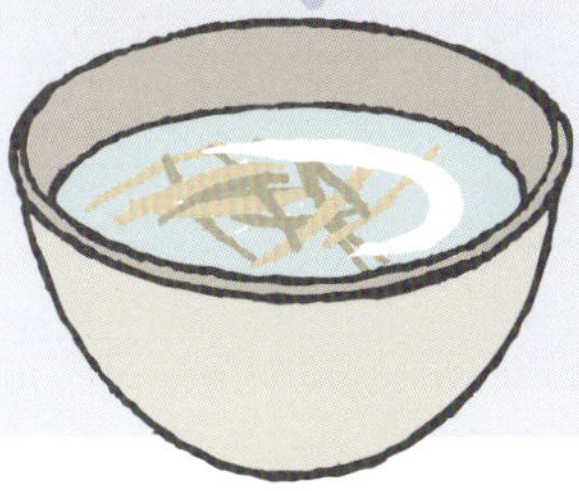

適塩 煮汁をしっかり煮からめる

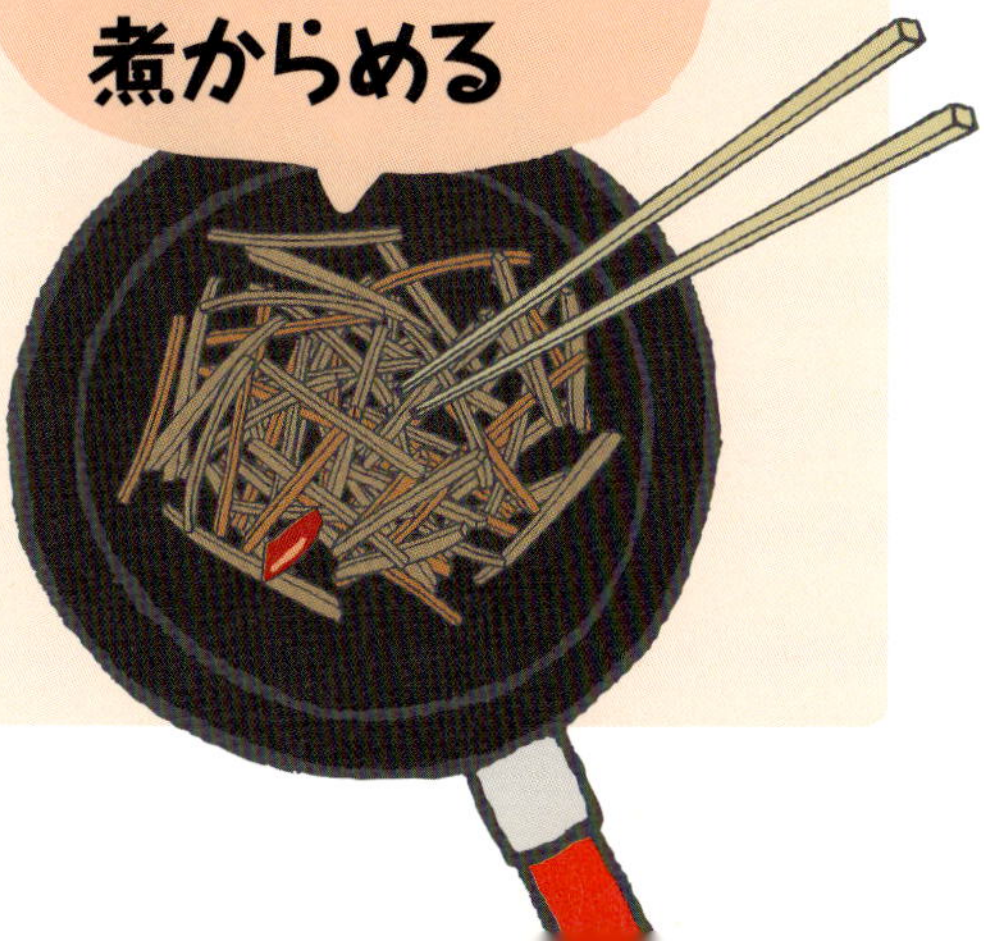

副菜

麻婆なす

調味料の量と香味野菜の使い方がポイント。
さらに減塩するには、調味料の量を減らし、香味野菜をたっぷり使います。

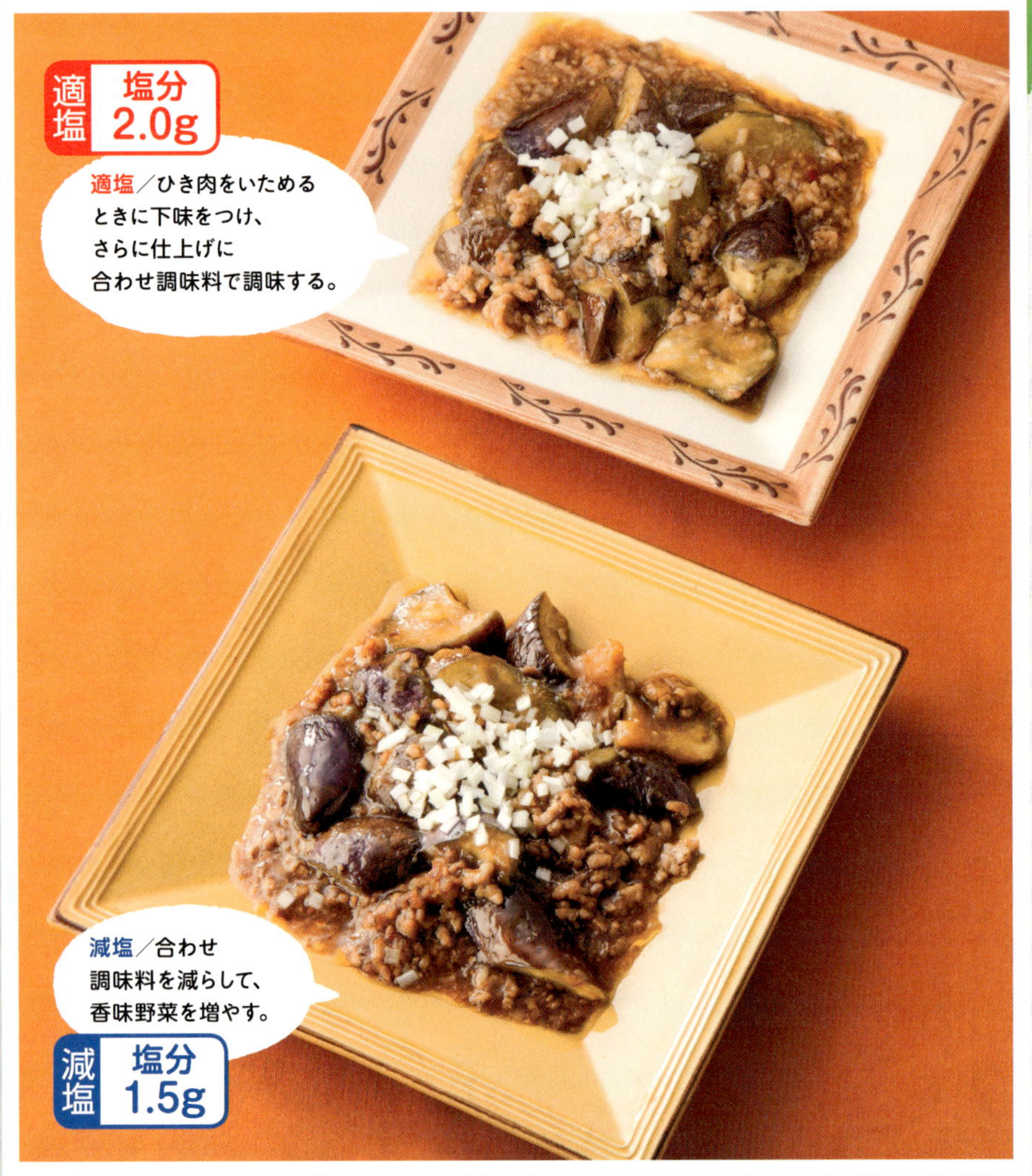

適塩 塩分 2.0g
適塩／ひき肉をいためるときに下味をつけ、さらに仕上げに合わせ調味料で調味する。
減塩／合わせ調味料を減らして、香味野菜を増やす。
減塩 塩分 1.5g

作り方 104 ページ

材料 300g（2人分）

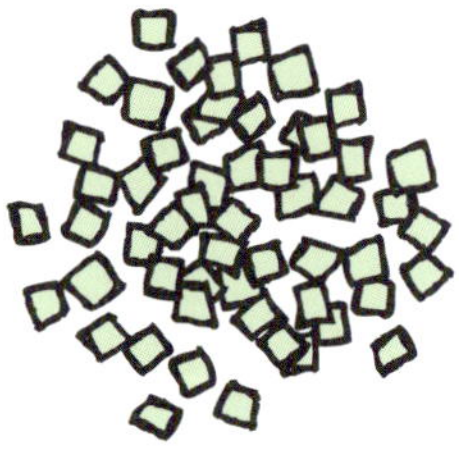

ねぎのみじん切り…20g

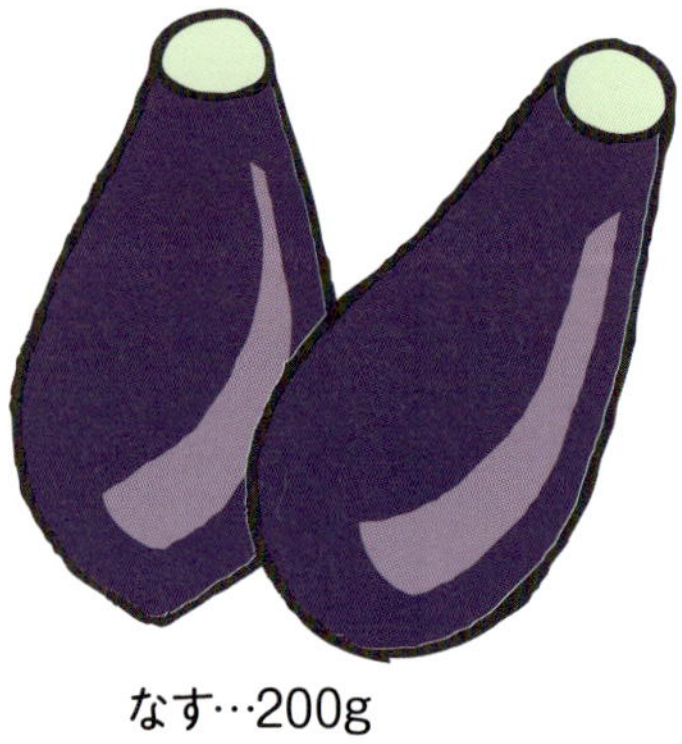

なす…200g

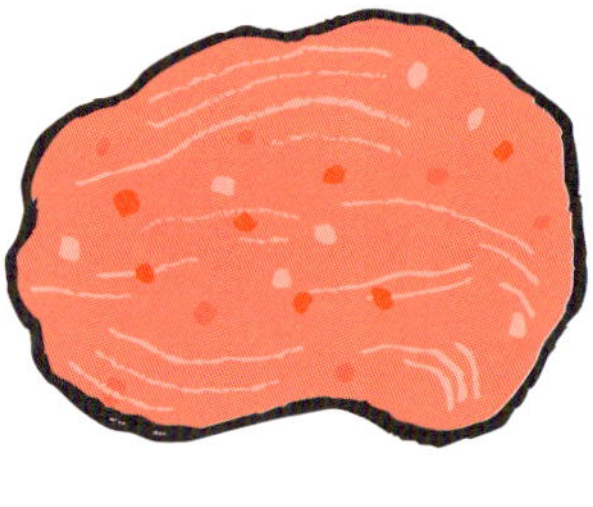

豚ひき肉…80g

減塩

合わせ調味料を減らして、香味野菜を増やす。

合わせ調味料の分量を減らし、材料0.6%塩分にします。

また、香味野菜のしょうがやにんにくを2倍量に増やして、辛味と香りをプラスします。

適塩

ひき肉をいためるときに下味をつけ、さらに仕上げに合わせ調味料で調味する。

ひき肉にいためながら下味をつけておくと、味をしっかり感じることができます。

仕上げに材料の1%塩分の合わせ調味料で調味します。

合わせ調味料

材料 300g の場合

減塩 ポイント 調味料を減らす

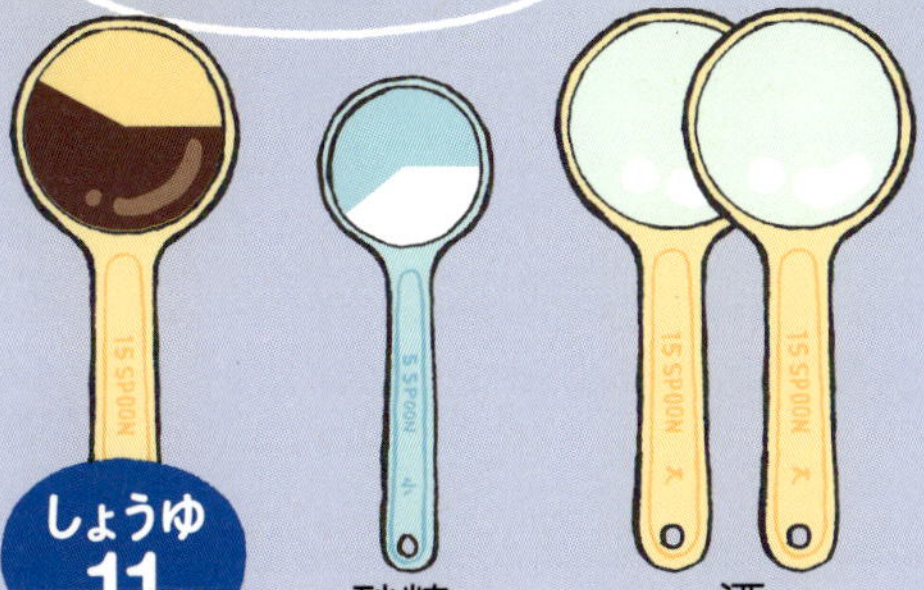

しょうゆ 11g 大さじ$\frac{3}{5}$強

砂糖 小さじ$\frac{1}{3}$（1g）

酒 大さじ2（30g）

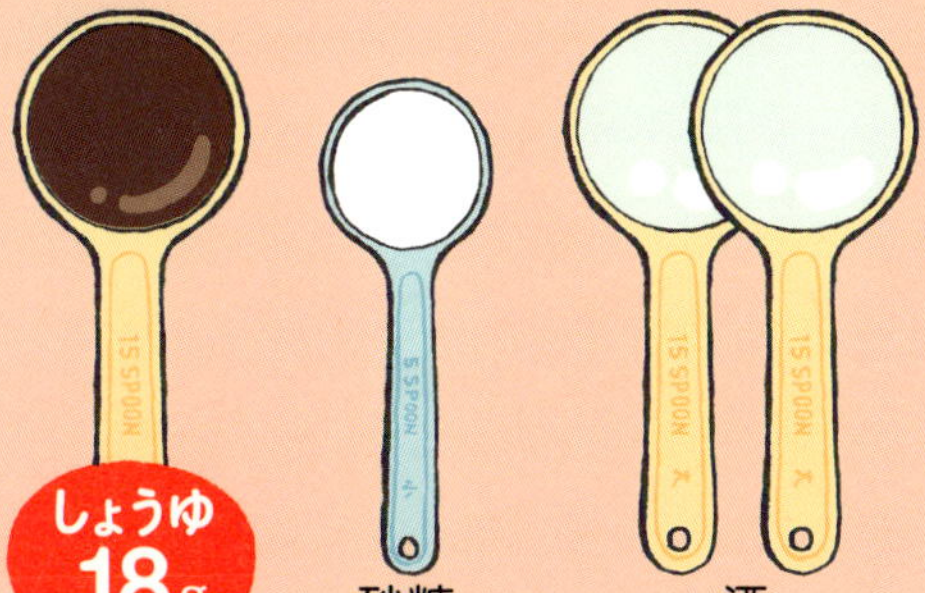

しょうゆ 18g 大さじ1

砂糖 小さじ1（3g）

酒 大さじ2（30g）

●減塩の合わせ調味料

材料の**0.6%塩分**が適量。

材料 300g の場合

$$300 \times \frac{0.6}{100} = 1.8$$

塩分 1.8g ≒ しょうゆ 11g（大さじ$\frac{3}{5}$強）

●適塩の合わせ調味料

材料の**1%塩分**が適量。

材料 300g の場合

$$300 \times \frac{1}{100} = 3$$

塩分 3g = しょうゆ 18g（大さじ1）

減塩 ポイント

香味野菜を2倍量に増やす

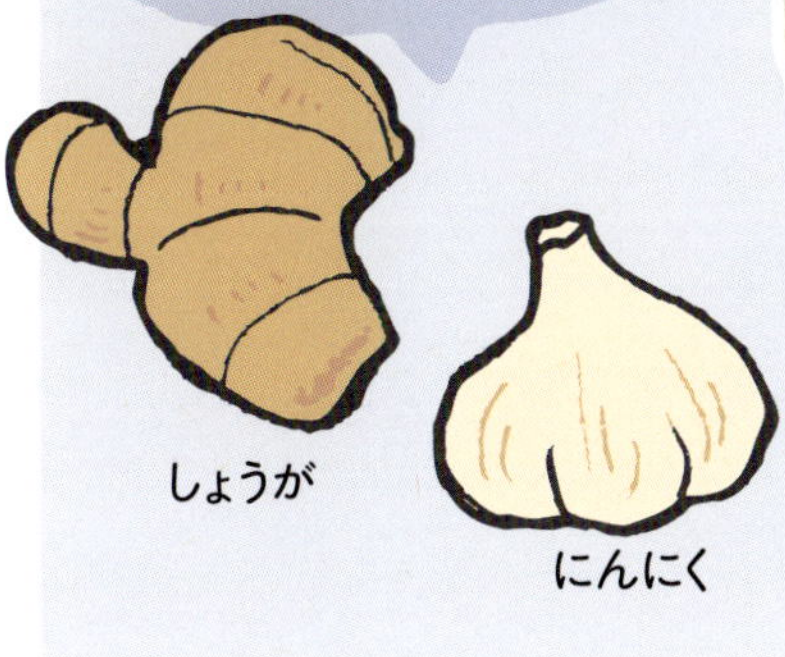
しょうが
にんにく

下味 適塩 減塩

ひき肉に下味をつける

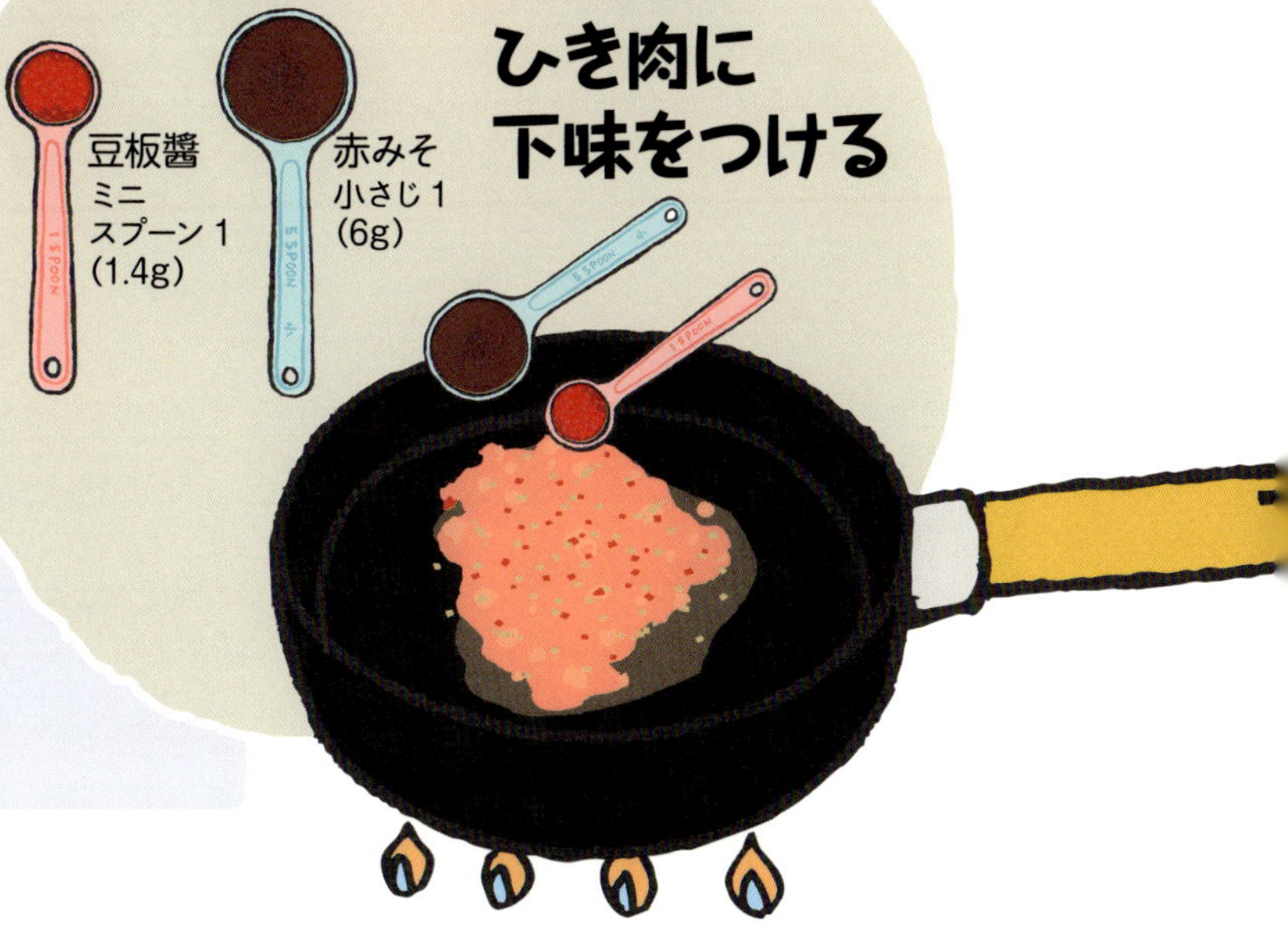
豆板醤
ミニスプーン1
(1.4g)
赤みそ
小さじ1
(6g)

副菜

きゅうりの酢の物

あえ酢の調味料の量とシラス干しの使い方がポイント。さらに減塩するには、あえ酢の調味料の量を減らし、シラス干しを湯通しして塩分を減らし、あえ酢に浸します。

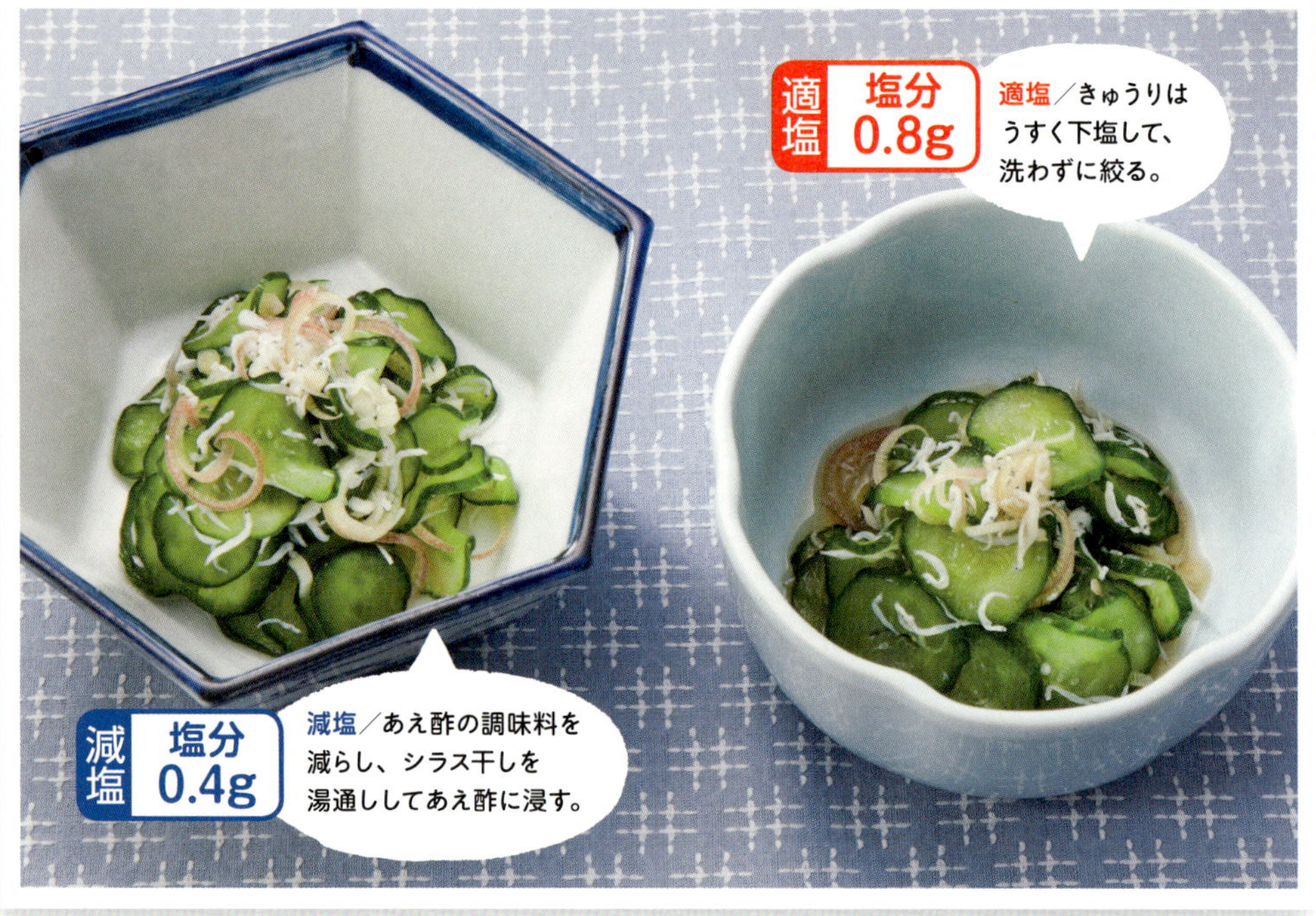

適塩 塩分 0.8g
適塩／きゅうりはうすく下塩して、洗わずに絞る。
減塩 塩分 0.4g
減塩／あえ酢の調味料を減らし、シラス干しを湯通ししてあえ酢に浸す。

作り方 105 ページ

きゅうり 100g（2人分）

下味 適塩 減塩

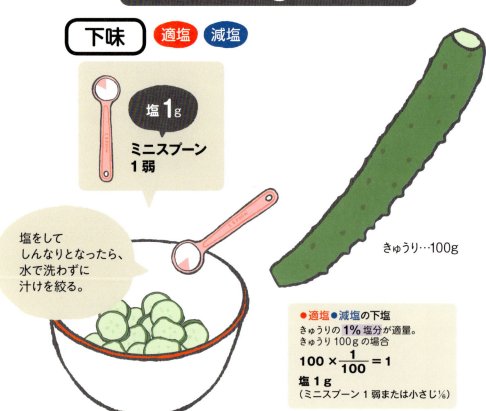

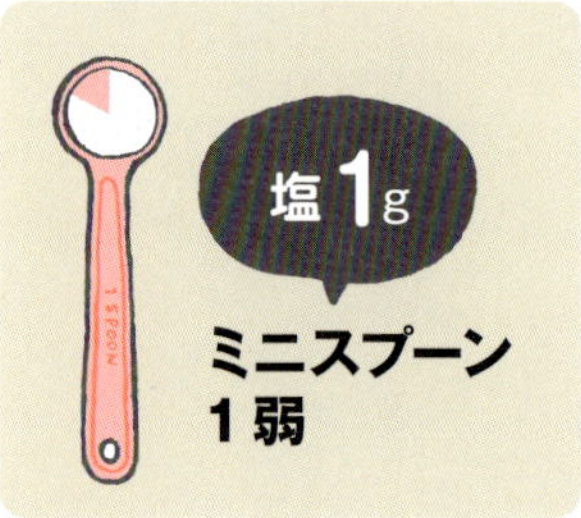

塩 1g
ミニスプーン 1弱

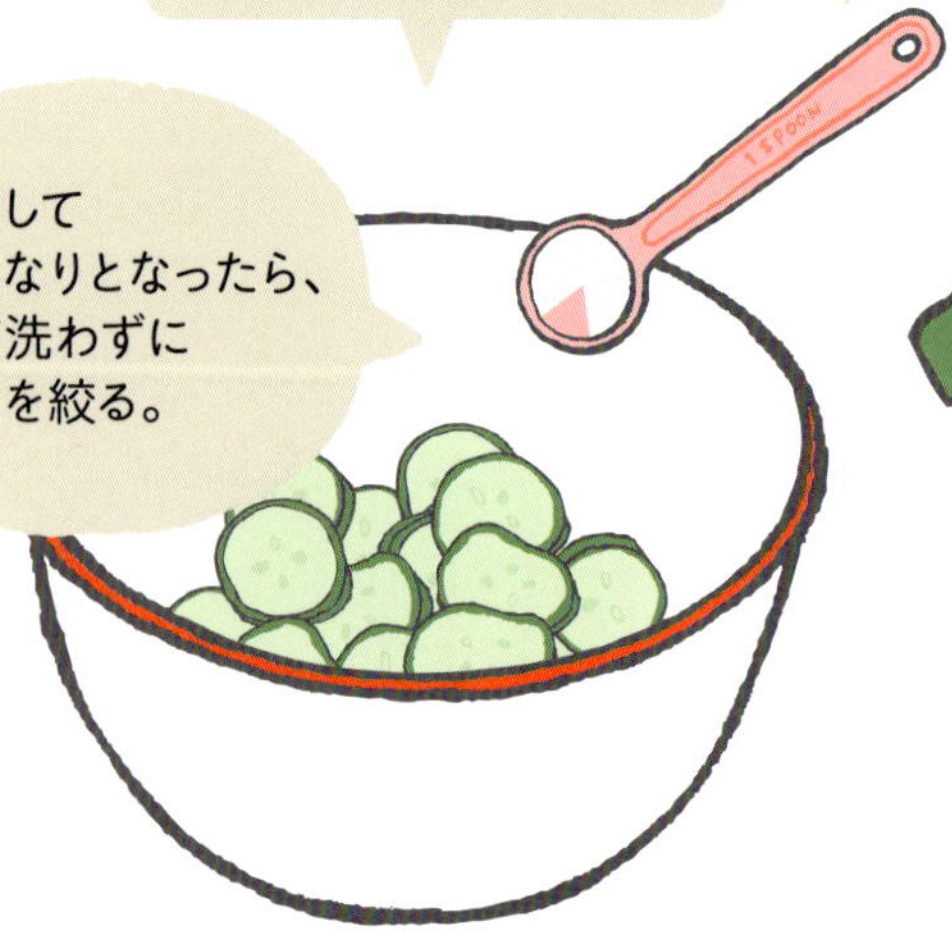

塩をして しんなりとなったら、水で洗わずに 汁けを絞る。

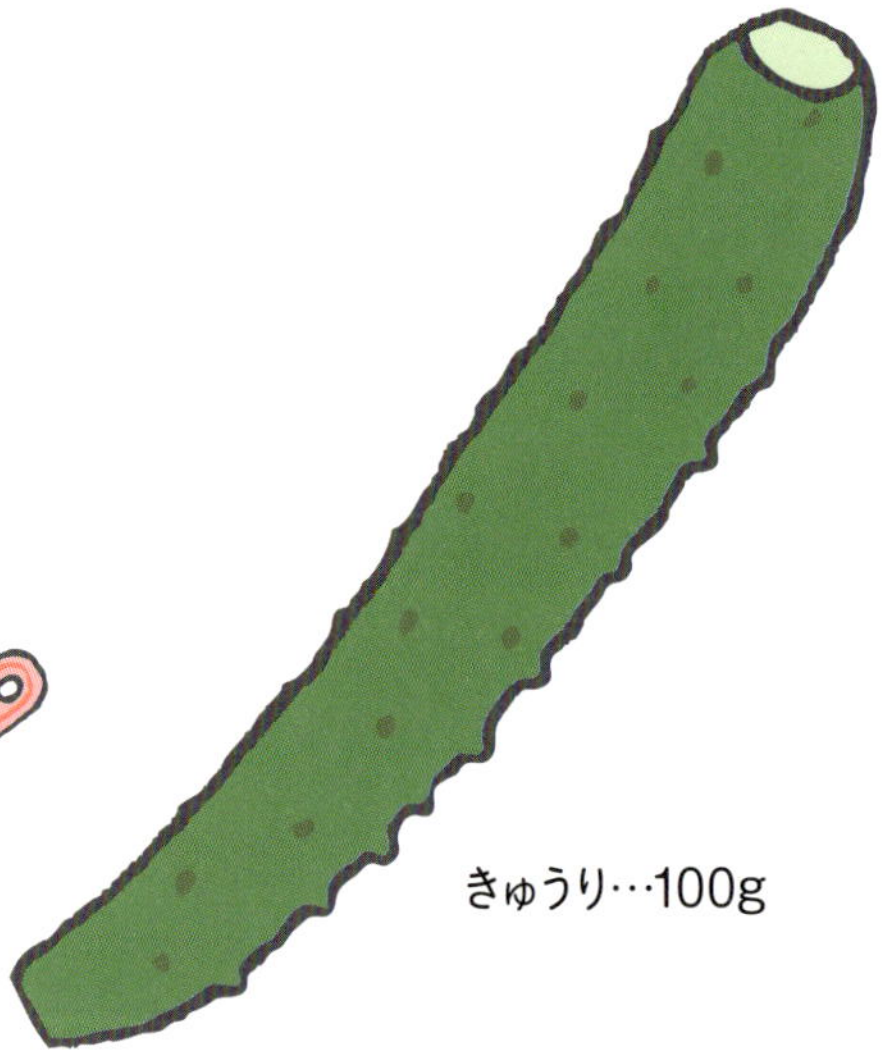

きゅうり…100g

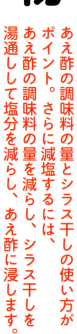

●適塩●減塩の下塩

きゅうりの 1% 塩分が適量。
きゅうり 100g の場合

$$100 \times \frac{1}{100} = 1$$

塩 1g
（ミニスプーン 1 弱または小さじ⅙）

減塩

あえ酢の調味料の量を減らし、シラス干しを湯通しして塩分を抜いてから、あえ酢に浸して、きゅうりとあえる。

　湯通しして塩分を軽く抜いたシラス干しをあえ酢に10分程度浸します。そうするとシラス干しのうま味と塩分があえ酢に移って、うす味を補います。

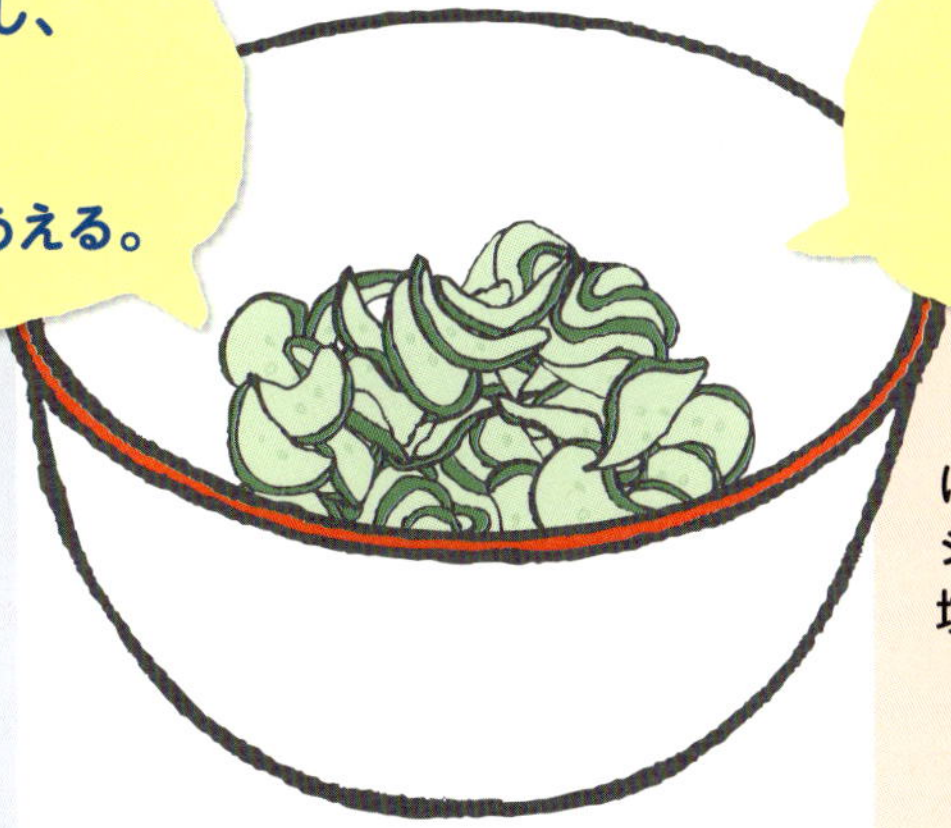

適塩

きゅうりは下塩をうすめにして洗わずに汁けを絞り、あえ酢であえる。

　下塩したきゅうりは洗わずに、下塩の塩味を生かします。シラス干しはそのまま使って、塩味とうま味をプラスします。

減塩ポイント 塩を減らす

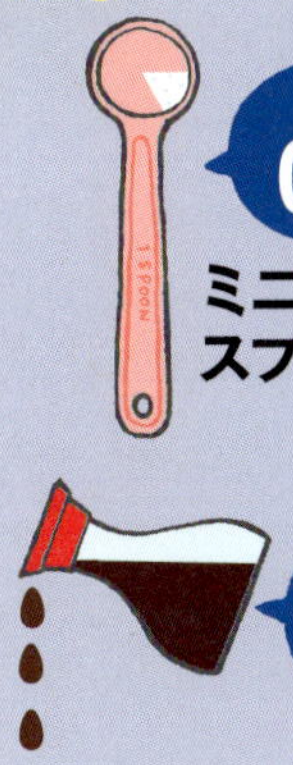

塩 0.2g
ミニスプーン1/6

しょうゆ 2～3滴

＋

あえ酢

きゅうり 100g の場合

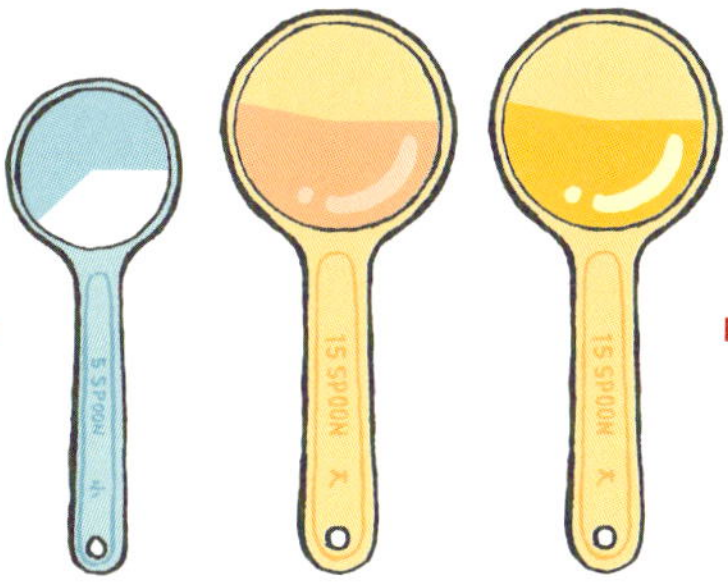

砂糖
小さじ1/3
（1g）

だし
大さじ1/2強
（8g）

酢
大さじ1/2強
（8g）

＋

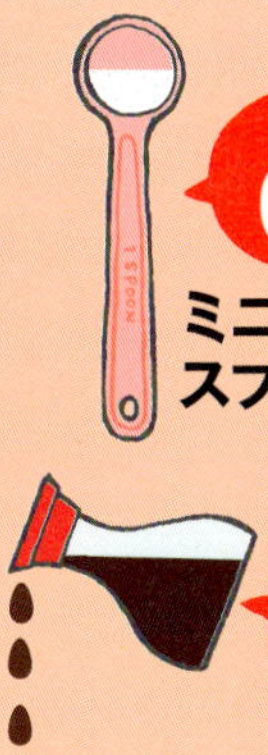

塩 0.6g
ミニスプーン1/2

しょうゆ 2～3滴

●減塩のあえ酢
きゅうりの 0.2% 塩分が適量。
きゅうり 100g の場合

$$100 \times \frac{0.2}{100} = 0.2$$

塩分 0.2g ＝
　塩 0.2g（ミニスプーン1/6）
　しょうゆ少量（2～3滴）

●適塩のあえ酢
きゅうりの 0.6% 塩分が適量。
きゅうり 100g の場合

$$100 \times \frac{0.6}{100} = 0.6$$

塩分 0.6g ＝
　塩 0.6g（ミニスプーン1/2）
　しょうゆ少量（2～3滴）

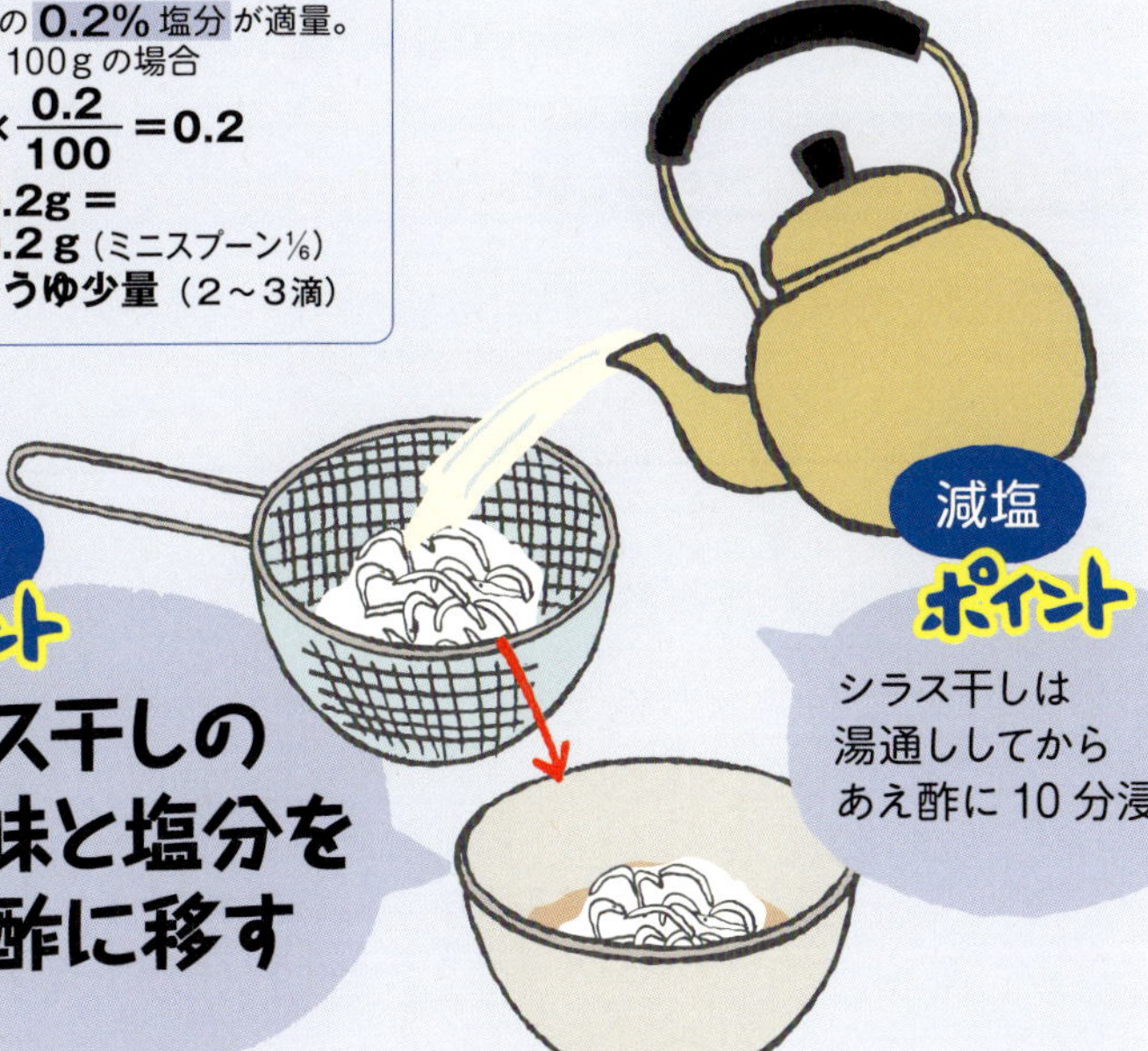

減塩ポイント

シラス干しのうま味と塩分をあえ酢に移す

減塩ポイント

シラス干しは湯通ししてからあえ酢に 10 分浸す。

適塩　減塩

しょうゆを 2～3 滴加えるのはしょうゆのうま味と香りをプラスするためです。

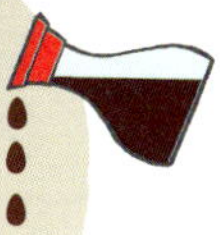

主食

チャーハン

調味料の量と調理法、薬味（ねぎ）の使い方がポイント。
さらに減塩するには、調味料の量を減らし、
仕上げに薬味のねぎをたっぷり使います。

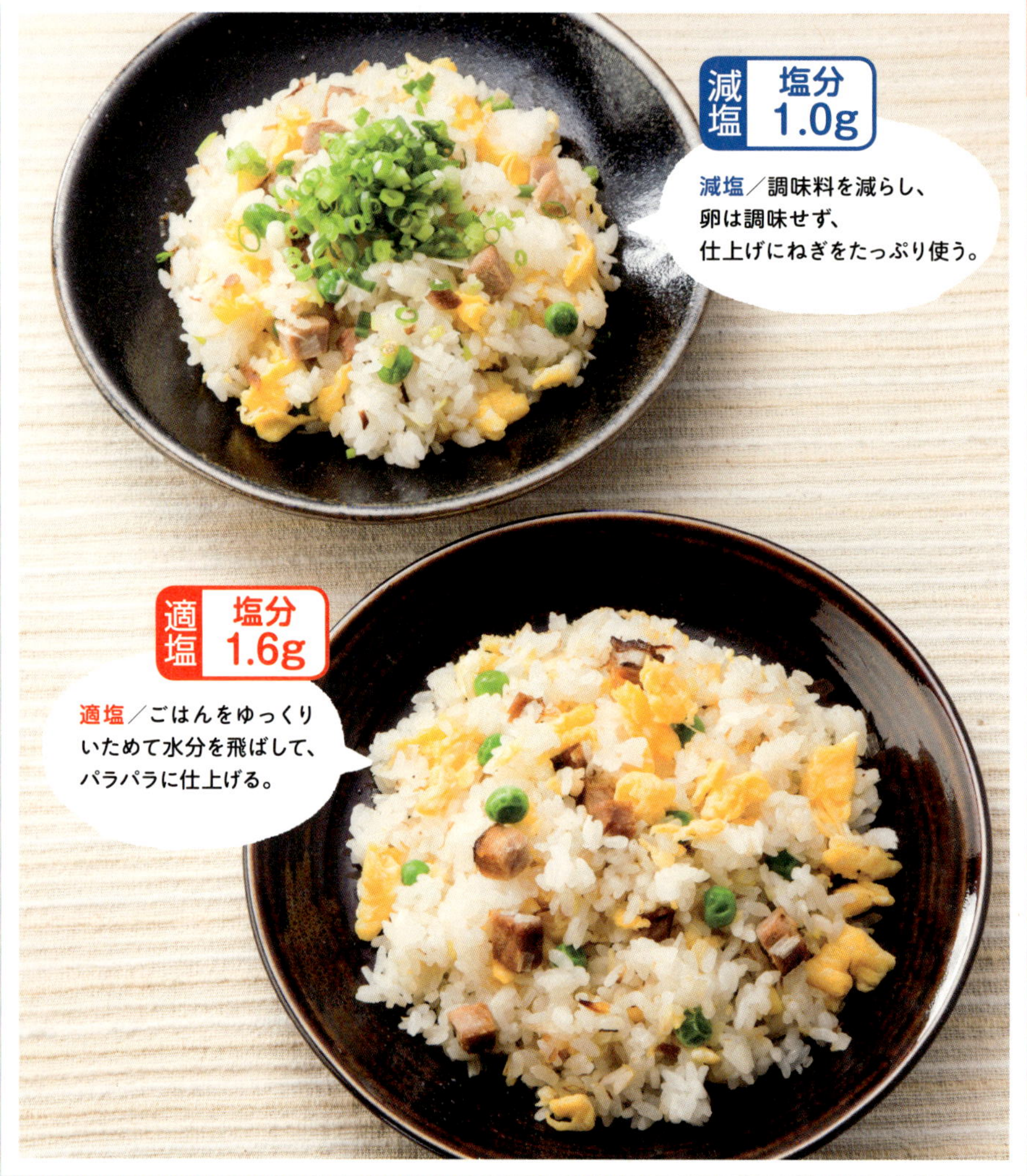

減塩 塩分 1.0g
減塩／調味料を減らし、
卵は調味せず、
仕上げにねぎをたっぷり使う。
適塩 塩分 1.6g
適塩／ごはんをゆっくり
いためて水分を飛ばして、
パラパラに仕上げる。

作り方 105 ～ 106 ページ

ごはん 150g（1 人分）

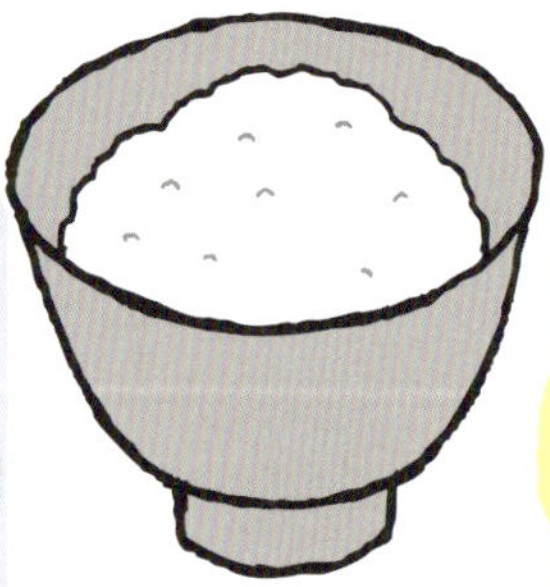

減塩

卵は調味せず、ごはんの塩を減らし、仕上げにねぎをたっぷり使う。

ごはんや卵の塩を減らして減塩し、香味野菜のねぎを仕上げにたっぷりのせて、辛味と香りでうす味を補います。

適塩

ごはんをゆっくりいためて水分を飛ばして、パラパラに仕上げる。

ごはんをゆっくりいためて水分を飛ばすと、少ない塩分でもしっかりとした味に感じられます。

調味料

ごはん 150g の場合

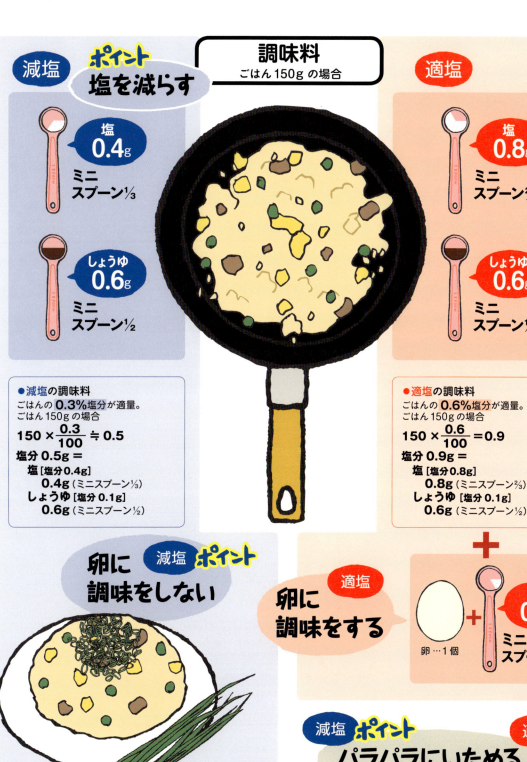

減塩 ポイント 塩を減らす

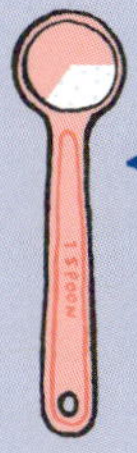

塩 0.4g

ミニスプーン⅓

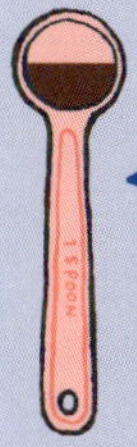

しょうゆ 0.6g

ミニスプーン½

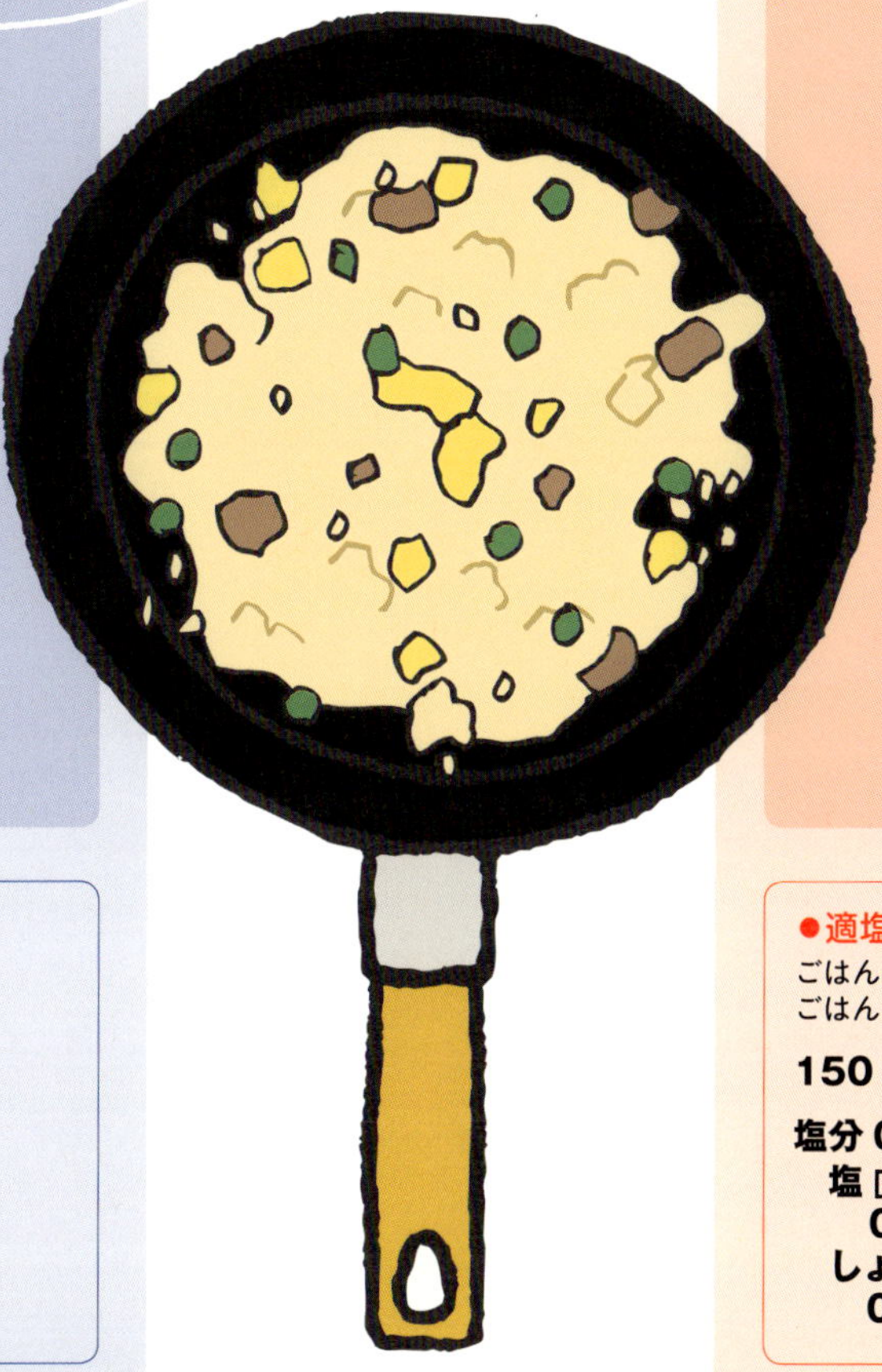

●減塩の調味料

ごはんの 0.3%塩分が適量。
ごはん 150g の場合

$$150 \times \frac{0.3}{100} \doteqdot 0.5$$

塩分 0.5g ＝

塩［塩分 0.4g］
0.4g（ミニスプーン⅓）

しょうゆ［塩分 0.1g］
0.6g（ミニスプーン½）

適塩

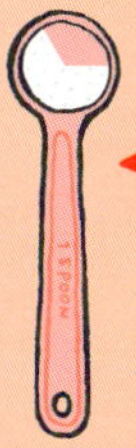

塩 0.8g

ミニスプーン⅔

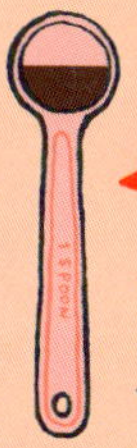

しょうゆ 0.6g

ミニスプーン½

●適塩の調味料

ごはんの 0.6%塩分が適量。
ごはん 150g の場合

$$150 \times \frac{0.6}{100} = 0.9$$

塩分 0.9g ＝

塩［塩分 0.8g］
0.8g（ミニスプーン⅔）

しょうゆ［塩分 0.1g］
0.6g（ミニスプーン½）

減塩 ポイント 卵に調味をしない

適塩 卵に調味をする

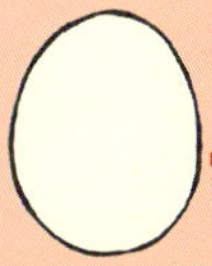

卵…1個

＋

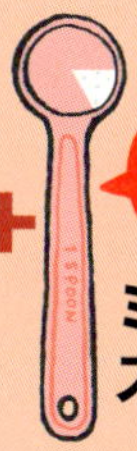

塩 0.2g

ミニスプーン⅙

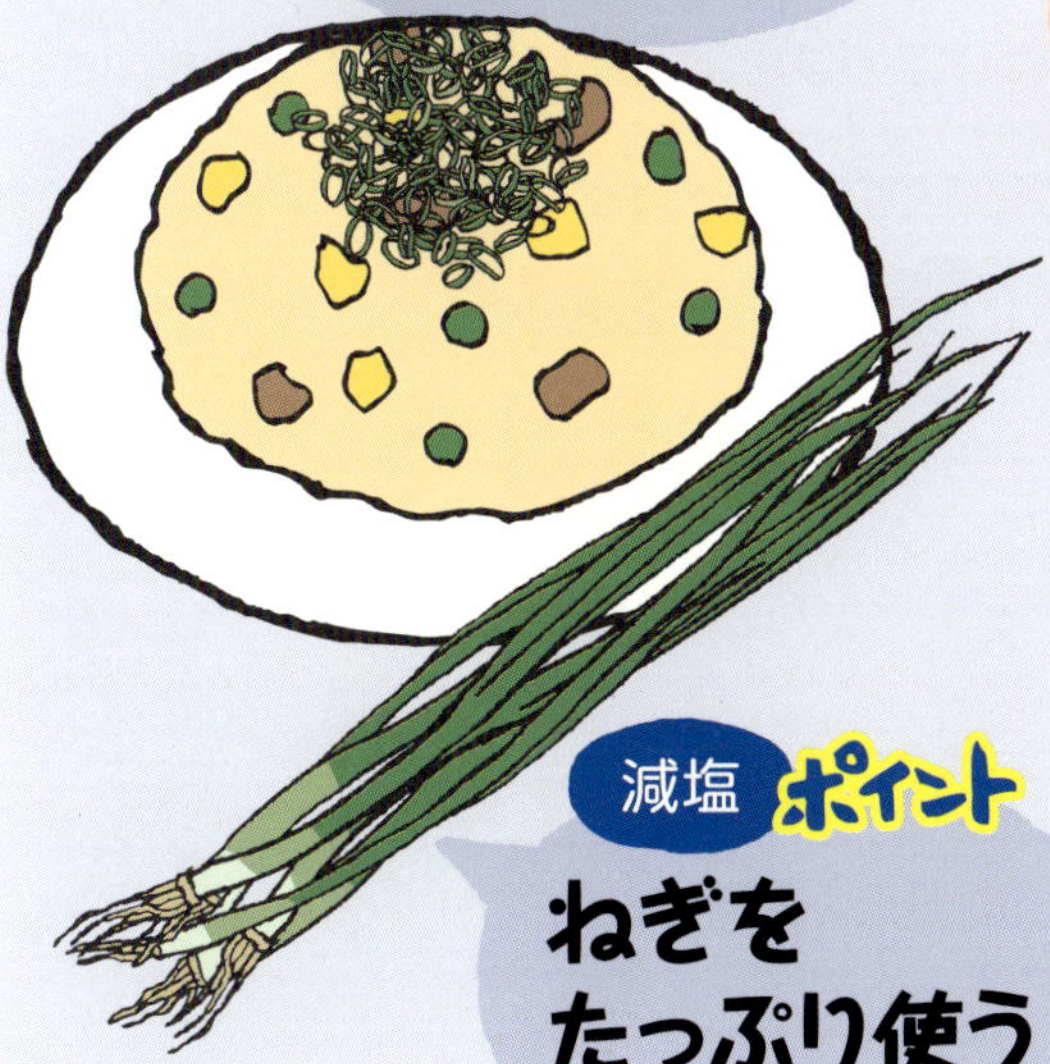

減塩 ポイント ねぎをたっぷり使う

減塩 ポイント 適塩 パラパラにいためる

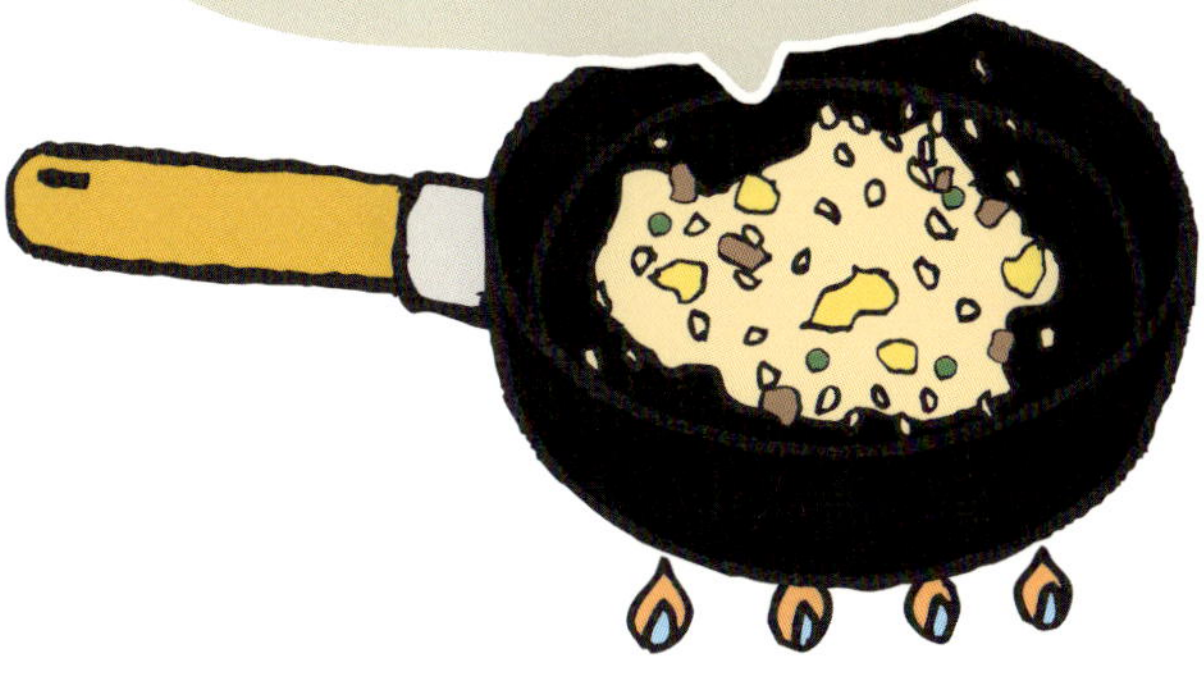

主食 炊き込みごはん

調理法の違いがポイント。さらに減塩するには、具を調味料で煮て、炊き上がったごはんに混ぜる。

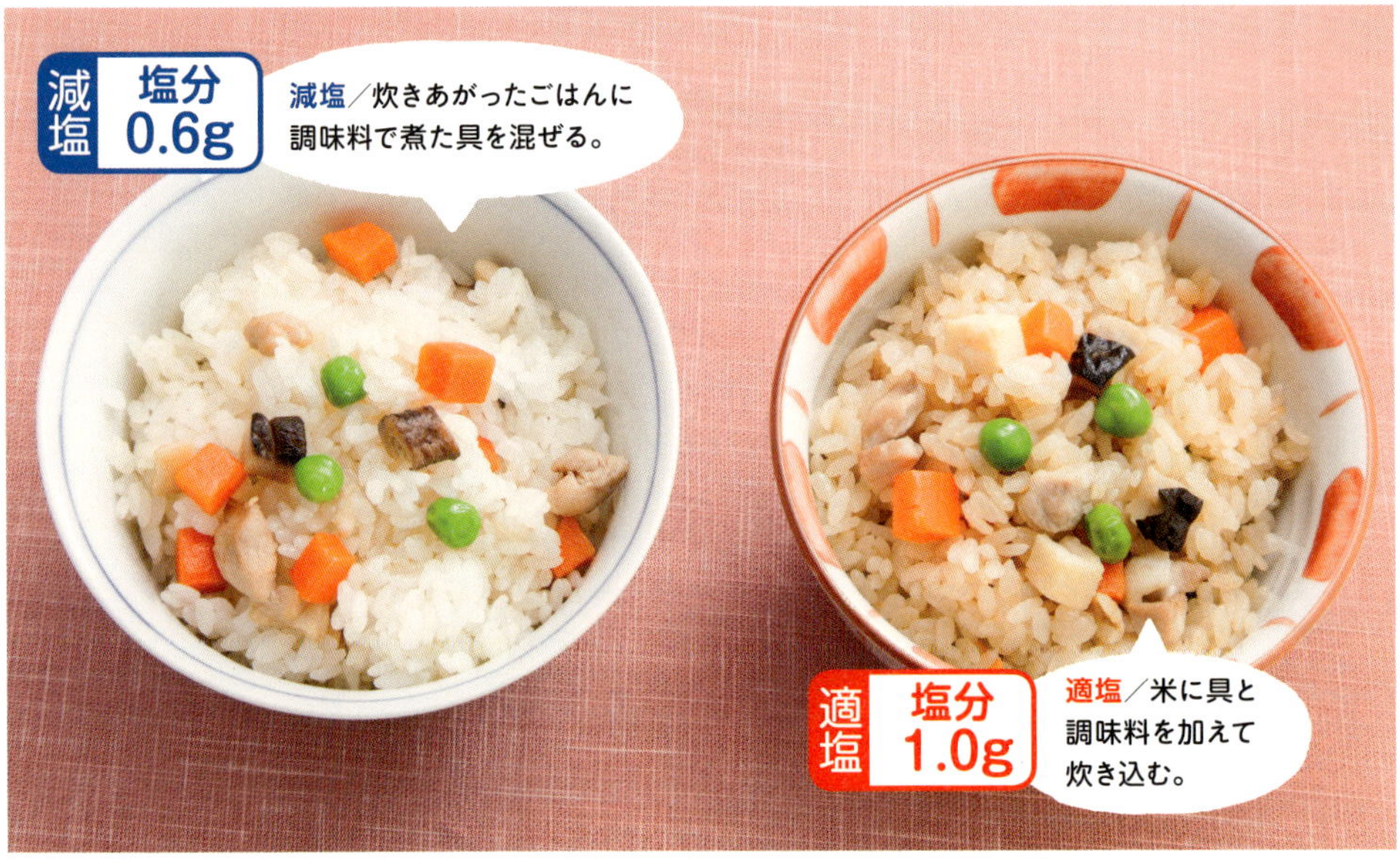
減塩 塩分 0.6g
減塩／炊きあがったごはんに調味料で煮た具を混ぜる。
適塩 塩分 1.0g
適塩／米に具と調味料を加えて炊き込む。

作り方 106 ページ

減塩

具と調味料を炊き込まずに、具を調味料で煮て、炊き上がったごはんに混ぜる。

具はあらかじめ煮てごはんに混ぜることで、具についた味でごはん全体がおいしく味わえます。米から炊き込むより、調味料の量が少なくできます。

炊きあがったごはんに、調味料で煮た具を混ぜる。

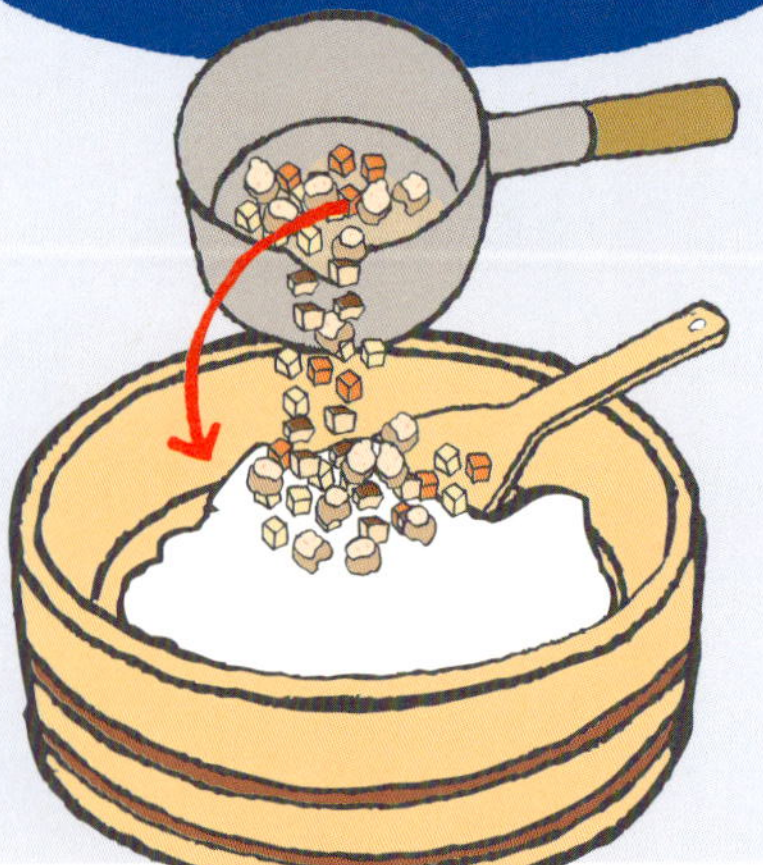

適塩

米に具と調味料を加えて炊き込む。

米といっしょに、具や調味料を炊き込むことで、味をしっかりごはんに移します。

米、具、調味料をいっしょに炊き込む

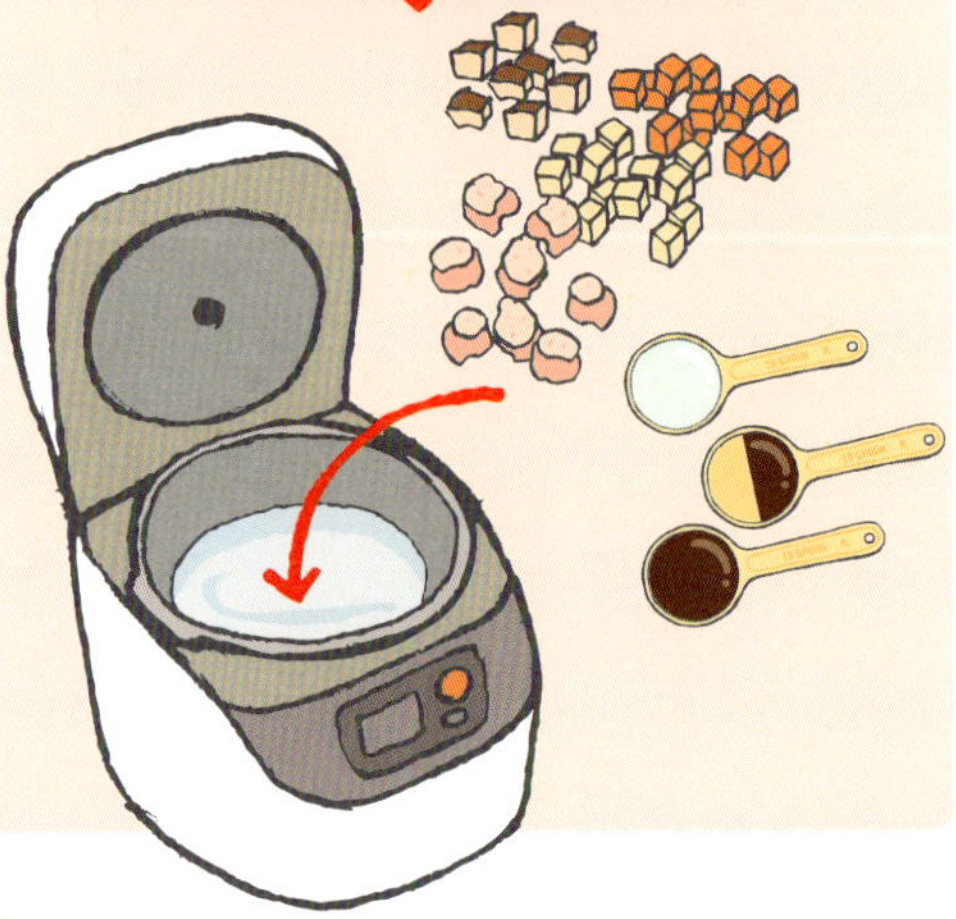

減塩 具200g（4人分）

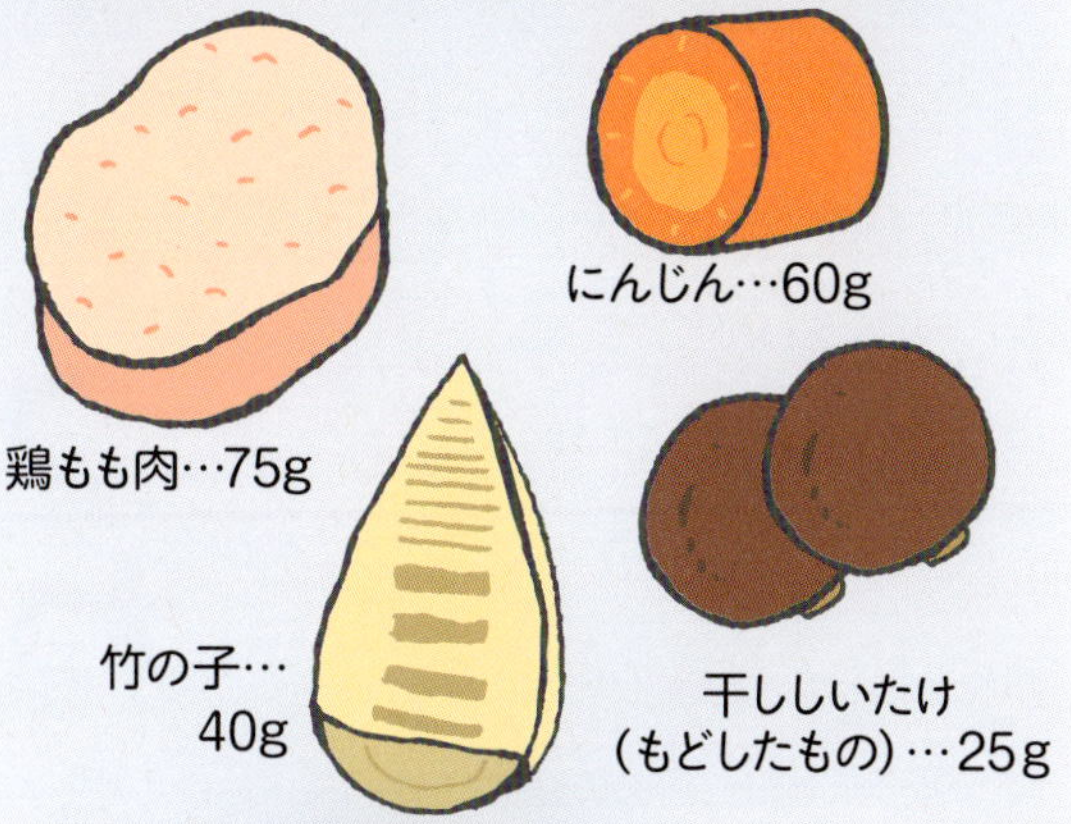

にんじん…60g
鶏もも肉…75g
竹の子…
40g
干ししいたけ
（もどしたもの）…25g

具に対して調味する。

具　200g（4人分）の場合

調味料

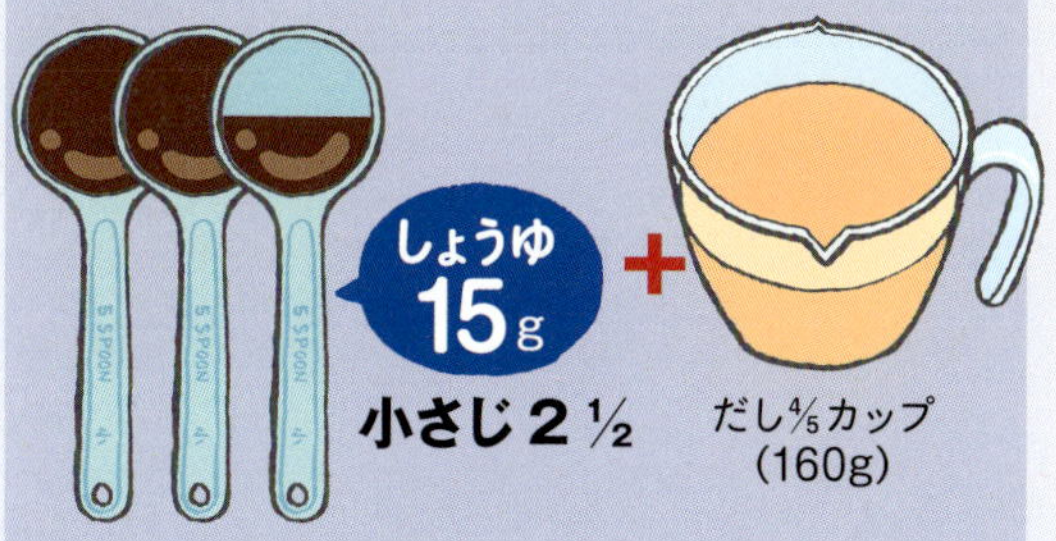

しょうゆ
15g
小さじ2½
だし⅘カップ
(160g)

●減塩の調味料
具の1.2%塩分が適量。
具200gの場合

$$200 \times \frac{1.2}{100} = 2.4$$

塩分2.4g ≒ しょうゆ15g（小さじ2½）

減塩の炊き込みごはんの分量

米		300g（2合※）
水（米の120%）		360g（2合＝1⅘カップ）
具	鶏もも肉	75g
	にんじん	60g
	竹の子	40g
	干ししいたけ	25g（2枚）
具の調味料	しょうゆ	15g（小さじ2½）
	だし（具の80%）	160g（⅘カップ）
グリーンピース		（冷凍・彩り用）15g

適塩 米300g（4人分）

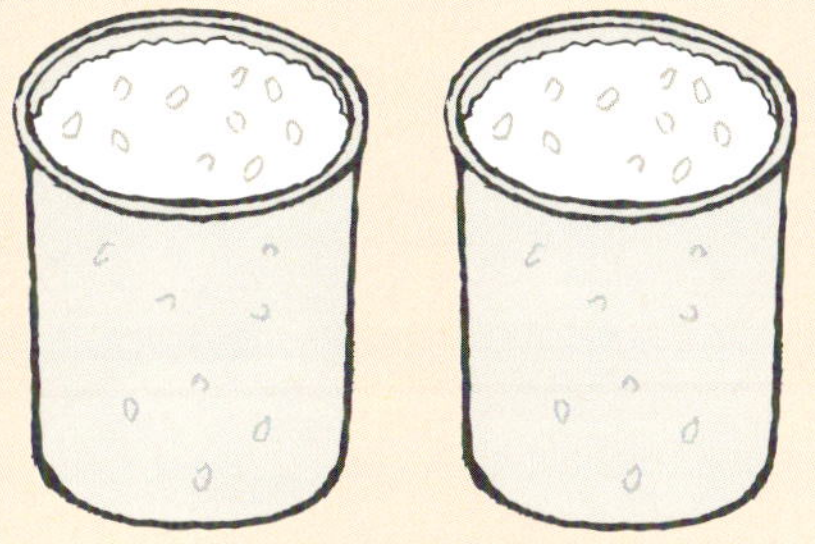

米300g=2合※

米に対して調味する。

米　300g（4人分）の場合

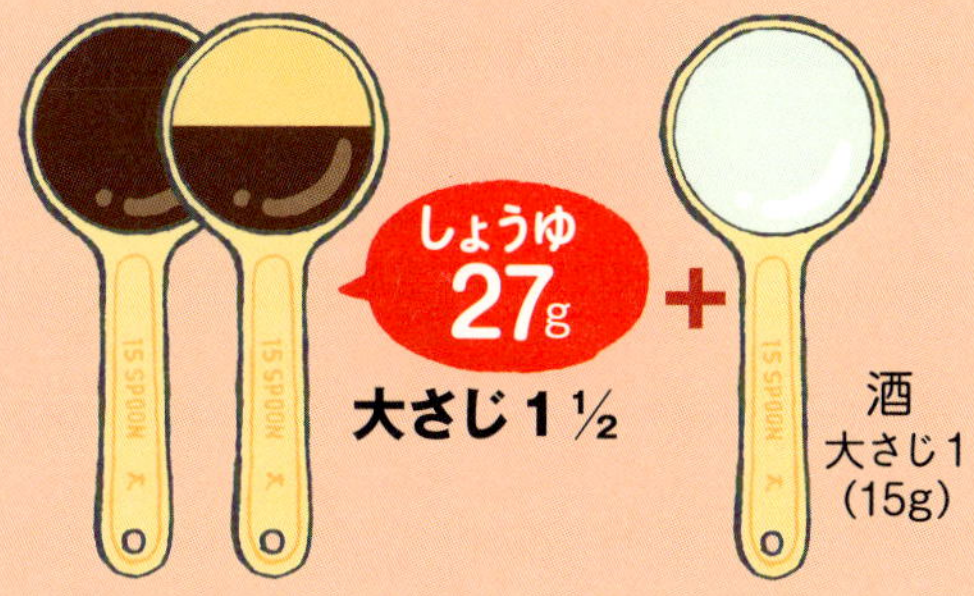

しょうゆ
27g
大さじ1½
酒
大さじ1
(15g)

●適塩の調味料
米の1.5%塩分が適量。
米300gの場合

$$300 \times \frac{1.5}{100} = 4.5$$

塩分4.5g＝しょうゆ27g（大さじ1½）

適塩の炊き込みごはんの分量

米		300g（2合※）
	水（米の120%）	360g（2合＝1⅘カップ）
	酒	15g（大さじ1）
	しょうゆ	27g（大さじ1½）
具	鶏もも肉	75g
	にんじん	60g
	竹の子	40g
	干ししいたけ	25g（2枚）
グリーンピース		（冷凍・彩り用）15g

※1合＝180mℓ

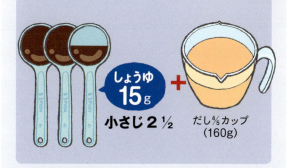

主食 きつねうどん

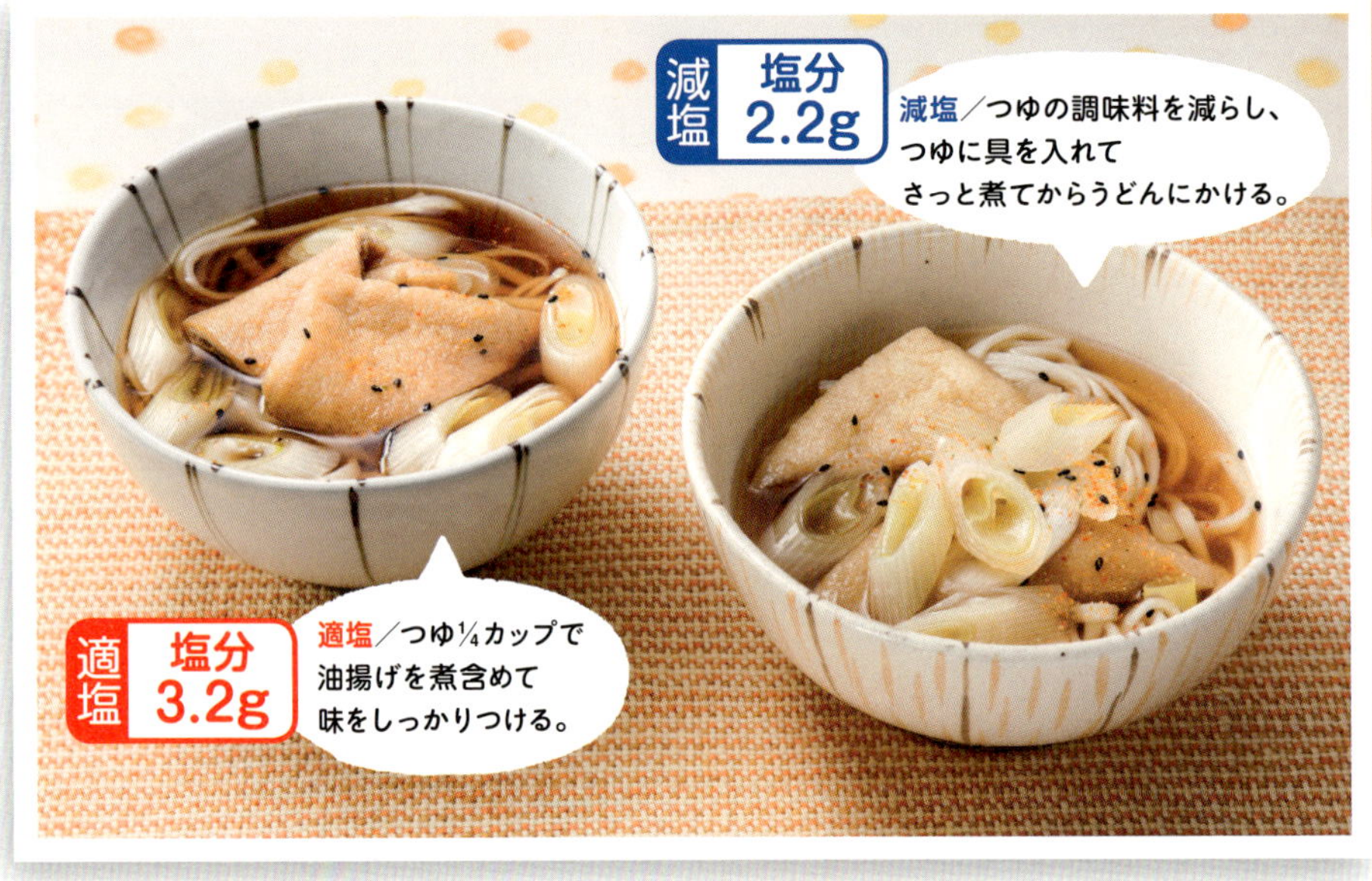

作り方 107 ページ

つゆの調味料の量と具の調理法、汁を半量残すことがポイント。
さらに減塩するには、つゆの調味料の量を減らし、
つゆで具をさっと煮てからうどんにかけます。

減塩

つゆの調味料を減らし、つゆに具を入れてさっと煮てからうどんにかける。つゆは半量残す。

つゆはだしに対して0.6%塩分の調味にします。具をつゆで煮ることで、具の味わいを引き出します。

また、油揚げを煮含めないので、その分、つゆの量が少なくできます。ですがやはり、つゆは半量残しましょう。

だし 250g（1人分）

適塩

だしの量に対して調味してつゆを作る。このつゆ¼カップで油揚げを煮含めて味をしっかりつける。つゆは、半量残す。

つゆはだしに対して1％塩分の調味が適量です。そのつゆ¼カップで油揚げを汁けがなくなるまで煮て、味をしっかりつけます。そうすると、うす味のつゆでもしっかりとした味に感じられます。つゆは半量残しましょう。

だし 300g（1人分）

調味料

減塩 ポイント 調味料を減らす

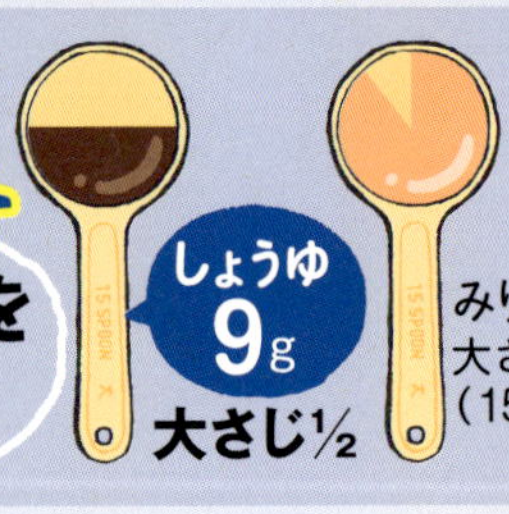

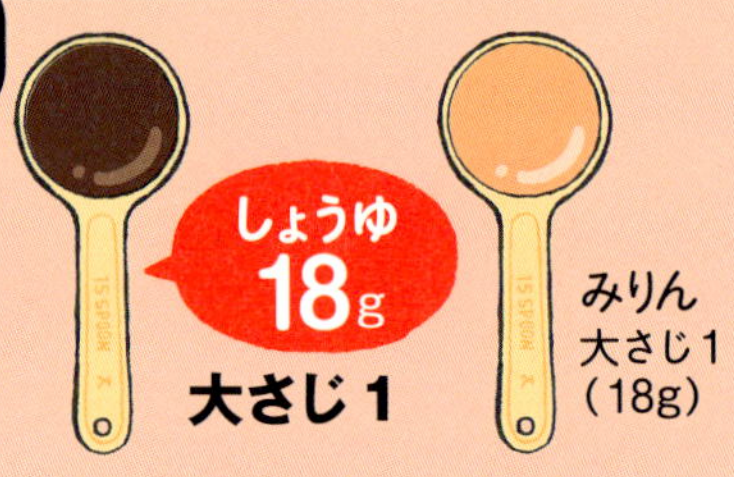

●減塩の調味料

だしの0.6%塩分が適量。
だし 250g の場合

$$250 \times \frac{0.6}{100} = 1.5$$

塩分 1.5g ＝
しょうゆ 9g（大さじ½）

コラム

つゆを残すとどのくらい減塩できるか

つゆを半量残すと
つゆの塩分の約 30%を減塩できる

具とめんだけ食べてつゆを飲まないと
つゆの塩分の約 55%を減塩できる

●適塩の調味料

だしの1%塩分が適量。
だし 300g の場合

$$300 \times \frac{1}{100} = 3$$

塩分 3g ＝
しょうゆ 18g（大さじ1）

適塩 減塩 **つゆは半量残す**

主食

そば つけ焼き添え

そばとつゆの食べ方の違いがポイント。さらに減塩するには、つけそばではなく、ぶっかけそばにします。

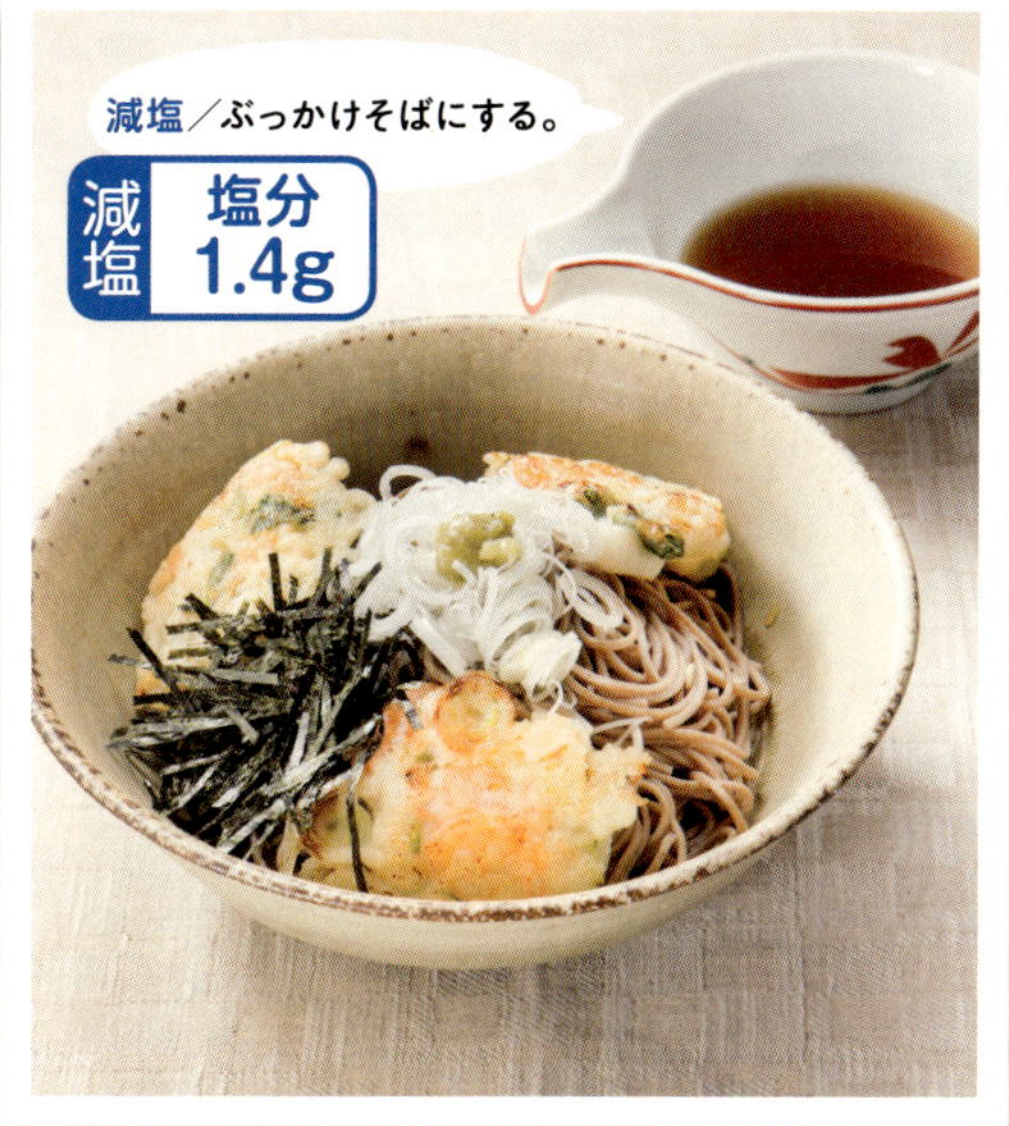

減塩／ぶっかけそばにする。
減塩
塩分 1.4g

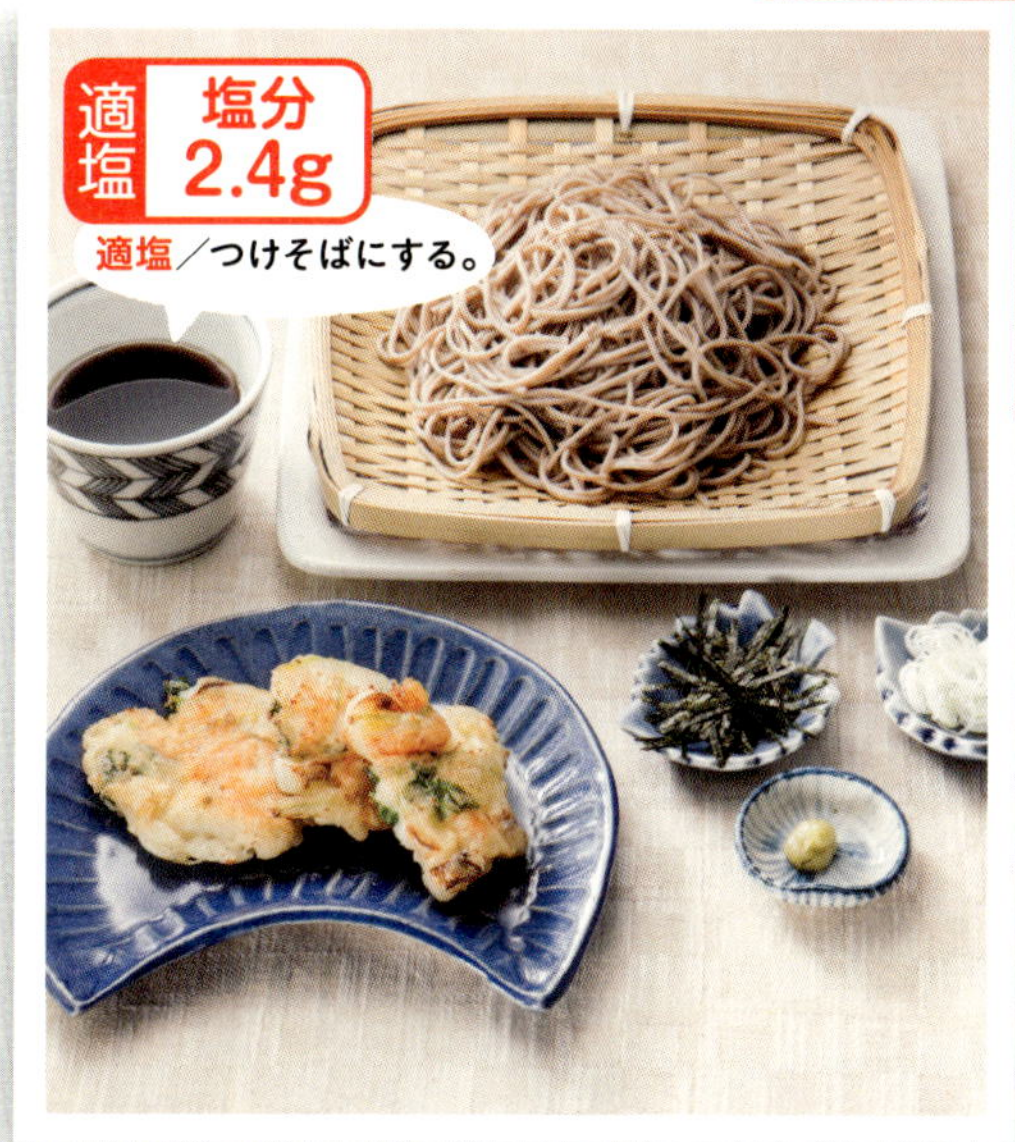

適塩
塩分 2.4g
適塩／つけそばにする。

作り方 107 ページ

減塩

そばにかけつゆをかける“ぶっかけそば”にする。

つけそばにするより、ぶっかけそばのかけつゆは、塩分をうすくできます。

適塩

そばをつけつゆで食べる。つけつゆは分量を計り、追加しないようにする。

つけつゆは、だしに対して4％塩分の調味が適量です。

だし 100g（1人分）

調味料

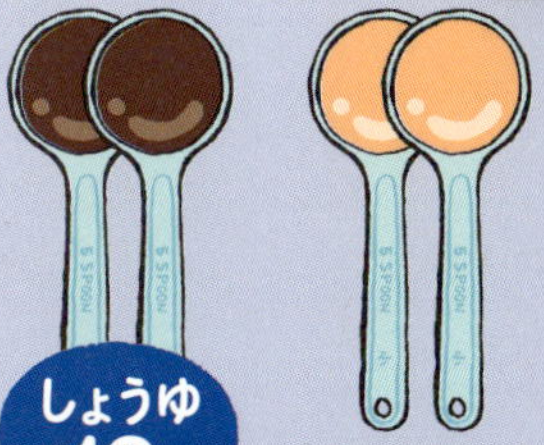

しょうゆ 12g
小さじ2

みりん
小さじ2
（12g）

＋

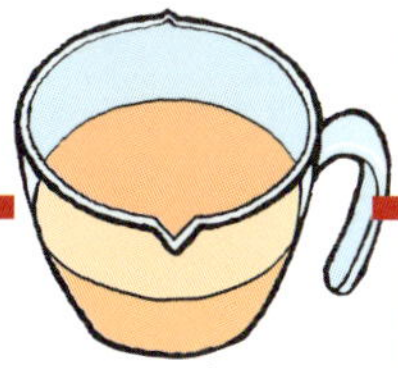

だし½カップ（100g）

＋

しょうゆ 24g
大さじ1⅓

みりん
大さじ1（18g）

●減塩の調味料
だしの2％塩分が適量。
だし100gの場合

$100 \times \frac{2}{100} = 2$

塩分2g＝
しょうゆ12g（小さじ2）

減塩 ポイント
ぶっかけそばにする

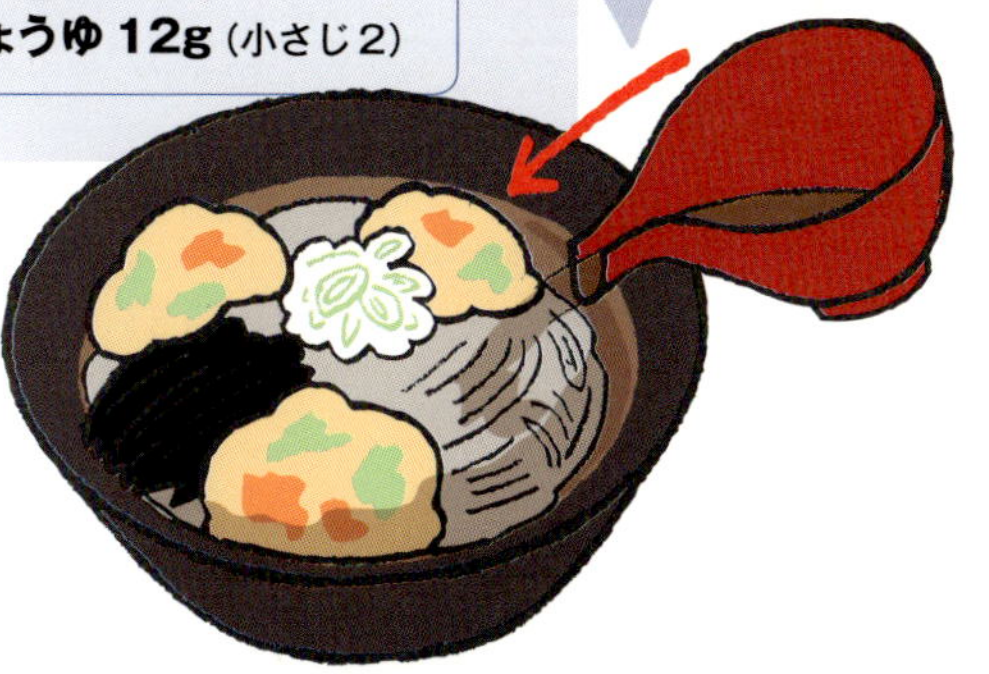

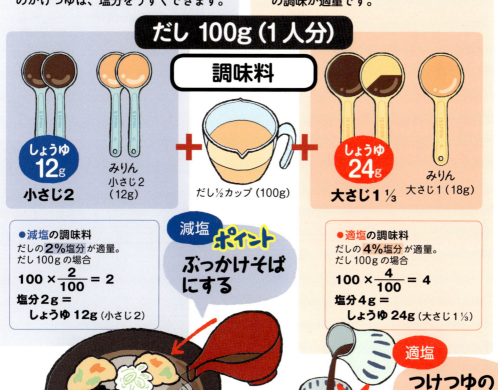

●適塩の調味料
だしの4％塩分が適量。
だし100gの場合

$100 \times \frac{4}{100} = 4$

塩分4g＝
しょうゆ24g（大さじ1⅓）

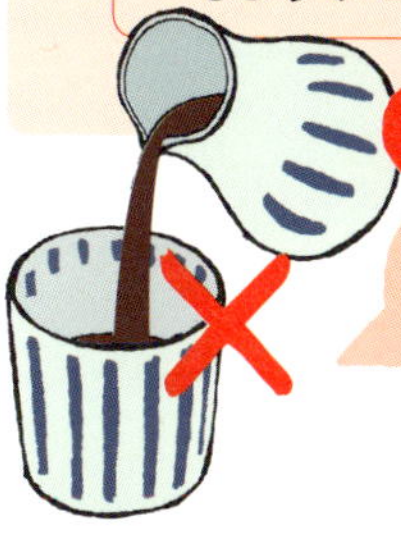

適塩
つけつゆの追加はしない

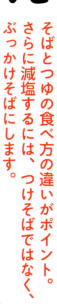

主食

スパゲティ ナポリタン

調味料の量と加工食品の使い方がポイント。さらに減塩するには、調味料の量やハムの量を減らし、仕上げに粉チーズはかけないようにします。

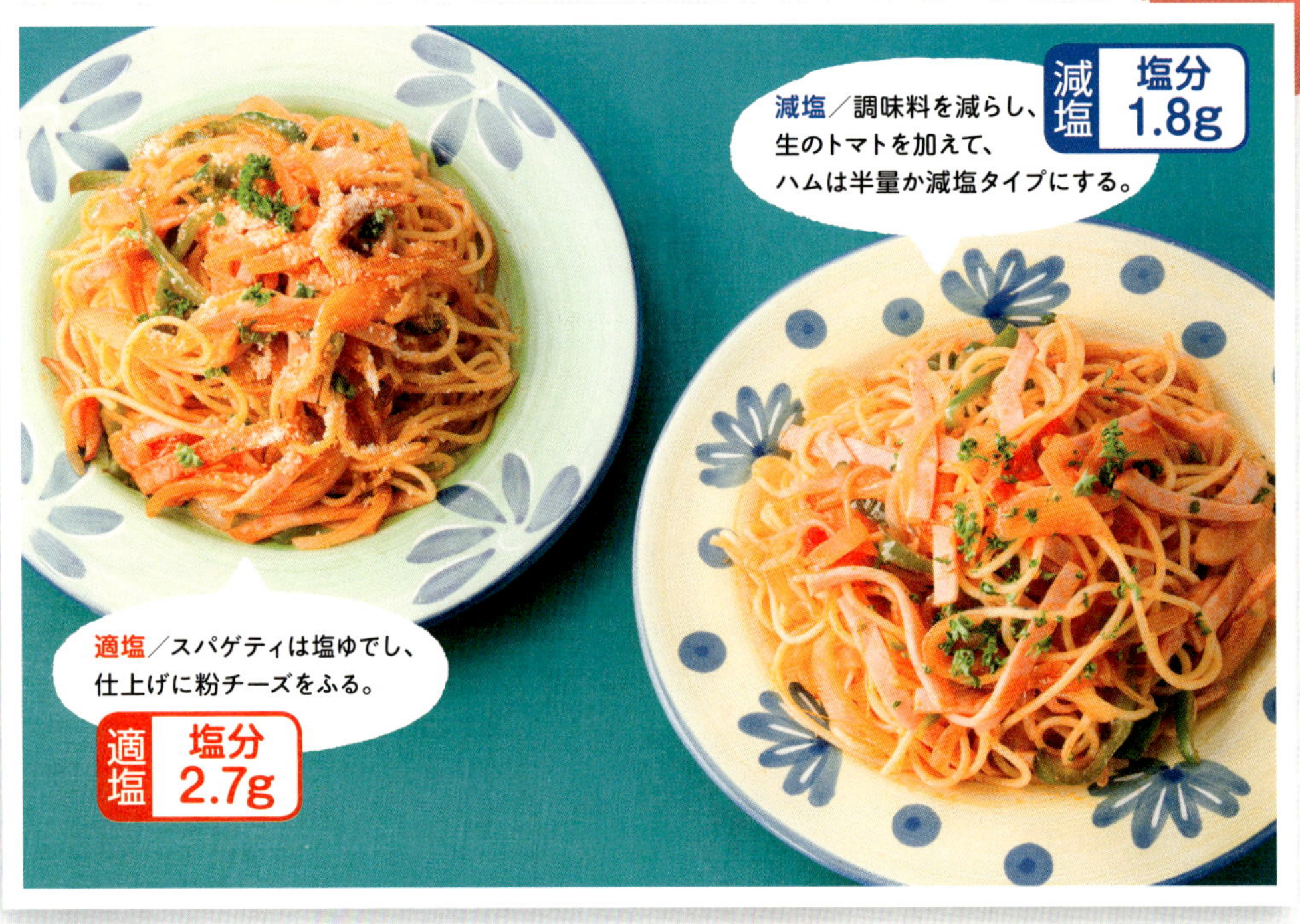
減塩／調味料を減らし、生のトマトを加えて、ハムは半量か減塩タイプにする。
減塩 塩分 1.8g
適塩／スパゲティは塩ゆでし、仕上げに粉チーズをふる。
適塩 塩分 2.7g

作り方 108 ページ

減塩

具 150g（1人分）

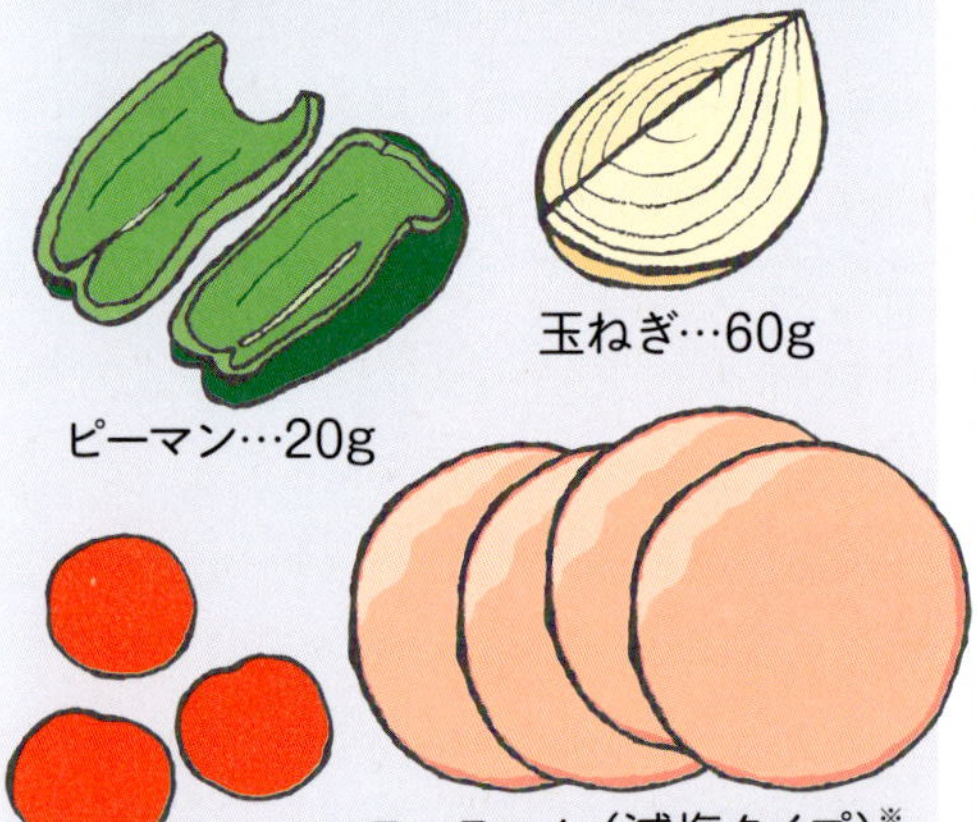

ピーマン…20g

玉ねぎ…60g

ミニトマト…30g

ロースハム（減塩タイプ）※…40g

※一般的なロースハムを使う場合は、20g にする。

適塩

具 120g（1人分）

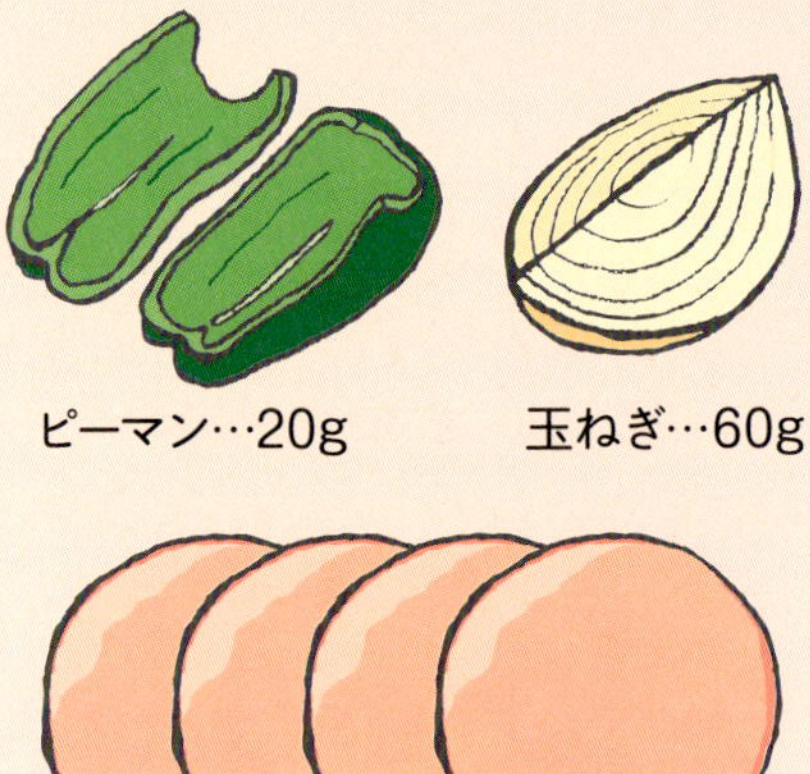

ピーマン…20g

玉ねぎ…60g

ロースハム…40g

減塩ポイント

ハムを減塩タイプのものにする

＋

スパゲティ（ゆで）200g（塩分 0.8g）（スパゲティ（乾）80g を 0.5%塩分のゆで湯でゆでたもの）

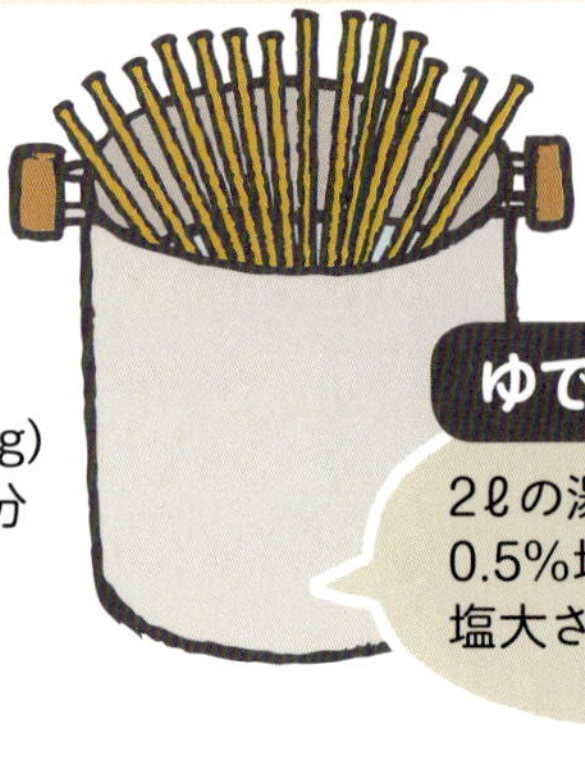

ゆで湯

2ℓの湯の場合 0.5%塩分は 塩大さじ½強（10g）

減塩

調味料を減らし、生のトマトを加えて、ハムは半量か減塩タイプにする。

調味料を減らし、塩分を含む加工品であるハムを半量にするか、減塩タイプにします。その分、生トマトを加えることで、フレッシュ感と酸味とうま味をプラスします。

適塩

スパゲティは塩ゆでし、仕上げに粉チーズをふる。

スパゲティを塩ゆでして下味をつけることで、ソースのうす味を補います。
また、粉チーズを仕上げにふることで、コクやうま味をプラスします。

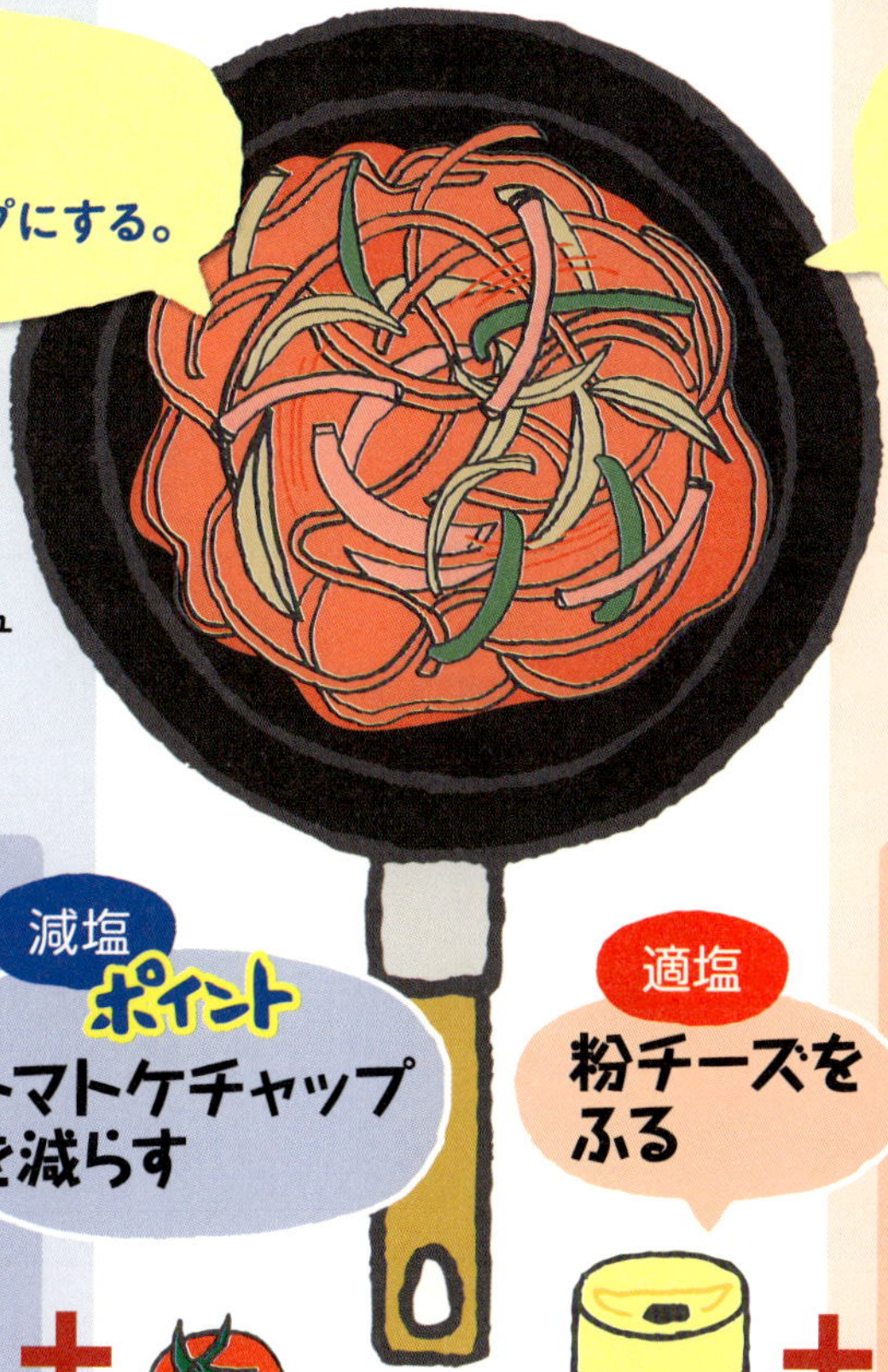

調味料
具150g の場合

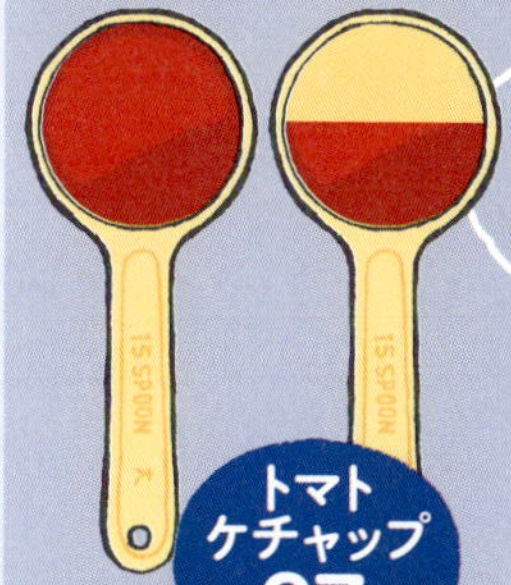

トマトケチャップ 27g
大さじ1½

減塩 ポイント
トマトケチャップを減らす

＋

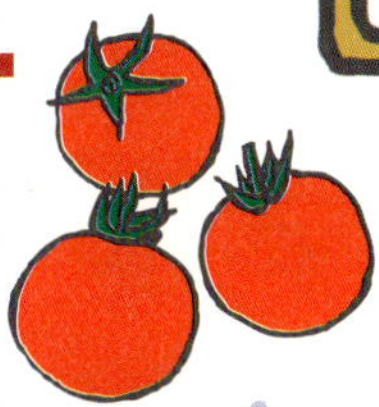

減塩 ポイント
フレッシュなトマトをプラス！

●減塩の調味料
具の0.6％塩分が適量。
具150g の場合

$$150 \times \frac{0.6}{100} = 0.9$$

塩分 0.9g＝
トマトケチャップ
27g（大さじ1½）

適塩
粉チーズをふる

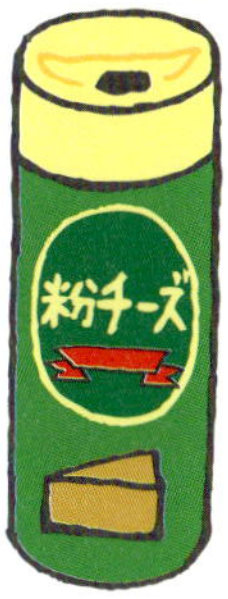

＋

調味料
具120g の場合

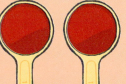

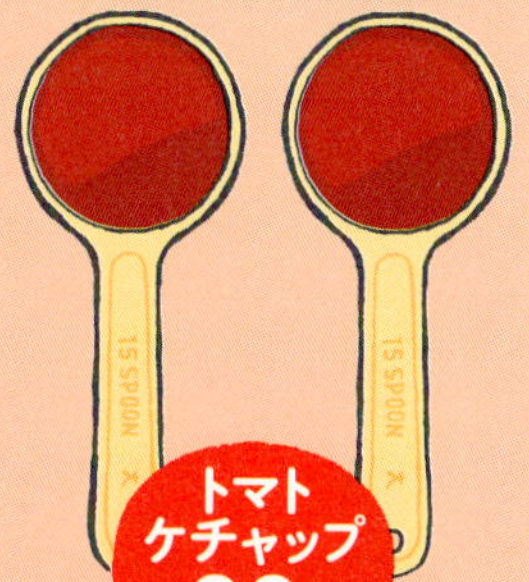

トマトケチャップ 36g
大さじ2

●適塩の調味料
具の1％塩分が適量。
具120g の場合

$$120 \times \frac{1}{100} = 1.2$$

塩分 1.2g＝
トマトケチャップ
36g（大さじ2）

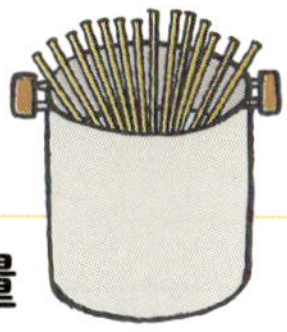

コラム スパゲティ（パスタ）の塩ゆでと吸塩量

ゆで湯の塩分	塩なし	0.5%塩分	1%塩分	1.5%塩分
ゆで上がりのスパゲティの塩分%	0%	0.4%	0.8%	1%
ゆで上がりスパゲティ200g あたりの塩分	0g	0.8g	1.6g	2g

参考資料／『栄養と料理』より作成

減塩 ポイント
ゆで湯の塩分が濃いほど、スパゲティのゆで上がりの塩分が多くなります。味の面から適度に下味がつく0.5％塩分がおすすめです。さらに減塩したい場合は、ゆで湯に塩を入れずにゆでましょう。

牛丼（豚丼）

調味料の量と玉ねぎの使い方がポイント。
さらに減塩するには、調味料の量を減らし、
玉ねぎをいためて甘みを出します。

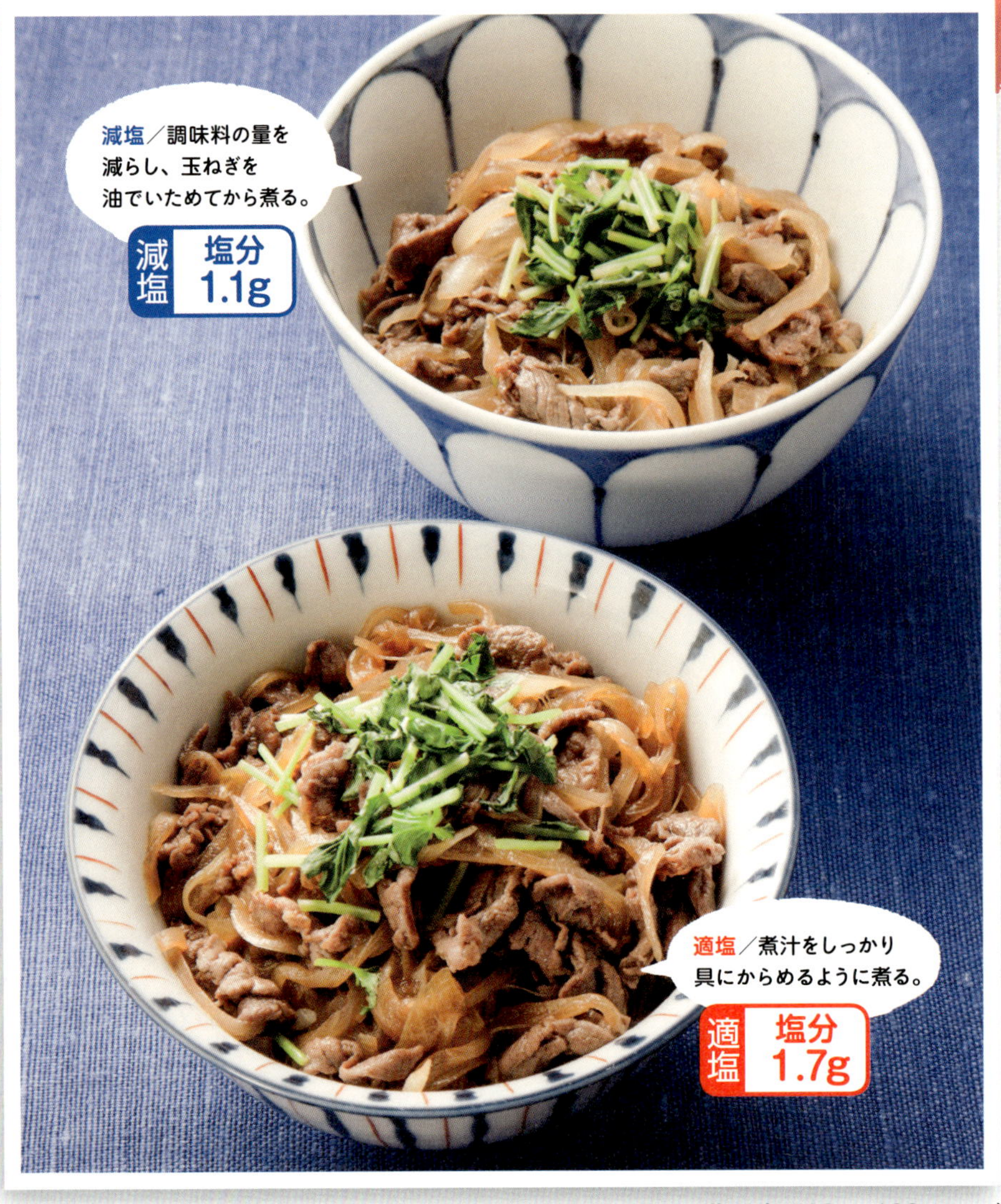
減塩／調味料の量を減らし、玉ねぎを油でいためてから煮る。
減塩 塩分 1.1g
適塩／煮汁をしっかり具にからめるように煮る。
適塩 塩分 1.7g

作り方 108～109ページ

具 150g（1人分）

アレンジ

牛肉を豚肉に変えて
豚丼にしても
おいしい！

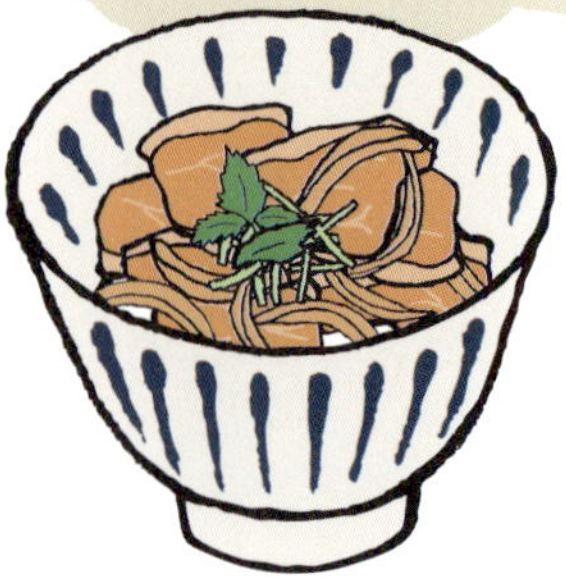

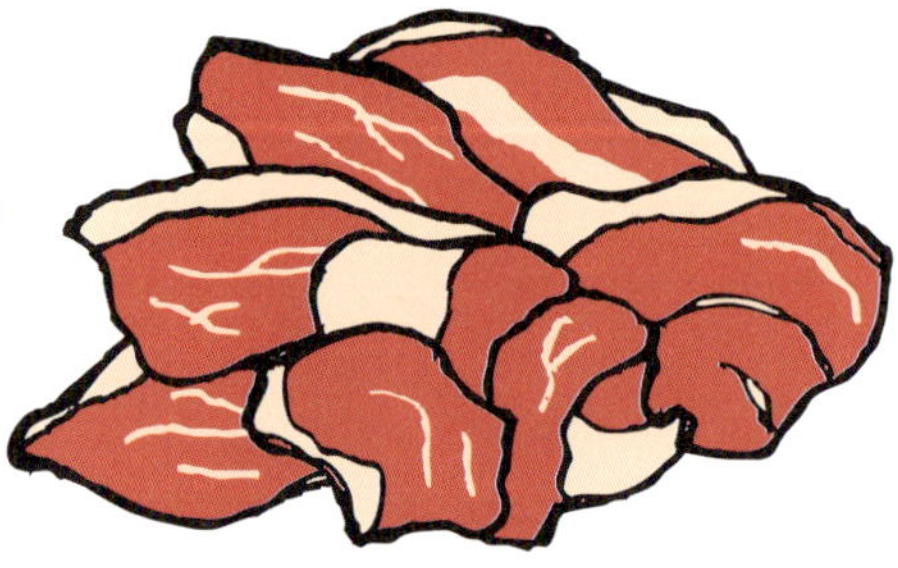

牛こま切れ肉（または豚こま切れ肉）…80g

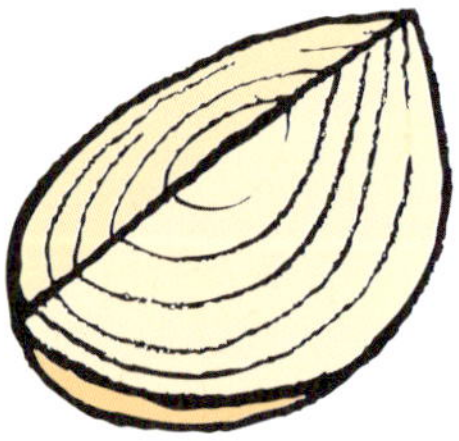

玉ねぎ…70g

減塩

調味料の量を減らし、玉ねぎを油でいためてから煮る。

煮汁の調味料を減らして減塩します。また、玉ねぎを油でいためると甘味が出ます。その甘味がプラスされ、さらに油のコクも加わってうす味を補います。

適塩

煮汁をしっかり具にからめるように煮る。

煮汁に出た具のうま味や味わいを煮からめてしっかり味をつけます。

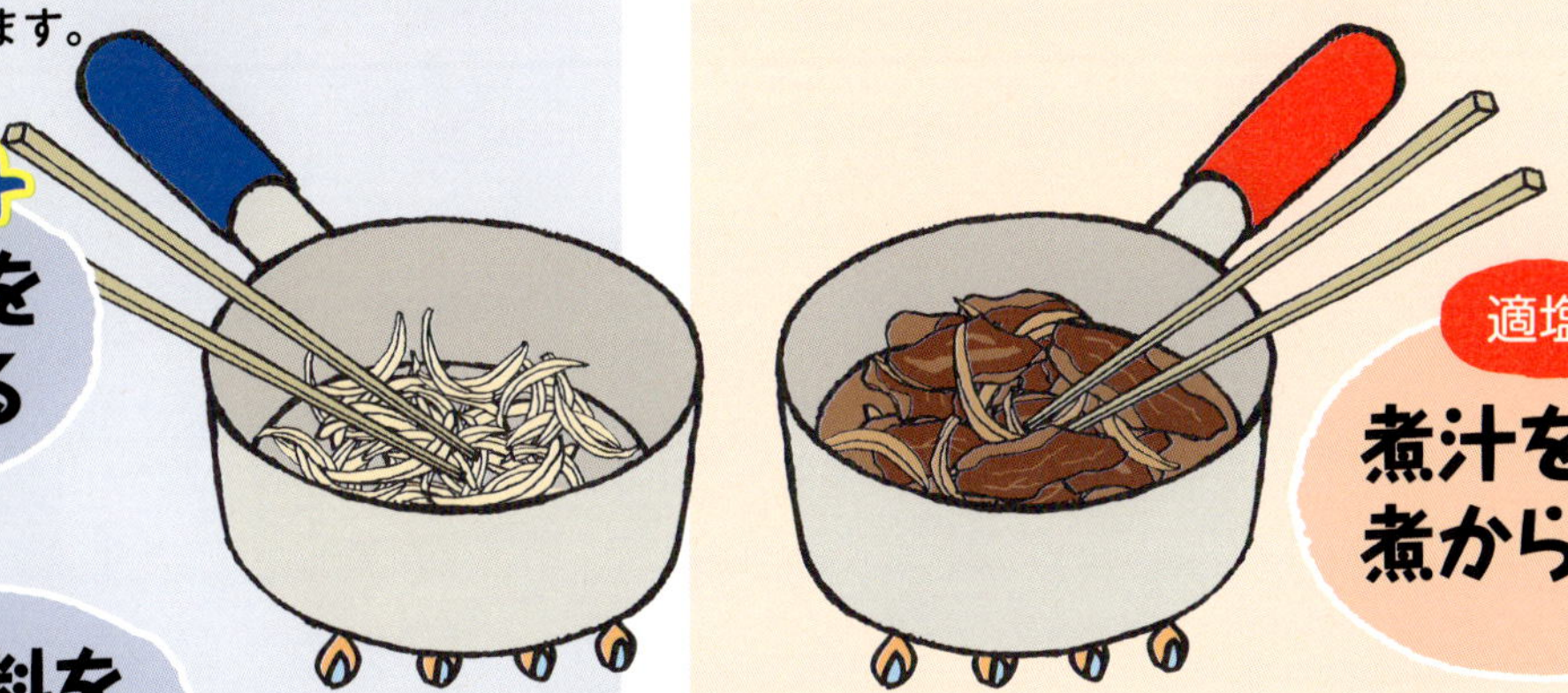

減塩 ポイント

玉ねぎをいためる

適塩

煮汁をよく煮からめる

減塩 ポイント

調味料を減らす

煮汁

具 150g の場合

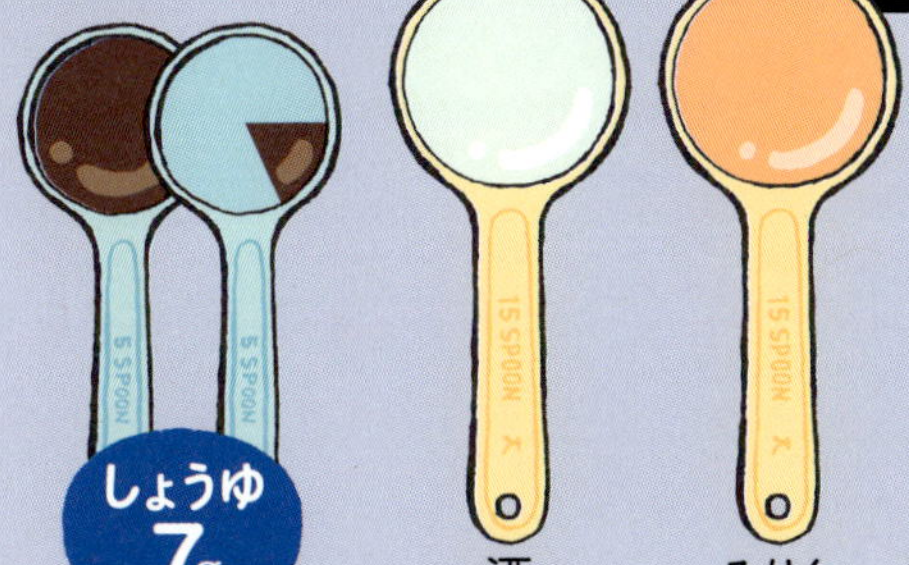

しょうゆ 7g

小さじ1⅙

酒 大さじ1（15g）

みりん 大さじ1（18g）

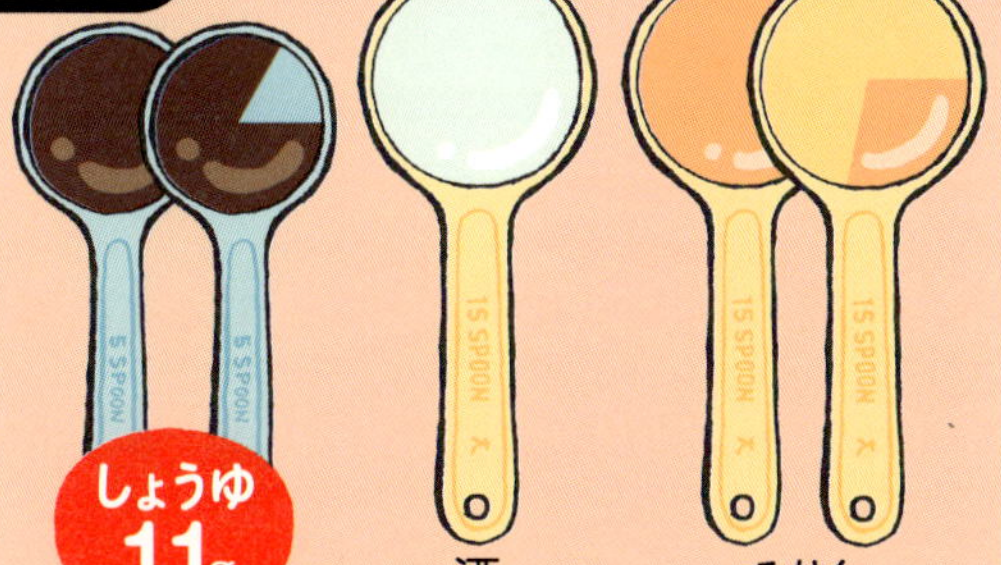

しょうゆ 11g

小さじ1⅚

酒 大さじ1（15g）

みりん 大さじ1⅓弱（23g）

●減塩の煮汁

具の 0.8%塩分が適量。

具 150g の場合

$$150 \times \frac{0.8}{100} = 1.2$$

塩分 1.2g ≒

しょうゆ 7g（小さじ１⅙）

●適塩の煮汁

具の 1.2%塩分が適量。

具 150g の場合

$$150 \times \frac{1.2}{100} = 1.8$$

塩分 1.8g ≒

しょうゆ 11g（小さじ２弱）

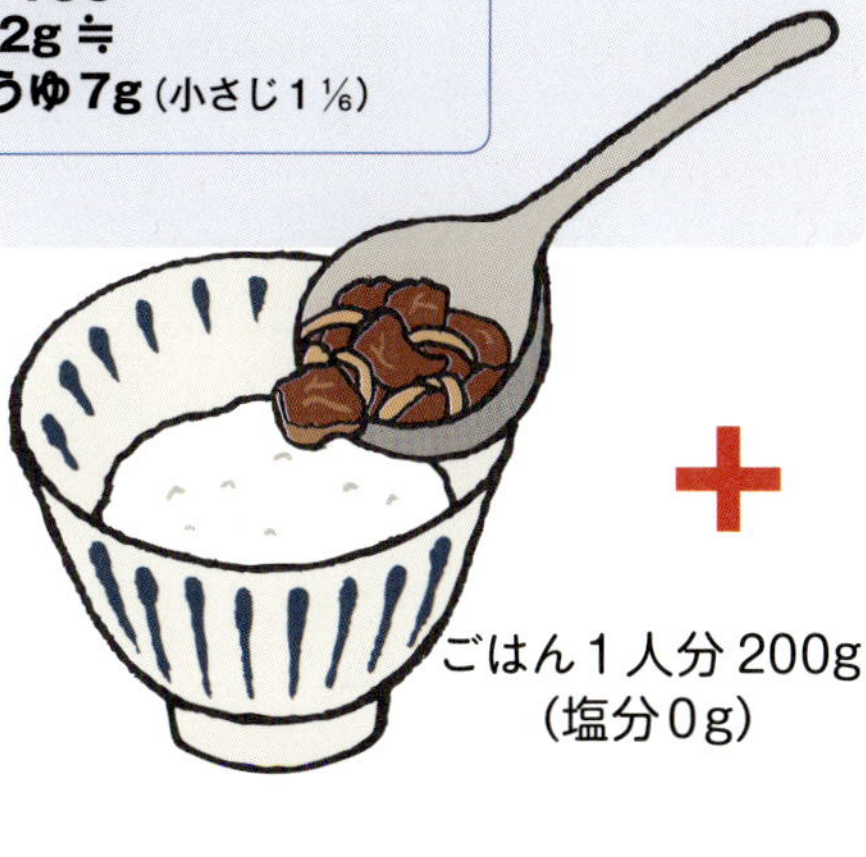

＋

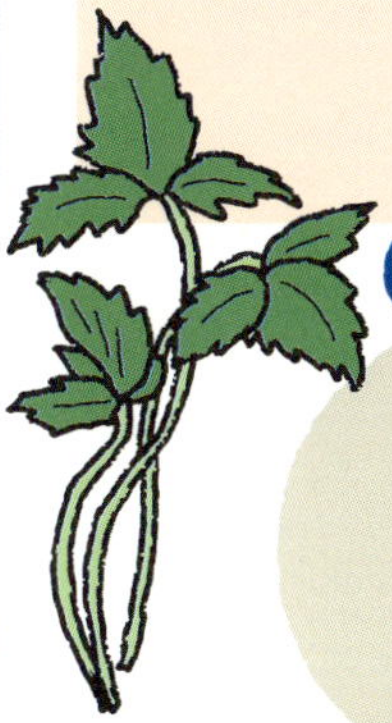

ごはん１人分 200g（塩分０g）

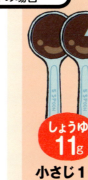

減塩 適塩 ポイント

ごはんに煮た肉と野菜をのせ、仕上げに三つ葉で香りと彩りをプラス！

主菜&主食

ポークカレー

市販のカレールーとカレー粉の使い方や玉ねぎの使い方がポイント。さらに減塩するには、カレールーとカレー粉をミックスし、玉ねぎの量を増やして甘みを足します。

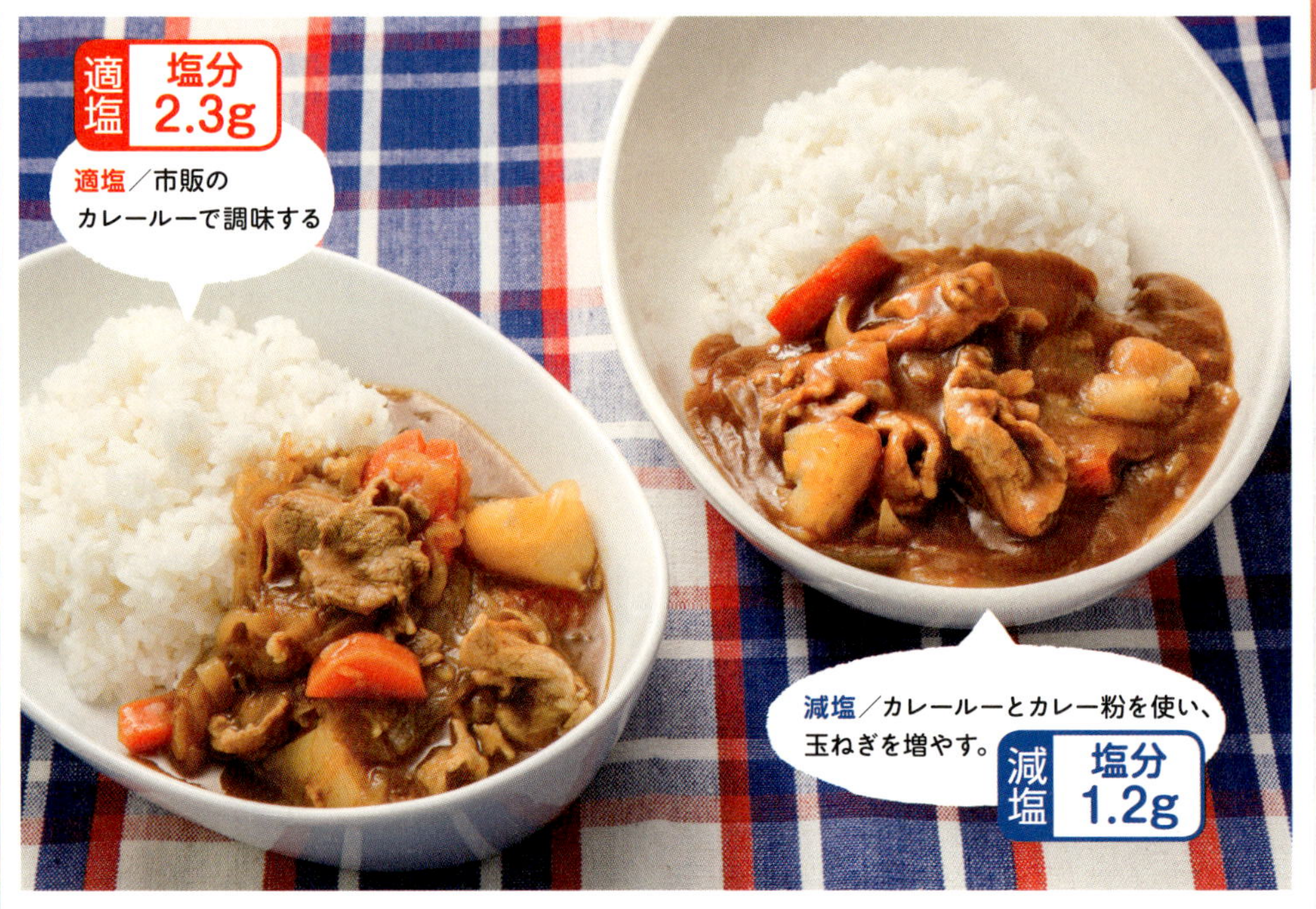
適塩 塩分 2.3g
適塩／市販のカレールーで調味する
減塩／カレールーとカレー粉を使い、玉ねぎを増やす。
減塩 塩分 1.2g

作り方 109 ページ

減塩

具 480g（2人分）

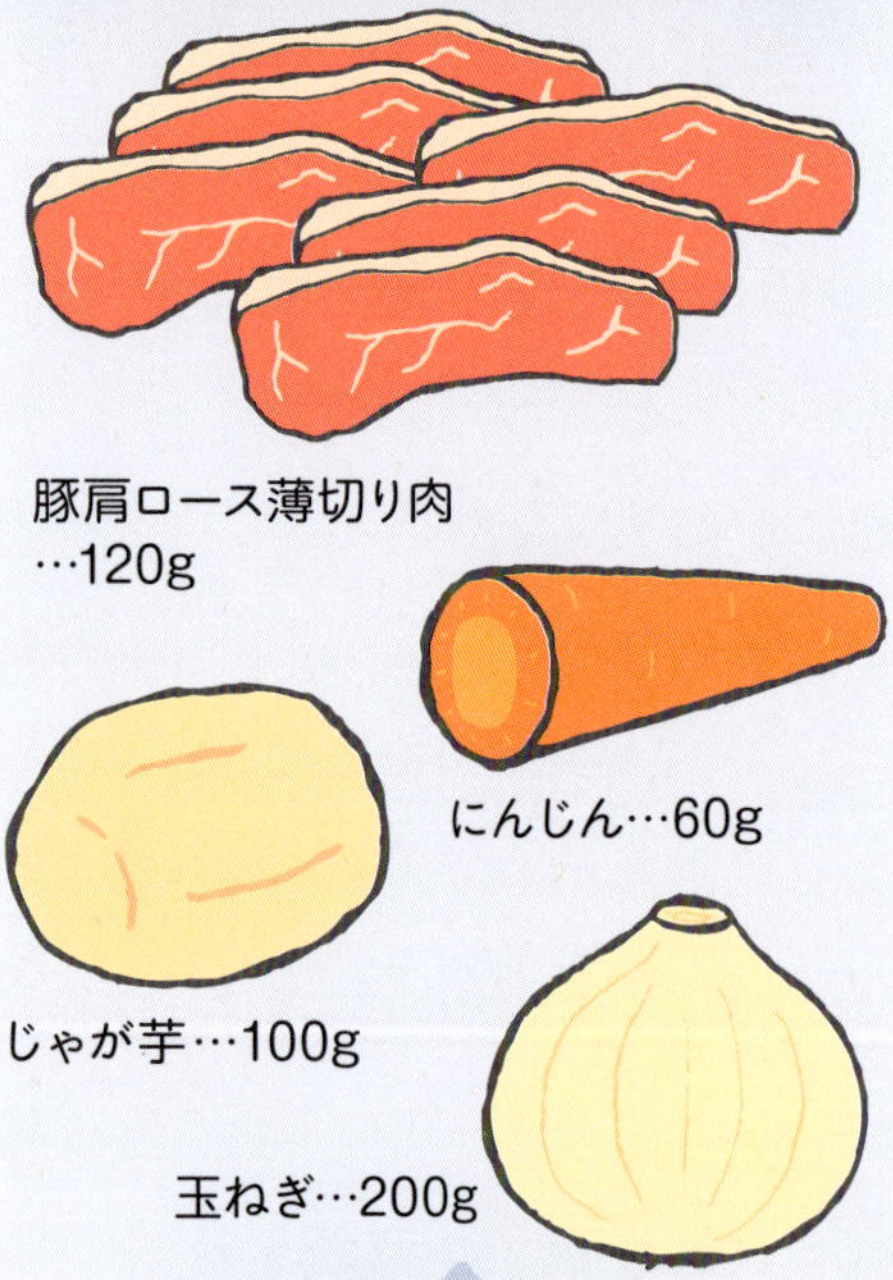

豚肩ロース薄切り肉…120g

にんじん…60g

じゃが芋…100g

玉ねぎ…200g

減塩ポイント
玉ねぎ多め！

適塩

具 400g（2人分）

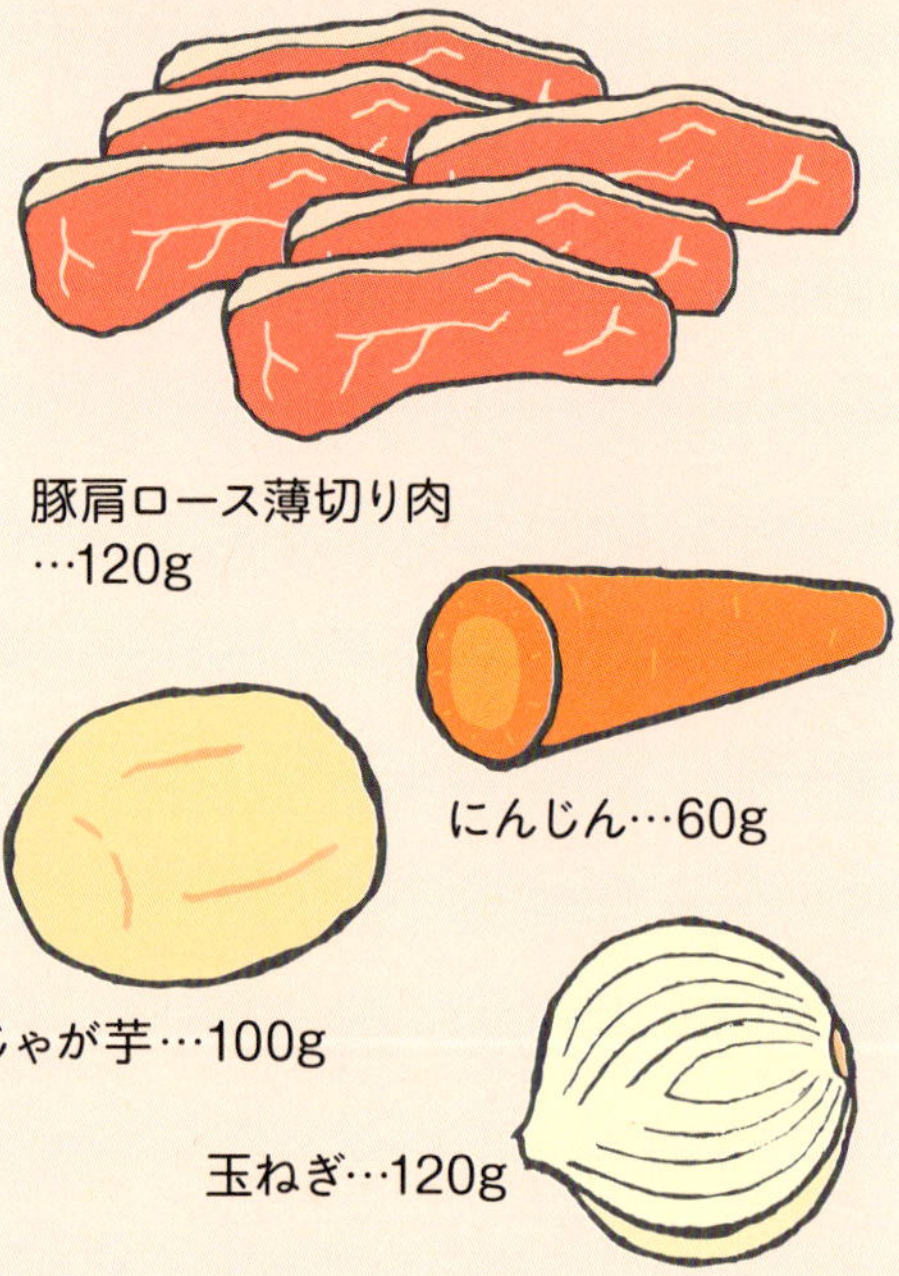

豚肩ロース薄切り肉…120g

にんじん…60g

じゃが芋…100g

玉ねぎ…120g

＋

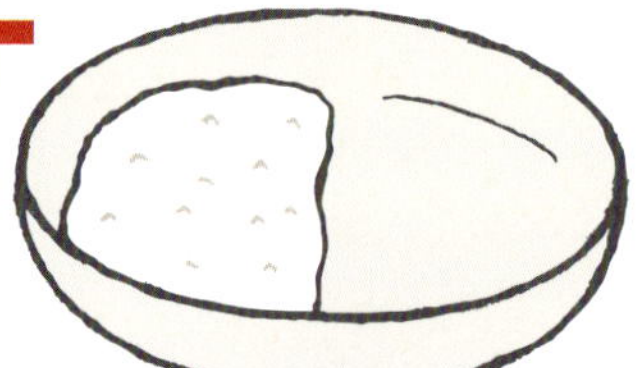

ごはん１人分 200g
（塩分０g）

減塩

カレールーを減らして、カレー粉を加える。さらに玉ねぎを増やしてよくいためてから煮る。

カレールーを減らし、その代わりにカレー粉を加えてスパイシーさを補います。

玉ねぎを増やして油でよくいためると甘味がプラスされます。油できつね色になるまでよくいためましょう。

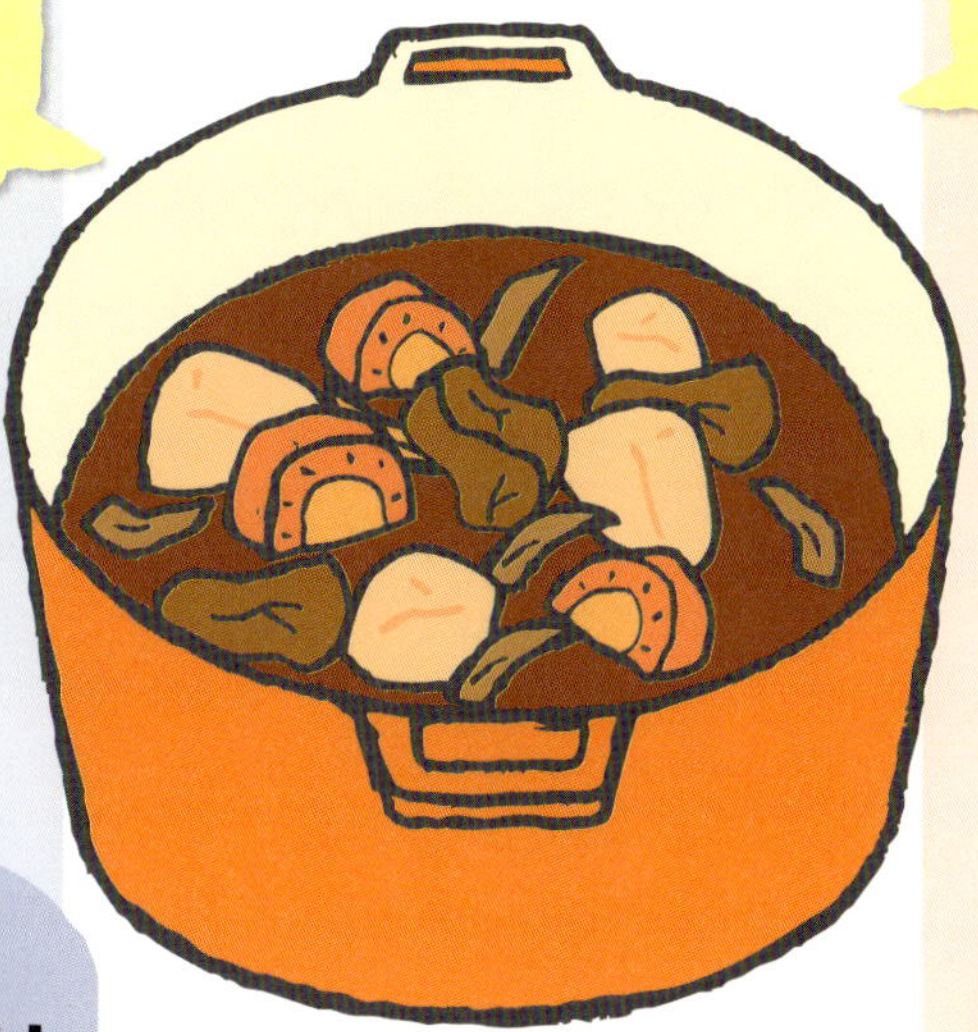

減塩ポイント

ルーを半量にしてカレー粉をプラス！

調味料

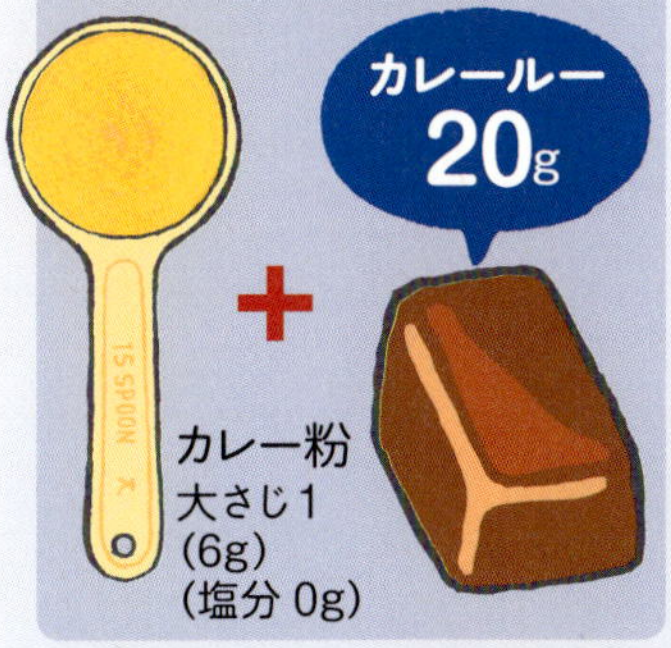

カレールー
20g
カレー粉
大さじ1
(6g)
(塩分 0g)

●減塩の調味料
具の**0.4%**塩分が適量。
具 480g の場合

$$480 \times \frac{0.4}{100} \fallingdotseq 2$$

塩分2g＝カレールー 20g

減塩ポイント

玉ねぎをよくいためる

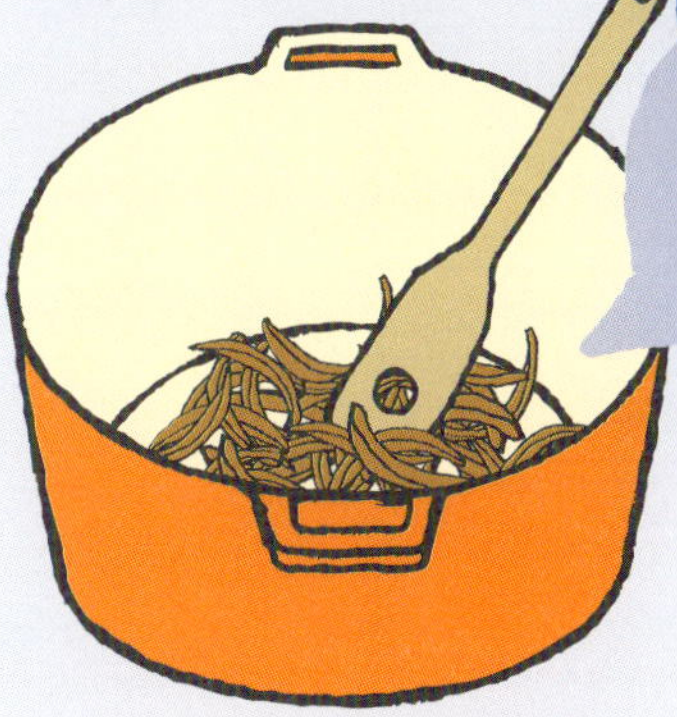

適塩

具に対して適塩分の市販のカレールーで調味する

カレールーは、商品パッケージに書いてある使用量ではなく、具に対して1%塩分になる量を使います。

調味料

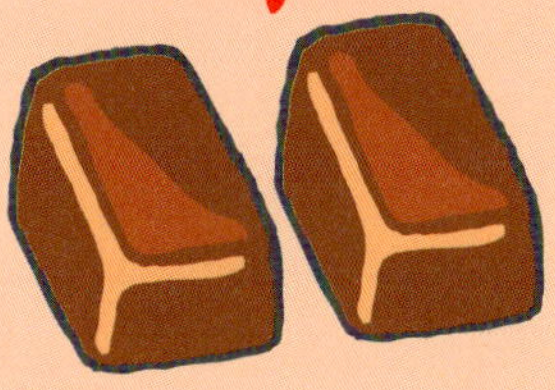

カレールー
40g

●適塩の調味料
具の**1%**塩分が適量。
具 400g の場合

$$400 \times \frac{1}{100} = 4$$

塩分4g＝カレールー 40g

カレールーの塩分の目安＝塩分10%

(正確には、各商品に表示してある栄養表示の「食塩相当量」を参照してください)

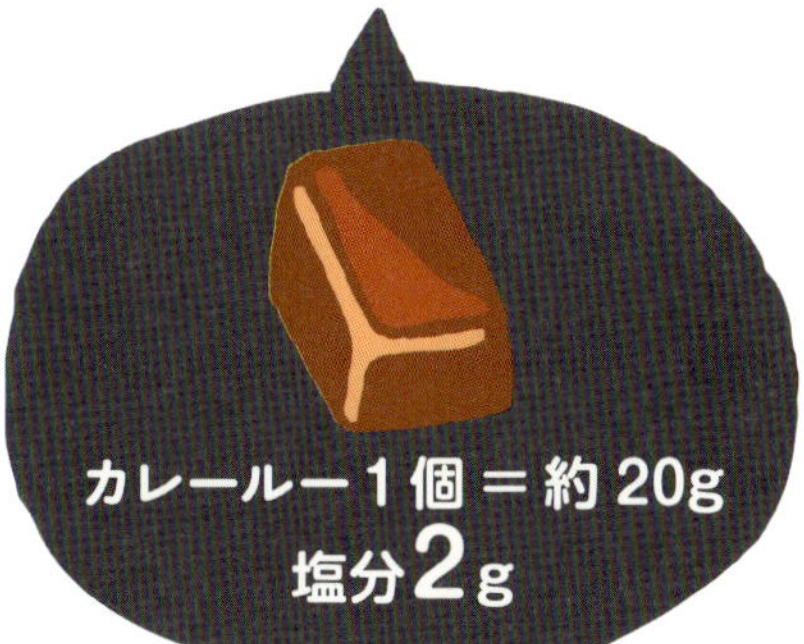

カレールー1個＝約20g
塩分2g

コラム

カレーの薬味の塩分に要注意！

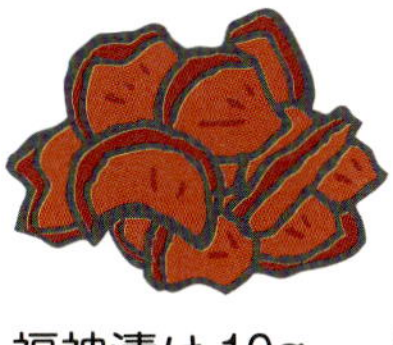

福神漬け 10g
(塩分 0.5g)

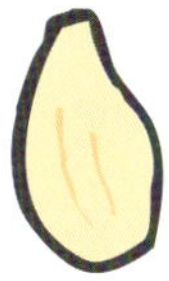

らっきょう漬け1個5g
(塩分 0.1g)

みそ汁

調味料の分量と、おいしいだしを使い、具のうま味を引き出すことがポイント。さらに減塩するには、調味料の量を減らし、具をしっかり煮ます。

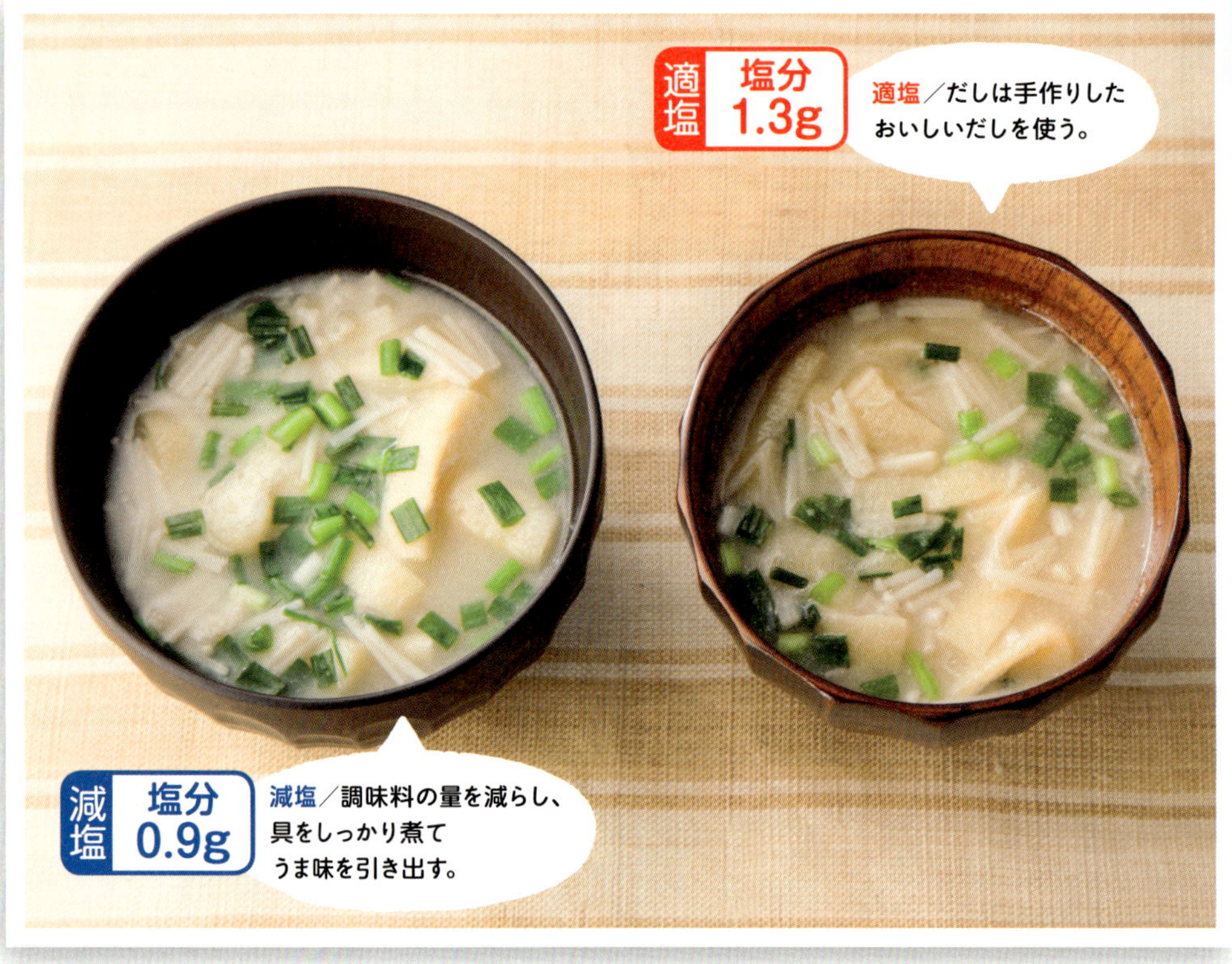

作り方 110 ページ

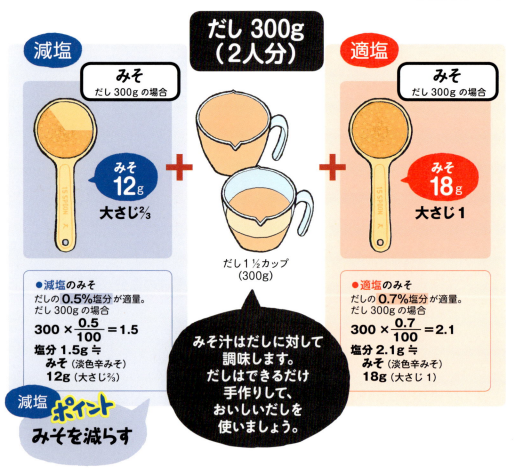

だし 300g（2人分）

減塩

みそ だし 300g の場合

みそ 12g
大さじ⅔

＋

だし 1½カップ（300g）

＋

適塩

みそ だし 300g の場合

みそ 18g
大さじ 1

●減塩のみそ
だしの **0.5%塩分** が適量。
だし 300g の場合

$$300 \times \frac{0.5}{100} = 1.5$$

塩分 1.5g ≒
みそ（淡色辛みそ）
12g（大さじ⅔）

●適塩のみそ
だしの **0.7%塩分** が適量。
だし 300g の場合

$$300 \times \frac{0.7}{100} = 2.1$$

塩分 2.1g ≒
みそ（淡色辛みそ）
18g（大さじ 1）

みそ汁はだしに対して調味します。だしはできるだけ手作りして、おいしいだしを使いましょう。

減塩ポイント
みそを減らす

減塩

調味料の量を減らし、具をしっかり煮てから、みそをとき入れる。


　だしに対して0.5%塩分になる量のみそで調味します。

　さらに、具をだしでしっかり煮て、具のうま味を引き出してから、みそで調味します。具のうま味が出ることでうす味を補います。

　また、香りが出るものや辛味のあるもの（下記）を加えるのもおすすめです。

適塩

だしは手作りしたおいしいだしを使う。


　おいしいだしを使うと、調味料（みそ）が少なくてもおいしく感じます。

　だしに対して0.7%塩分になる量のみそで調味します。

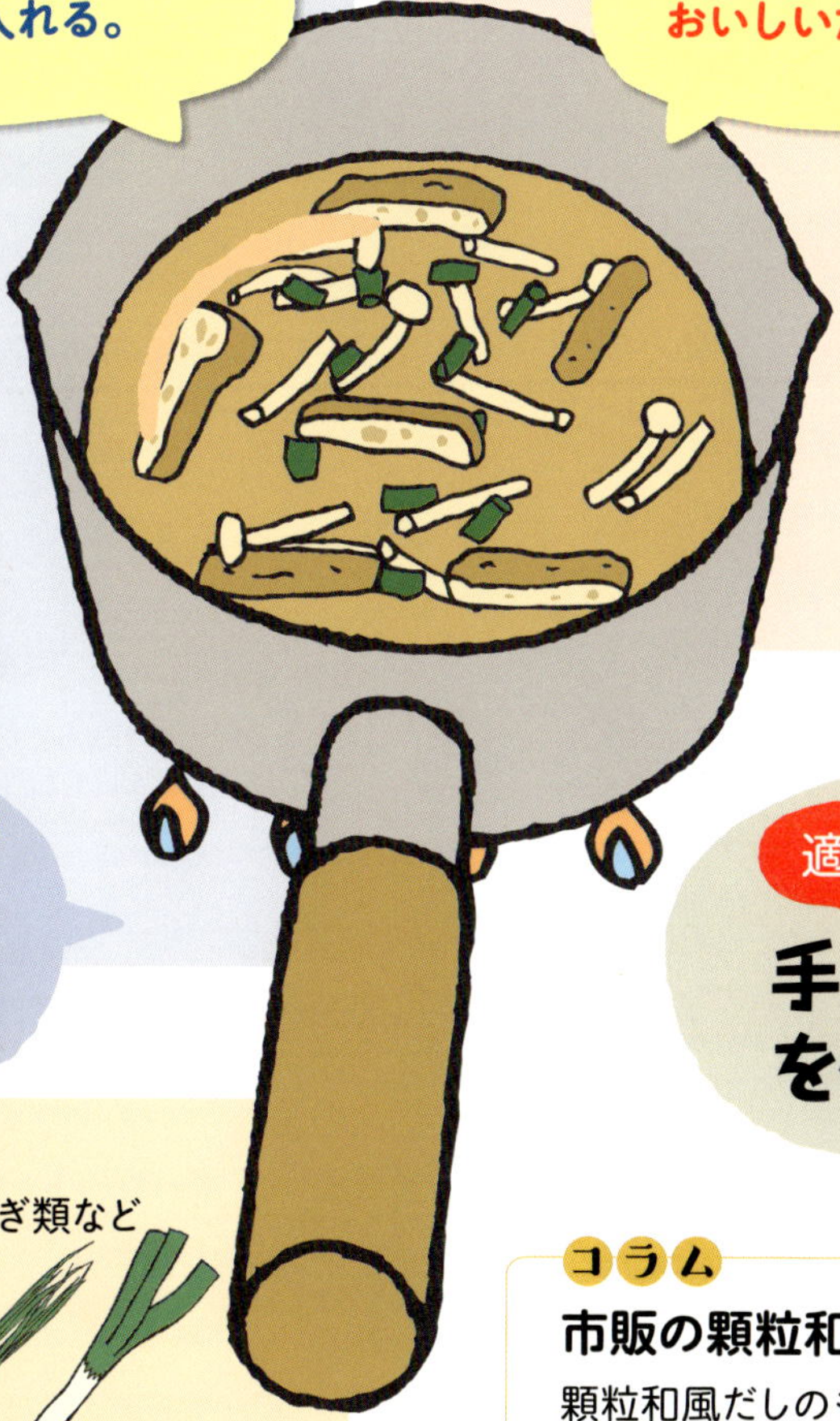

減塩 ポイント
具をよく煮てうま味を出す

適塩 減塩
手作りのだしを使う

うま味が出る具
油揚げ、きのこ類、玉ねぎ、ねぎ類など

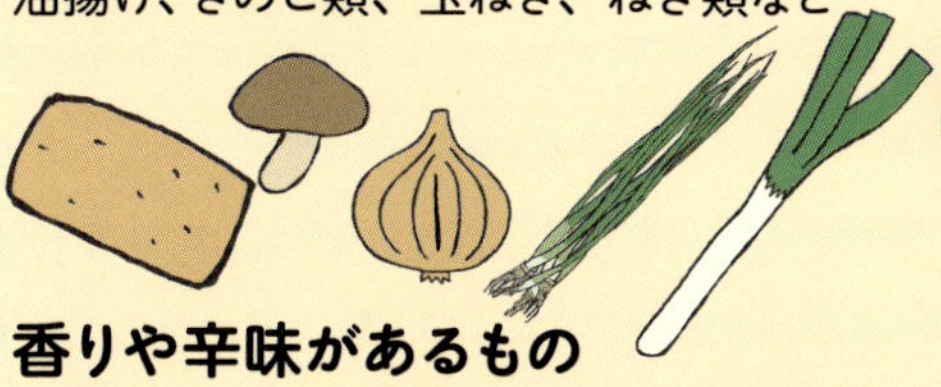

香りや辛味があるもの
ごぼう、みょうが、七味とうがらし、一味とうがらし、さんしょう、しょうがなど

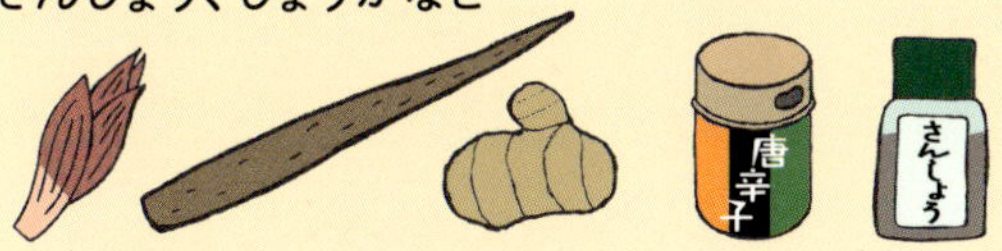

コラム
市販の顆粒和風だしを使う場合

顆粒和風だしのもとは、約40%塩分と塩分が高いものです。使用する場合は、**商品パッケージの表示の½量を水または湯にといて**使ってください。

- 手作りだし300g（塩分0.3g）
- 顆粒和風だしのもとを表示の½量を水や湯でといただし300g（塩分0.4g）

コラム ### さらに減塩する方法

みそ汁の具を倍に増やして、その分だしの量を減らして調味するのもよいでしょう。

みそ汁の味は同じですが、減塩になります。


具を140～160gに増やし、だしは240gに減らす。（2人分）

●減塩の調味料
だしの**0.5%塩分**が適量。
だし240gの場合

$$240 \times \frac{0.5}{100} = 1.2$$

塩分1.2g≒みそ（淡色辛みそ）**10g**（大さじ½強）

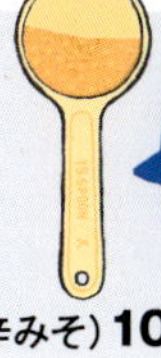

1人分の塩分マイナス0.1g

●適塩の調味料
だしの**0.7%塩分**が適量。
だし240gの場合

$$240 \times \frac{0.7}{100} = 1.7$$

塩分1.7g≒みそ（淡色辛みそ）**14g**（大さじ¾）

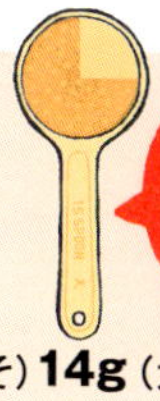

1人分の塩分マイナス0.2g

吸い物

調味料の分量と、おいしいだしを使い、具だくさんにしてうま味を引き出すことがポイント。

さらに減塩するには、調味料の量を減らし、仕上げに香りのものをプラスします。

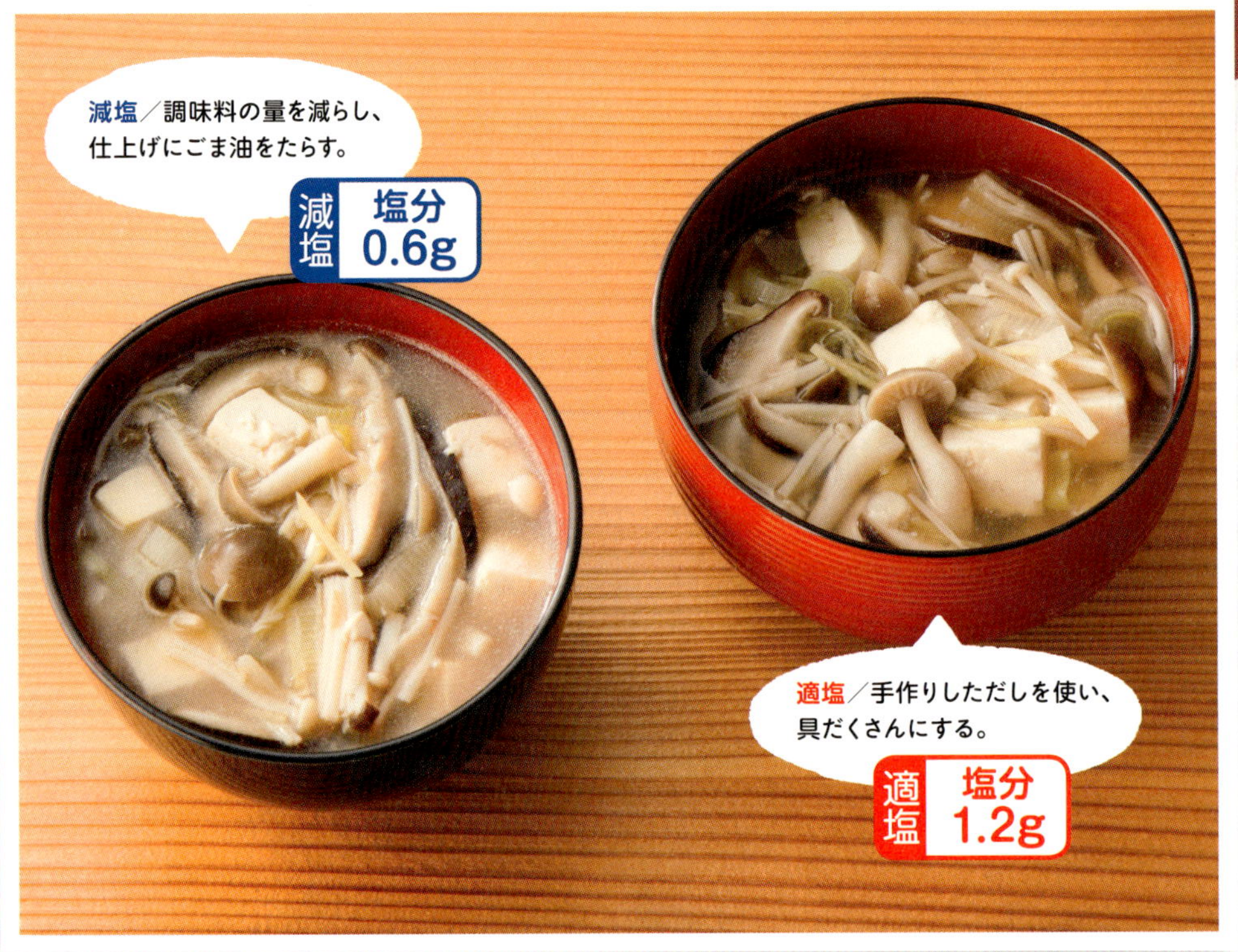
減塩／調味料の量を減らし、仕上げにごま油をたらす。
減塩 塩分 0.6g
適塩／手作りしただしを使い、具だくさんにする。
適塩 塩分 1.2g

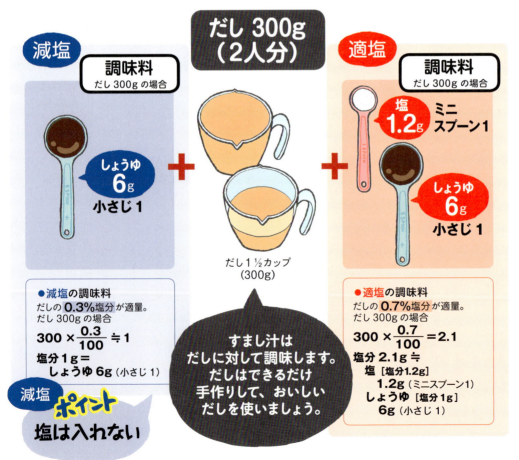

作り方 110 ページ

だし 300g（2人分）

減塩

調味料
だし 300g の場合

しょうゆ 6g
小さじ 1

＋

だし 1½カップ（300g）

＋

適塩

調味料
だし 300g の場合

塩 1.2g
ミニスプーン1
しょうゆ 6g
小さじ 1

●減塩の調味料
だしの 0.3%塩分が適量。
だし 300g の場合

$300 \times \frac{0.3}{100} \fallingdotseq 1$

塩分 1 g＝
しょうゆ 6g（小さじ 1）

すまし汁はだしに対して調味します。だしはできるだけ手作りして、おいしいだしを使いましょう。

●適塩の調味料
だしの 0.7%塩分が適量。
だし 300g の場合

$300 \times \frac{0.7}{100} = 2.1$

塩分 2.1g ≒
塩 ［塩分1.2g］
1.2g（ミニスプーン1）
しょうゆ ［塩分 1g］
6g（小さじ 1）

減塩ポイント
塩は入れない

減塩

調味料の量を減らし、具をいためて仕上げに香りのものをプラスします。

だしに対して0.3%塩分になる量のしょうゆで調味します。

具をごま油でいため、さらに仕上げにごま油を足らし、香りとコクを加えます。あるいはほかに香りや辛味のあるもの（下記）を加えてもよいでしょう。

適塩

だしは手作りしたおいしいだしを使い、具だくさんにする。

おいしいだしを使うと、調味料が少なくてもおいしく感じます。だしに対して0.7%塩分になる量の塩としょうゆで調味します。

具は、うま味が出るものなどを2～3数種類使い、量も1人分100gくらいにしましょう。

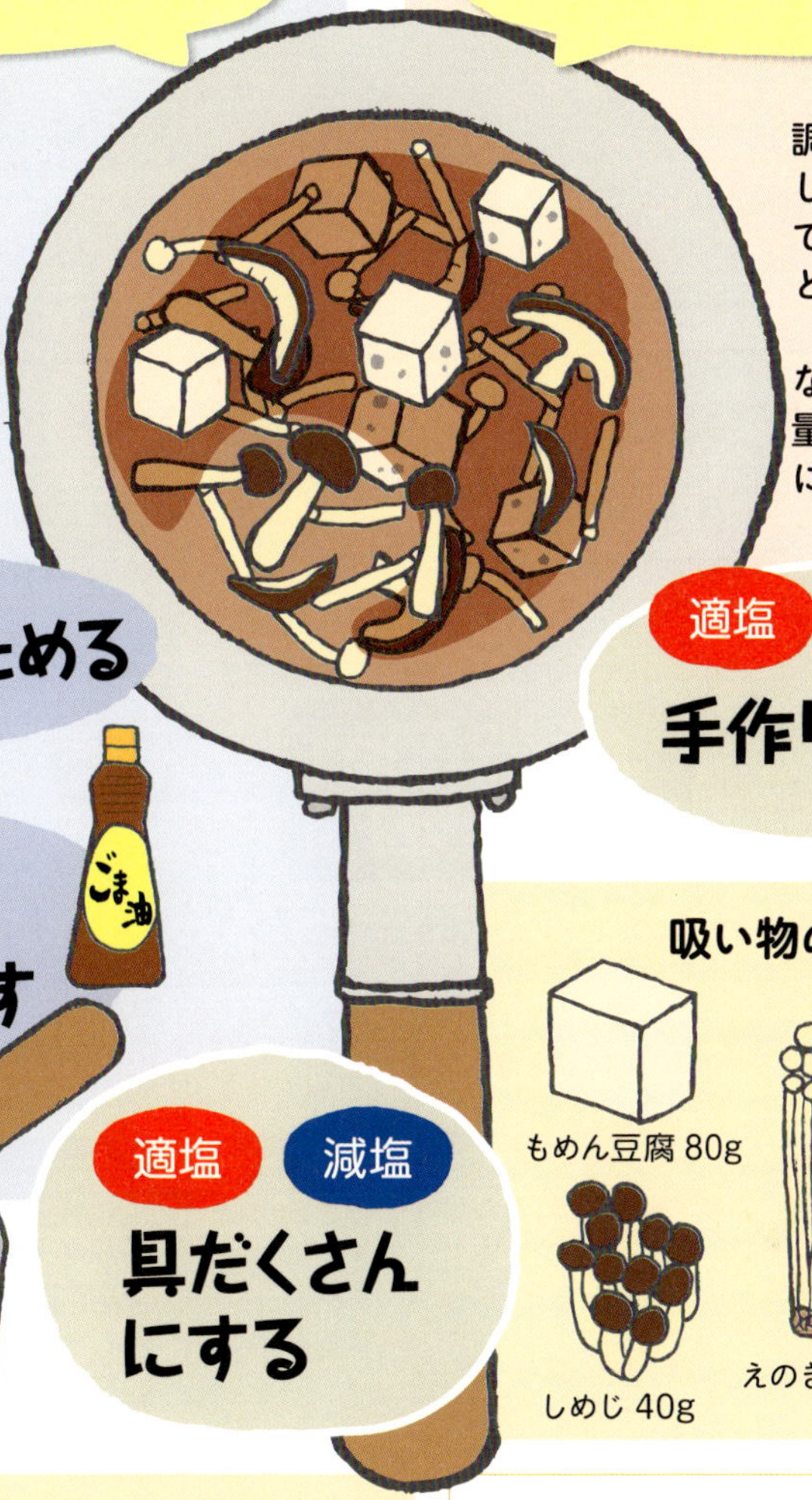

減塩 ポイント 具をごま油でいためる

適塩 減塩 手作りのだしを使う

減塩 ポイント ごま油を仕上げにたらす

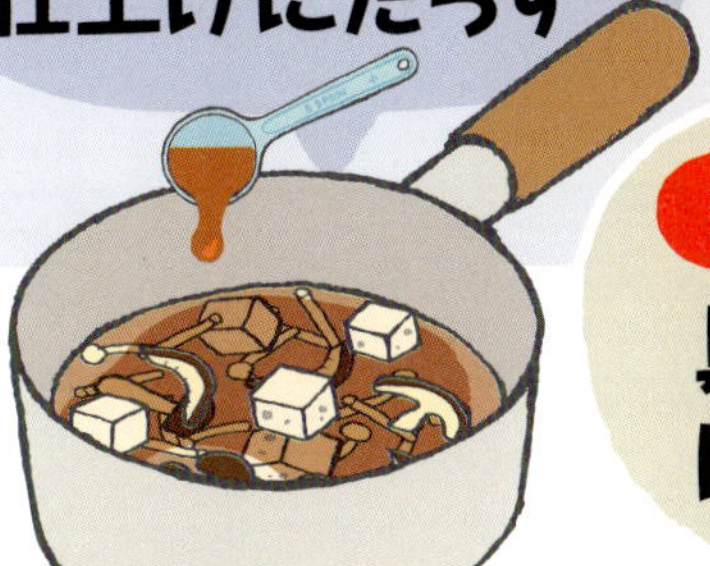

適塩 減塩 具だくさんにする

吸い物の具（2人分）

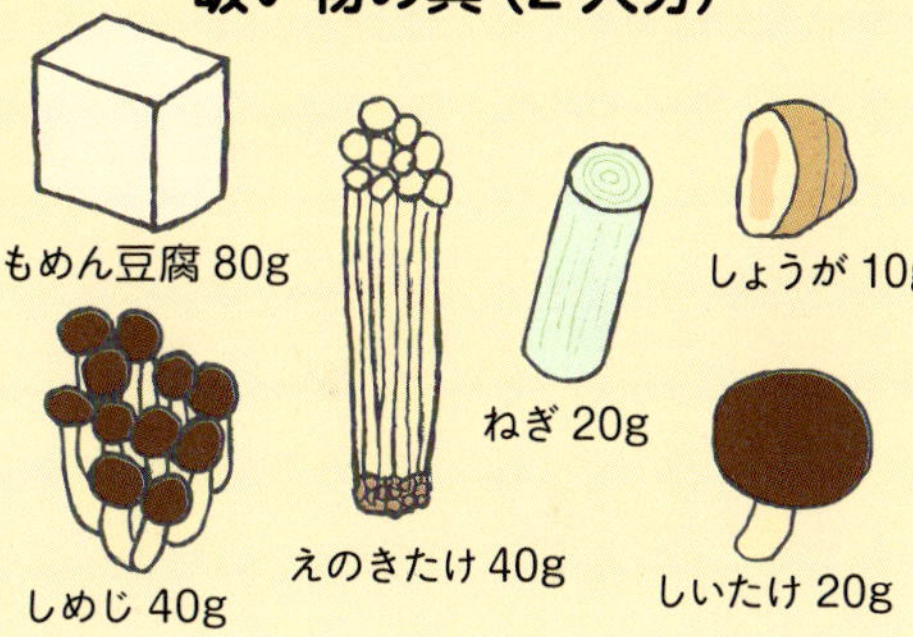
もめん豆腐 80g
えのきたけ 40g
ねぎ 20g
しょうが 10g
しめじ 40g
しいたけ 20g

うま味が出る具

油揚げ、きのこ類、玉ねぎ、ねぎ類など

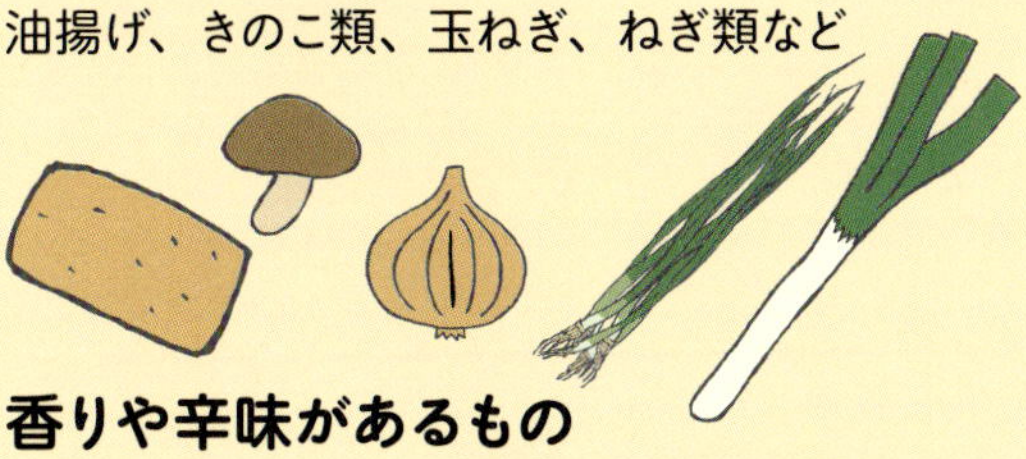

香りや辛味があるもの

ごぼう、みょうが、ごま油、七味とうがらし、一味とうがらし、さんしょう、しょうが、木の芽、ゆずなど

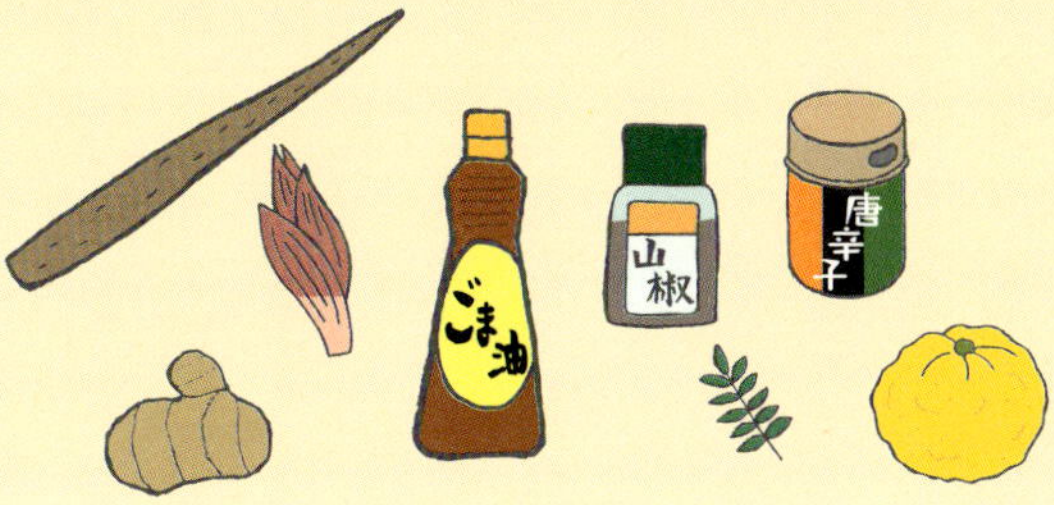
ごま油
山椒
唐辛子

コラム

市販の顆粒和風だしを使う場合

顆粒和風だしのもとは、約40%塩分と塩分が高いものです。使用する場合は、**商品パッケージの表示の½量にしてください。**

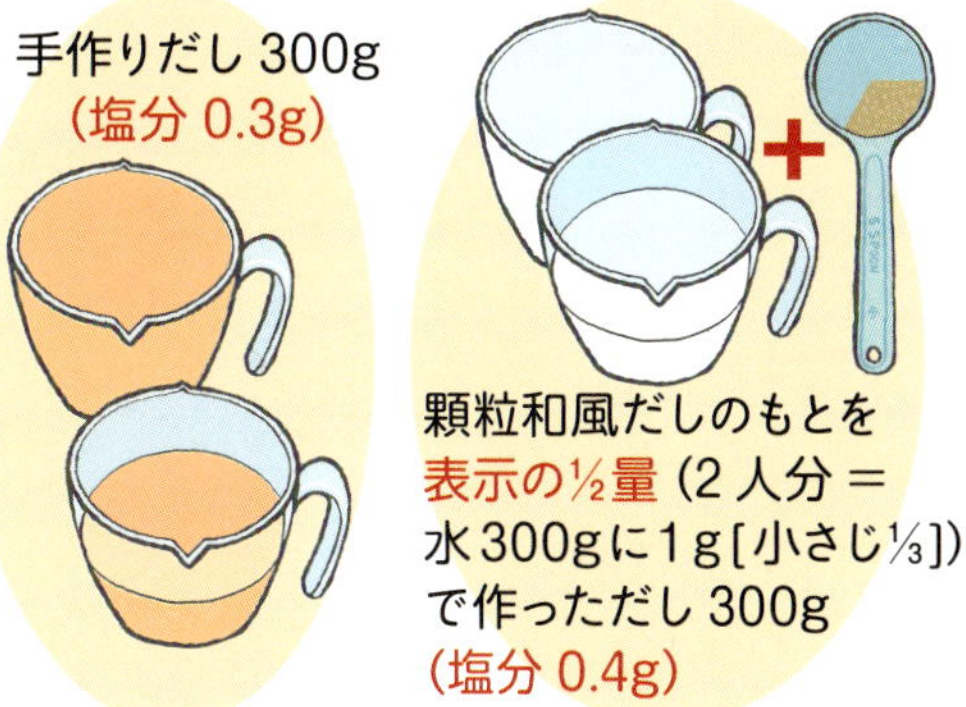
手作りだし 300g
（塩分 0.3g）
顆粒和風だしのもとを表示の½量（2人分＝水300gに1g［小さじ⅓］）で作っただし 300g
（塩分 0.4g）

汁物

トマトと卵の中国風スープ

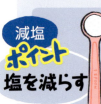

調味料の分量、具からうま味を引き出すことがポイント。さらに減塩するには、調味料の量を減らし、トマトをいため、干しエビのうま味を引き出しただしを使います。

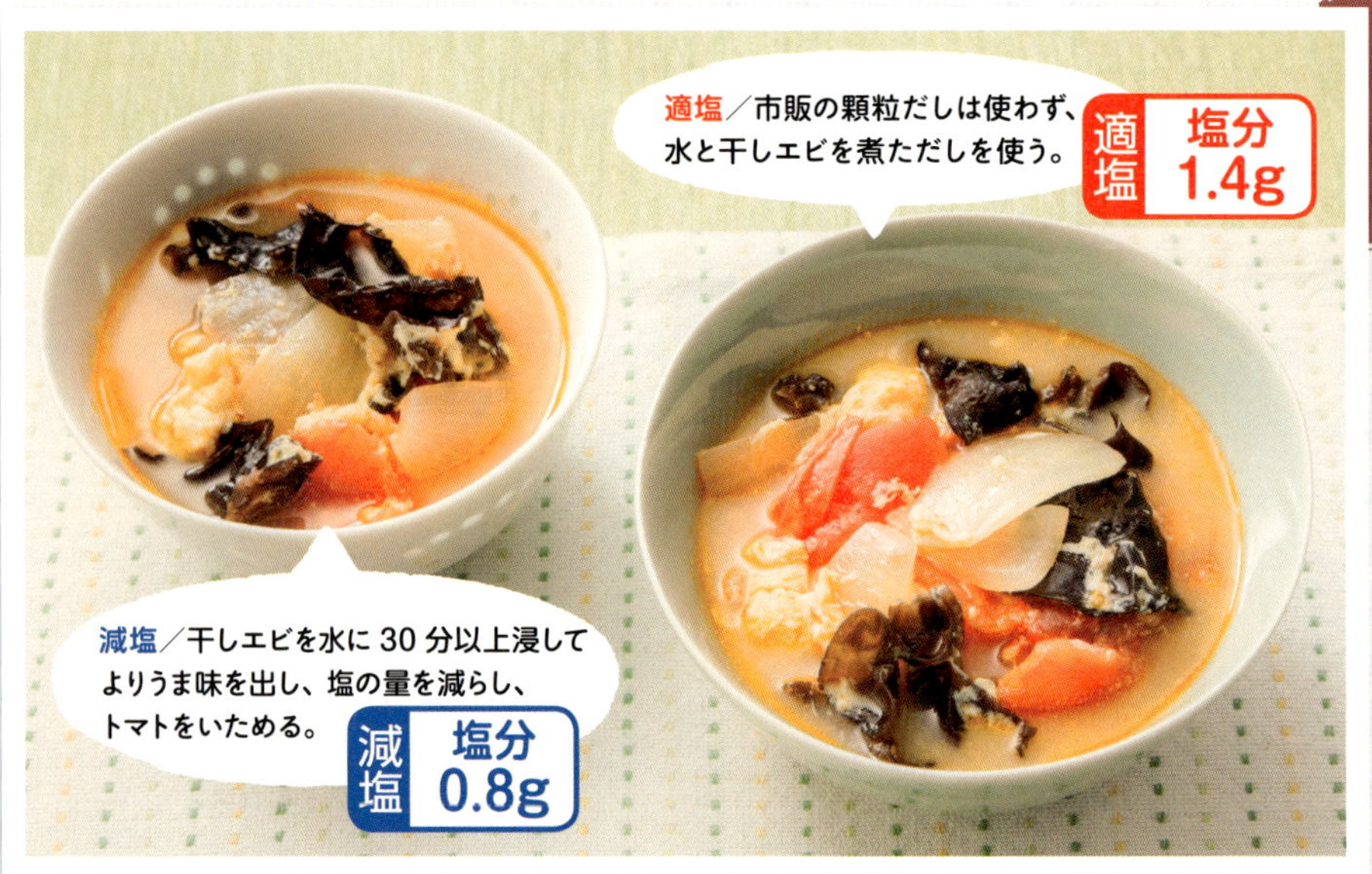

適塩／市販の顆粒だしは使わず、水と干しエビを煮ただしを使う。
適塩 塩分 1.4g
減塩／干しエビを水に 30 分以上浸してよりうま味を出し、塩の量を減らし、トマトをいためる。
減塩 塩分 0.8g

作り方 110 ～ 111 ページ

だし 300g（2人分）

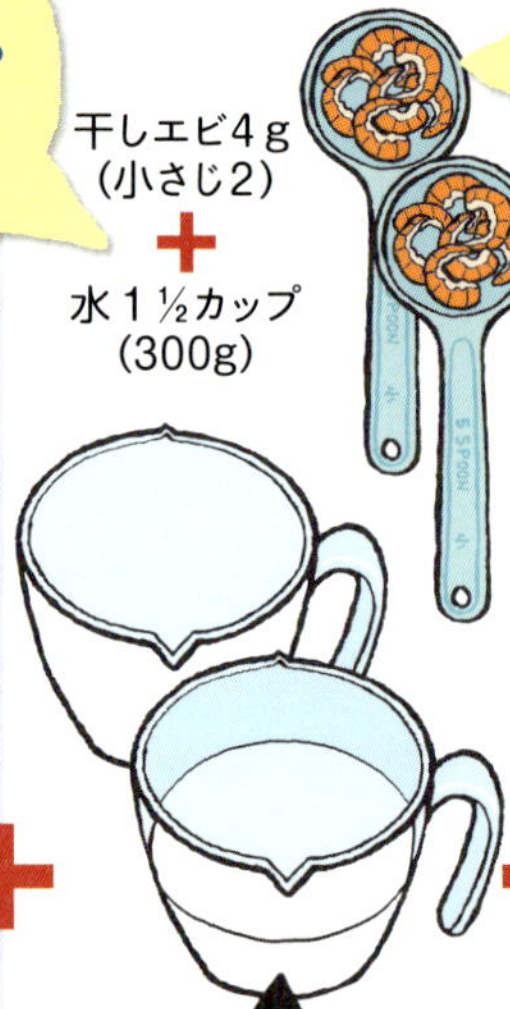

干しエビ4ｇ（小さじ2）
＋
水１½カップ（300g）

減塩

干しエビを水に30分以上浸してうま味をより引き出す。調味料の量を減らし、トマトをしっかりといためる。

干しエビを水に30分以上浸すと、うま味と塩味をより引き出すことができます。このだしに対して0.4％塩分になる量の塩で調味します。

また、トマトをしっかりといためることで甘味とうま味を引き出します。

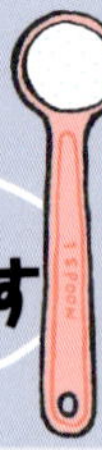

塩
だし 300g の場合
1.2g
ミニスプーン 1

減塩ポイント 塩を減らす

●減塩の塩

だしの 0.4％塩分が適量。
だし 300g の場合

$$300 \times \frac{0.4}{100} = 1.2$$

塩 1.2g（ミニスプーン 1）

減塩ポイント トマトをよくいためる

適塩

だしは、市販の鶏がらだしのもとは使わず、水と干しエビを煮ただしを使う。

市販の顆粒だしは塩分が高いので、水と干しエビを使って、干しエビから出るうま味と塩味を利用します。そのだしに対して 0.8％塩分になる量の塩で調味します。

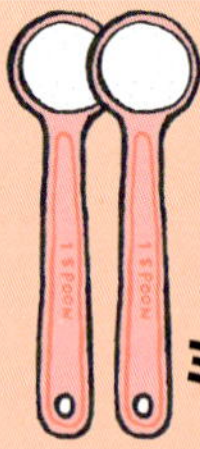

塩
だし 300g の場合
2.4g
ミニスプーン 2

●適塩の塩

だしの 0.8％塩分が適量。
だし 300g の場合

$$300 \times \frac{0.8}{100} = 2.4$$

塩 2.4g（ミニスプーン 2）

中国風スープはだしに対して調味します。

干しエビのだしを使わず、市販の顆粒だしを使う場合

顆粒だしは表示どおりにだしを作ると塩分が高いので、表示の¼量にする。2人分300g に1.2g(小さじ¼) にする。塩分は0.6g。調味する塩の量を調整しましょう。

トマトと卵の中国風スープの具（2 人分）

トマト（完熟）200g（1 個）	玉ねぎ 50g（1/4 個）	きくらげ（もどしたもの）20g	卵 50g（1 個）

汁物 ミネストローネ

市販の固形ブイヨンの使い方と具からうま味を引き出すことがポイント。さらに減塩するには、調味料の量を減らし、具を大きめに切って煮る時間を長くし、うま味を引き出します。

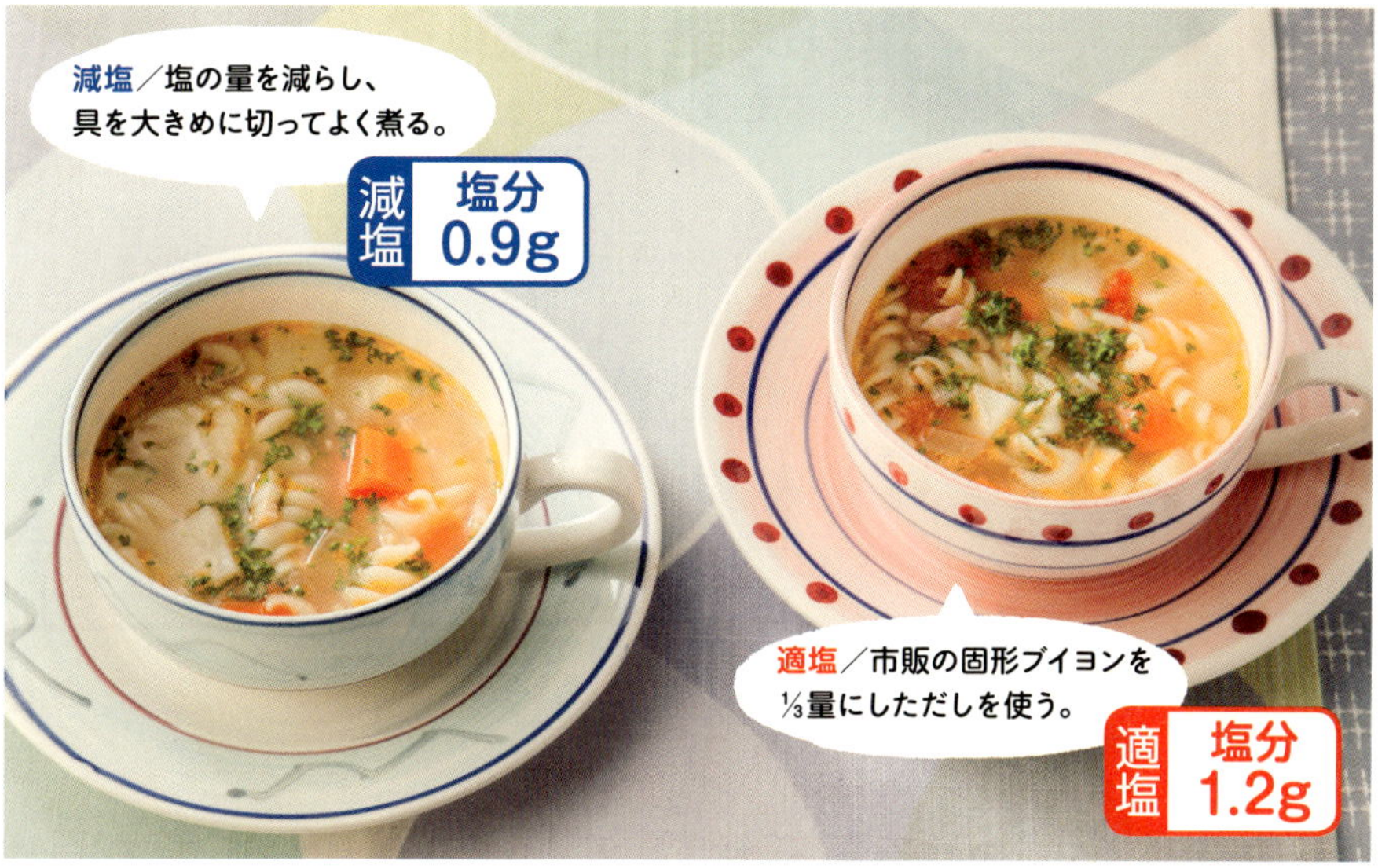
減塩／塩の量を減らし、具を大きめに切ってよく煮る。
減塩 塩分 0.9g
適塩／市販の固形ブイヨンを⅓量にしただしを使う。
適塩 塩分 1.2g

作り方 111 ページ

減塩

調味料の量を減らし、具を大きめに切って長く煮る。その分、だしの量を増やす。

調味する塩の量を減らして減塩します。具を大きく切って火が通るまでじっくり煮ることで、具のうま味や味わいをよりスープに引き出します。

だし 400g（2人分）

具が大きいので煮る時間が長くなるため、だしの量を多くする。
400g＋固形ブイヨン（小）1/3 個＝塩分 0.8g

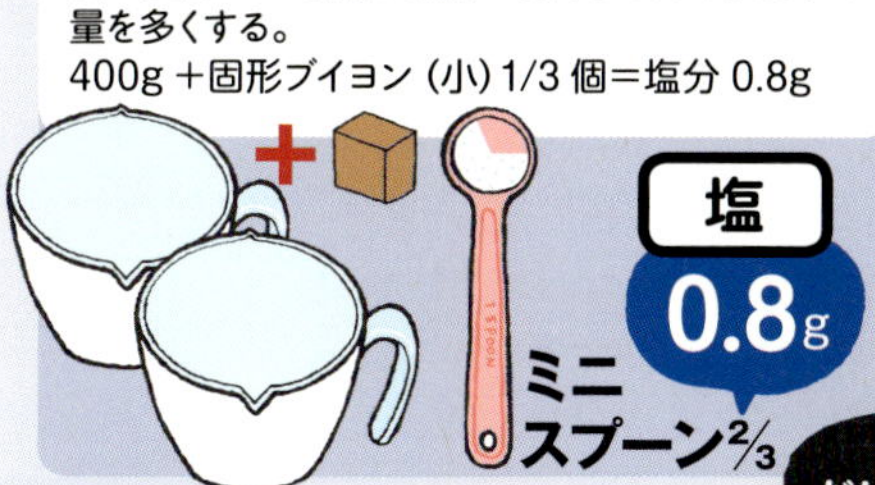
塩
0.8g
ミニスプーン⅔

●減塩の塩
だしの 0.2%塩分 が適量。
だし 400g の場合

$$400 \times \frac{0.2}{100} = 0.8$$

塩 0.8g（ミニスプーン⅔）

適塩

市販の固形ブイヨンは表示の⅓量にする。固形ブイヨンに含まれる塩分を加味して、調味料の量を加減する。

市販の固形ブイヨンを表示通りに使うとだしの塩分が高くなるので、⅓量に減らします。その分を考えて調味する塩の量を加減します。

だし 300g（2人分）

300g＋固形ブイヨン（小）1/3 個＝塩分 0.8g

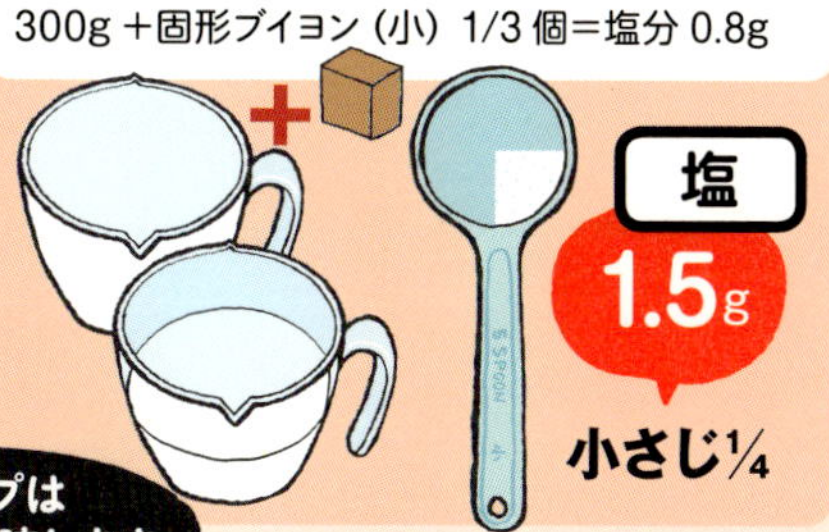
塩
1.5g
小さじ¼

●適塩の塩
だしの 0.5%塩分 が適量。
だし 300g の場合

$$300 \times \frac{0.5}{100} = 1.5$$

塩 1.5g（小さじ¼）

洋風スープはだしに対して調味します。

市販の固形ブイヨンを使う場合
固形ブイヨンを表示どおりにだしを作ると塩分が高いので、表示より少なくするする。2 人分に固形ブイヨン（小）1/3 個（塩分 0.8 g）が目安。

減塩ポイント

具を大きめに切ってよく煮る

ミネストローネの具（2 人分）

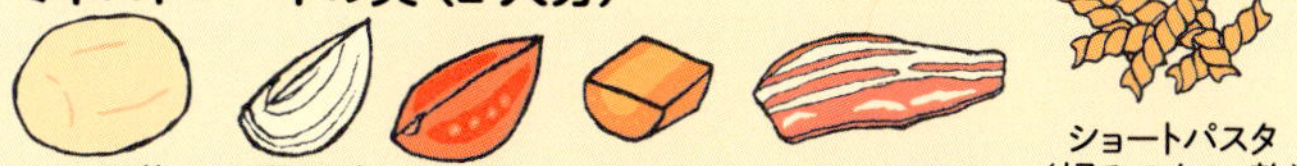
じゃが芋 80g
玉ねぎ 40g
トマト 40g
にんじん 20g
ベーコンの薄切り 20g
ショートパスタ（好みのもの。乾）20g

定番おかずの 適塩・減塩 料理レシピ

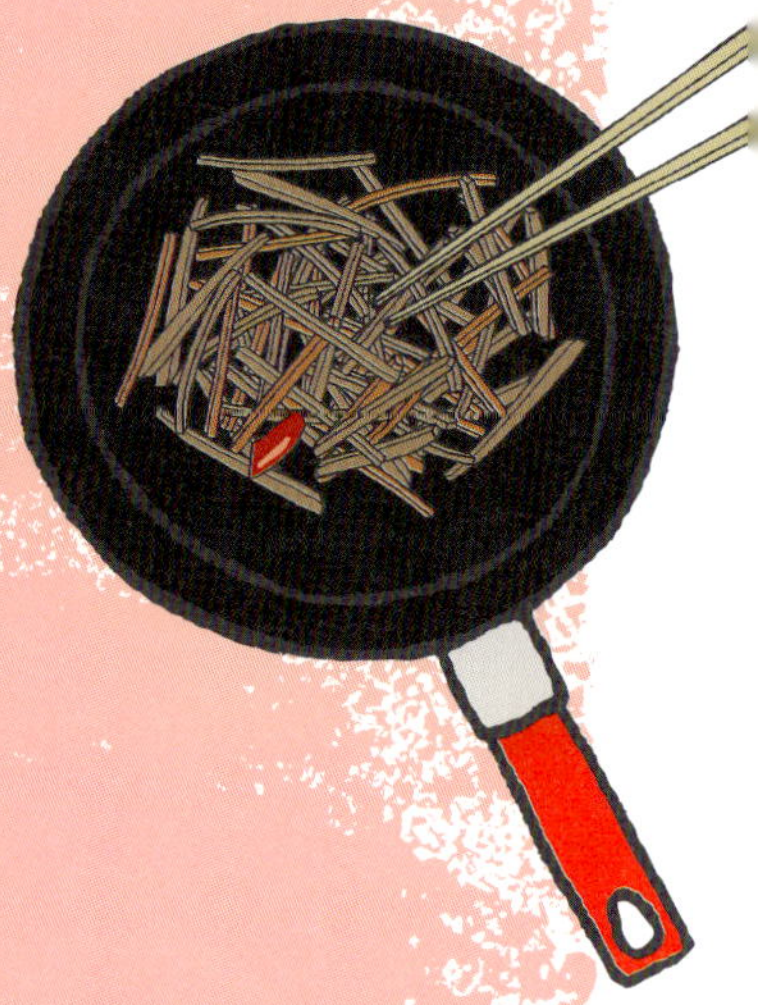

計量カップ・スプーン重量表（g）

食品名	小さじ（5mℓ）	大さじ（15mℓ）	1カップ（200mℓ）
水・酒・酢・だし	5	15	200
食塩・精製塩	6	18	—
あら塩（並塩）	5	15	—
しょうゆ（濃い口・うす口）	6	18	—
みそ	6	18	—
みりん	6	18	—
砂糖（上白糖）	3	9	—
サラダ油・ごま油 オリーブ油・バター	4	12	—
マヨネーズ	4	12	—
ドレッシング	5	15	—
牛乳（普通牛乳）	5	15	—
粉チーズ	2	6	—
トマトケチャップ	6	18	—

●食塩・精製塩　ミニスプーン1（1mℓ）＝1.2g
●あら塩（並塩）ミニスプーン1（1mℓ）＝1.0g
●しょうゆ　ミニスプーン1（1mℓ）＝1.2g

食品名	小さじ（5mℓ）	大さじ（15mℓ）	1カップ（200mℓ）
ウスターソース・豚カツソース	6	18	—
中濃ソース	7	21	—
練りがらし	5	15	—
カレー粉	2	6	—
豆板醤	7	21	—
オイスターソース	6	18	—
顆粒だしのもと（和洋中）	3	9	—
小麦粉（薄力粉、強力粉）	3	9	—
かたくり粉	3	9	—
パン粉・生パン粉	1	3	—
すりごま・いりごま	2	6	—
米（胚芽精米・精白米・玄米）	—	—	170
米（無洗米）	—	—	180

●胚芽精米・精白米・玄米1合（180mℓ）＝150g
●無洗米1合（180mℓ）＝160g

主菜

▼▼▼40ページ

アジの塩焼き 適塩

1人分 エネルギー176kcal 塩分0.9g

材料／1人分

- アジ（一尾魚）……130g※（1尾）
- 塩 魚の1.5%塩分…2g（小さじ1/3）
- 大根……60g（汁けを絞って30g）
- 大根の葉……少量（4g）

※下処理をしたあとの重量（ぜいご、えら、内臓を除いたもの）。実際に食べる身の量は100g。

作り方

❶アジの下処理をする。ぜいご、えら、内臓を除いて洗い、水けをふきとる。

❷ 適塩 アジ全体に塩（2g）をふり、5分おく。上になる面の身に切り込みを入れる。

❸250度に温めたオーブン、またはグリルで10～12分焼いて火を通す。器に盛る。

❹大根は皮をむいておろし、軽く汁けをきる。大根の葉はゆでて刻み、おろし大根と混ぜてアジの右手前に添える。

アジの塩焼き 減塩

1人分 エネルギー176kcal 塩分0.6g

材料／1人分

- アジ（一尾魚）……130g※（1尾）
- 塩 魚の1.5%塩分…2g（小さじ1/3）
- 大根……60g（汁けを絞って30g）
- 大根の葉……少量（4g）

※下処理をしたあとの重量（ぜいご、えら、内臓を除いたもの）。実際に食べる身の量は100g。

作り方

❶アジの下処理をする。ぜいご、えら、内臓を除いて洗い、水けをふきとる。

❷ 減塩 アジ全体に塩（2g）をふり、30分おく。表面の汁けをキッチンペーパーでふきとる。上になる面の身に切り込みを入れる。

❸250度に温めたオーブン、またはグリルで10～12分焼いて火を通す。器に盛る。

❹大根は皮をむいておろし、軽く汁けをきる。大根の葉はゆでて刻み、おろし大根と混ぜてアジの右手前に添える。

▼▼▼41ページ

サケの塩焼き 適塩

1人分 エネルギー145kcal 塩分0.9g

材料／1人分

- サケ（切り身）……100g（1切れ）
- 塩 魚の1%塩分…1g（ミニスプーン1弱）
- 大根……60g（汁けを絞って30g）
- 大根の葉……少量（4g）

作り方

❶ 適塩 サケ全体に塩（1g）をふり、5分おく。表面の汁けをキッチンペーパーでふきとる。

❷250度に温めたオーブン、またはグリルで6～8分焼いて火を通す。器に盛る。

❸大根は皮をむいておろし、軽く汁けをきる。大根の葉はゆでて刻み、おろし大根と混ぜてサケの右手前に添える。

サケの塩焼き 減塩

1人分 エネルギー145kcal 塩分0.5g

材料／1人分

- サケ（切り身）……100g（1切れ）
- 塩 魚の0.5%塩分 0.5g（ミニスプーン1/2弱）
- 大根……60g（汁けを絞って30g）
- 大根の葉……少量（4g）

作り方

❶ 減塩 サケ全体に塩（0.5g）をふり、5分おく。表面の汁けをキッチンペーパーでふきとる。

❷250度に温めたオーブン、またはグリルで6～8分焼いて火を通す。器に盛る。

❸大根は皮をむいておろし、軽く汁けをきる。大根の葉はゆでて刻み、おろし大根と混ぜてサケの右手前に添える。

▼▼▼42ページ

豚カツ 適塩

1人分 エネルギー477kcal 塩分1.3g

材料／1人分

- 豚ロース肉……100g（1切れ）
- 塩 肉の0.5%塩分 0.5g（ミニスプーン1/2弱）
- こしょう……少量
- 衣
  - 小麦粉……適量
  - とき卵……適量
  - パン粉……適量
- 揚げ油……適量
- ウスターソース……小さじ1
- キャベツ……50g（1/2枚）
- レモン（くし形切り）（好みで）…1/6個
- 練りがらし（好みで）……少量

作り方

❶ 適塩 豚肉全体に塩（0.5g）とこしょうをして10分おく。表面の汁けをキッチンペーパーでふきとる。

❷①の豚肉に小麦粉、卵、パン粉の順で衣をつける。

❸170～180度に熱した油できつね色になるまで3～4分揚げて火を通す。

❹キャベツはせん切りにし、さっと水で洗って水けをきり、皿に盛る。

❺③の豚カツを食べやすく切り、④の皿に盛り、分量のソースを豚カツとキャベツにかける。

❻ 適塩 好みでレモンや練りがらしを添える。

豚カツ 減塩

1人分 エネルギー477kcal 塩分1.0g

材料／1人分

豚ロース肉……100g（1切れ）
塩 肉の0.3%塩分……0.3g（ミニスプーン1/4）
こしょう……少量
衣
　小麦粉……適量
　とき卵……適量
　パン粉……適量
揚げ油……適量
中濃ソースまたは豚カツソース……小さじ1
キャベツ……50g（1/2枚）
レモン（くし形切り）……1/6個
練りがらし……少量

作り方

❶ 減塩 豚肉全体に塩（0.3g）とこしょうをして10分おく。表面の汁けをキッチンペーパーでふきとる。
❷ ①の豚肉に小麦粉、卵、パン粉の順で衣をつける。
❸ 170～180度に熱した油できつね色になるまで3～4分揚げて火を通す。
❹ キャベツはせん切りにし、さっと水で洗って水けをきり、皿に盛る。
❺ ③の豚カツを食べやすく切り、④の皿に盛り、分量のソースを豚カツとキャベツにかける。
❻ 減塩 レモンと練りがらしを添える。

▼▼▼44ページ

サケのムニエル 適塩

1人分 エネルギー263kcal 塩分0.6g

材料／1人分

サケ（切り身）……100g（1切れ）
塩 魚の0.5%塩分……0.5g（ミニスプーン1/2弱）
こしょう……少量
小麦粉……適量
サラダ油……4g（小さじ1）
バター（有塩）……4g（小さじ1）
バターソース
　バター（有塩）……4g（小さじ1）
　レモンの搾り汁……小さじ1/2
レモン（輪切り）……1枚
ブロッコリー（ゆで）……30g
パセリ（みじん切り）……少量

作り方

❶ サケ全体に塩（0.5g）とこしょうをし、5分おいて、表面の汁けをキッチンペーパーでふきとる。
❷ ①のサケに小麦粉をまぶす。
❸ 適塩 フライパンをあたため、サラダ油を熱し、②のサケを表側から焼く。
❹ 適塩 4割程度火が通ったら（サケの厚みの半分くらい身の色が変わったら）裏返し、バターを加えて裏面を焼いて火を通し、皿に盛る。
❺ 適塩 ④のフライパンにソース用のバターを加えてうす茶色になるまで加熱し、レモンの搾り汁を加えてバターソースを作り、④のサケにかける。レモンの輪切りをのせ、パセリを散らし、ブロッコリーを添える。

サケのムニエル 減塩

1人分 エネルギー243kcal 塩分0.5g

材料／1人分

サケ（切り身）……100g（1切れ）
塩 魚の0.5%塩分……0.5g（ミニスプーン1/2弱）
こしょう……少量
小麦粉……適量
オリーブ油……8g（小さじ2）
レモン（くし形切り）……1/6個
ブロッコリー（ゆで）……30g
パセリ（みじん切り）……少量

作り方

❶ サケ全体に塩（0.5g）とこしょうをし、5分おいて、表面の汁けをキッチンペーパーでふきとる。
❷ ①のサケに小麦粉をまぶす。
❸ 減塩 フライパンをあたため、オリーブ油を熱し、②のサケを表側から焼く。
❹ 減塩 4割程度火が通ったら（サケの厚みの半分くらい身の色が変わったら）裏返し、裏面を焼いて火を通し、皿に盛る。
❺ 減塩 レモンとブロッコリーを添え、パセリを散らす。

▼▼▼46ページ

ハンバーグステーキ 適塩

1人分 エネルギー442kcal 塩分1.9g

材料／1人分

ひき肉（牛または合びき）……100g
玉ねぎ……20g
生パン粉……10g（1/4カップ）
卵……15g（1/3個）
塩 肉の1%塩分……1g（ミニスプーン1弱）
こしょう……少量
ナツメグ……少量
サラダ油……4g（小さじ1）
ソース
　ウスターソース3g（小さじ1/2）
　トマトケチャップ……9g（大さじ1/2）
　酒……2.5g（小さじ1/2）
ブロッコリー……40g
ミニトマト……3個（30g）

作り方

❶ 玉ねぎはごく細かいみじん切りにする。
❷ 適塩 ひき肉に玉ねぎ、パン粉、卵、塩（1g）、こしょう、ナツメグを加えて、粘りが出るまでよく練り混ぜる。
❸ 小判形に形を整え、中央を少しへこませる。
❹ フライパンに油をひき、③のたねを入れて中強火でうすく色がつくまで30秒焼き、弱火にしてふたをして3～4分焼く。ひっくり返し

て同様に、中強火でうすく色がつくまで30秒焼き、弱火にしてふたをして3～4分焼いて、火を通す。
❺ソースの材料を混ぜ合わせる。ブロッコリーは小房に分けてゆでる。
❻④のハンバーグを器に盛り、ブロッコリーとミニトマトを添え、ソースをかける。

ハンバーグステーキ 減塩

1人分 エネルギー435kcal 塩分1.2g

材料／1人分

ひき肉（牛または合びき）……100g
玉ねぎ……20g
生パン粉……10g（¼カップ）
卵……15g（⅓個）
塩 肉の0.6%塩分 ……0.6g（ミニスプーン½）
こしょう……少量
ナツメグ……少量
サラダ油……4g（小さじ1）
ソース
ウスターソース2g（小さじ⅓）
トマトケチャップ……4g（小さじ⅔）
酒……2.5g（小さじ½）
ブロッコリー……40g
ミニトマト……3個（30g）

作り方

❶玉ねぎはごく細かいみじん切りにする。
❷ 減塩 ひき肉に①の玉ねぎ、パン粉、卵、塩（0.6g）、こしょう、ナツメグを加えて、粘りが出るまでよく練り混ぜる。
❸小判形に形を整え、中央を少しへこませる。
❹フライパンに油をひき、③のたねを入れて中強火でうすく色がつくまで30秒焼き、弱火にしてふたをして3～4分焼く。ひっくり返して同様に、中強火でうすく色がつくまで30秒焼き、弱火にしてふたをして3～4分焼いて、火を通す。
❺ソースの材料を混ぜ合わせる。ブロッコリーは小房に分けてゆでる。
❻④のハンバーグを器に盛り、ブロッコリーとミニトマトを添え、ソースをかける。

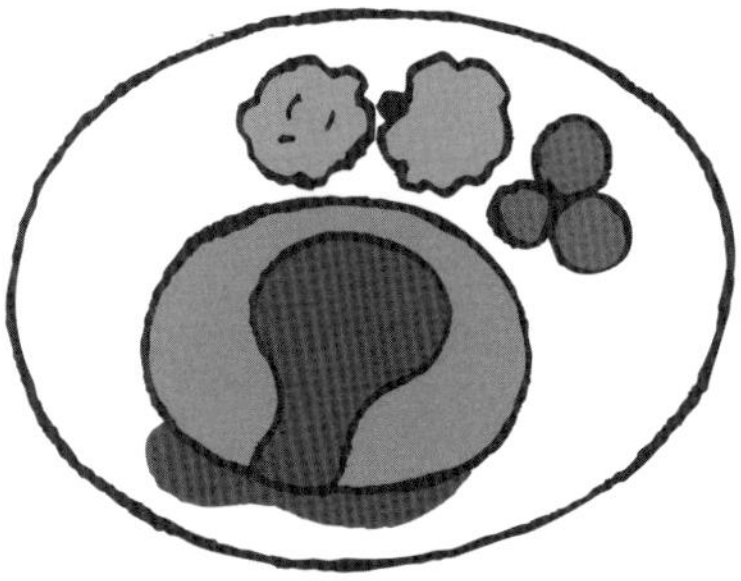

▼▼▼48ページ

厚焼き卵 適塩

1人分 エネルギー152kcal 塩分0.8g

材料／作りやすい分量（2人分）

卵……150g（3個）
だし……45g（大さじ3）
卵とだしの0.5%塩分
塩……0.6g（ミニスプーン½）
うす口しょうゆ……2.4g（ミニスプーン2）
砂糖……16g（大さじ1⅔強）
サラダ油……適量

作り方

❶ 適塩 ボールにだし、砂糖、塩（0.6g）、うす口しょうゆ（2.4g）を合わせて砂糖をとかす。
❷卵をときほぐし、①を加えてよく混ぜる。
❸卵焼き器を熱し、油をひく。
❹②の卵液の⅓量を流し入れ、卵焼き器をゆらして卵液を全体に広げる。
❺菜箸を使って、奥から手前に向けて巻く。
❻卵焼きを卵焼き器の奥にスライドさせ、油をひく。
❼残りの卵液の½量ずつを流し入れては④⑤⑥を繰り返す。

厚焼き卵 減塩

1人分 エネルギー152kcal 塩分0.6g

材料／作りやすい分量（2人分）

卵……150g（3個）
だし……45g（大さじ3）
卵とだしの0.3%塩分
塩……0.4g（ミニスプーン⅓）
うす口しょうゆ……1.2g（ミニスプーン1）
砂糖……16g（大さじ1⅔強）
サラダ油……適量

作り方

❶ 減塩 ボールにだし、砂糖、塩（0.4g）、うす口しょうゆ（1.2g）を合わせて砂糖をとかす。
❷卵をときほぐし、①を加えてよく混ぜる。
❸卵焼き器を熱し、油をひく。
❹②の卵液の⅓量を流し入れ、卵焼き器をゆらして卵液を全体に広げる。
❺菜箸を使って、奥から手前に向けて巻く。
❻卵焼きを卵焼き器の奥にスライドさせ、油をひく。
❼残りの卵液の½量ずつを流し入れては④⑤⑥を繰り返す。

▼▼▼49ページ

スクランブルエッグ 適塩

1人分 エネルギー113kcal 塩分0.5g

材料／1人分

- 卵……50g（1個）
- 牛乳……10g（小さじ2）
- 塩 卵と牛乳の0.3%塩分……0.2g（ミニスプーン1/6）
- こしょう……少量
- バター（有塩）……4g（小さじ1）

作り方

❶ 適塩 ボールに卵を割りほぐして牛乳、塩（0.2g）、こしょうを加えて混ぜる。

❷ 適塩 フライパンを温めてバターをとかし、①の卵液を一度に流し入れる。菜箸でかき混ぜながら中火で焼く。半熟状になったら火からおろし、皿に盛る。

スクランブルエッグ 減塩

1人分 エネルギー134kcal 塩分0.3g

材料／1人分

- 卵……50g（1個）
- 牛乳……10g（小さじ2）
- 粉チーズ……3g（大さじ1/2）
- こしょう……少量
- サラダ油……4g（小さじ1）

作り方

❶ 減塩 ボールに卵を割りほぐして牛乳、粉チーズ（3g）、こしょうを加えて混ぜる。

❷ 減塩 フライパンを温めてサラダ油を熱し、①の卵液を一度に流し入れる。菜箸でかき混ぜながら中火で焼く。半熟状になったら火からおろし、皿に盛る。

▼▼▼50ページ

キンメダイの煮つけ 適塩

1人分 エネルギー204kcal 塩分1.2g

材料／1人分

- キンメダイ（切り身）……100g（1切れ）
- 煮汁
  - しょうゆ 魚の2%塩分……12g（小さじ2）
  - 砂糖……3g（小さじ1）
  - みりん……12g（小さじ2）
  - 酒……15g（大さじ1）
  - 水……100g（1/2カップ）
- 針しょうが（好みで）……1g
- 春菊……20g

作り方

❶ 適塩 小なべや浅めの小さなフライパンに煮汁の材料（しょうゆ［12g］、砂糖、みりん、酒、水）を入れて火にかける。

❷ キンメダイを入れて沸騰したら中火にし、落しぶたをし、途中煮汁をキンメダイにかけながら7〜10分煮て火を通す。

❸ 適塩 キンメダイを器に盛り、好みで針しょうがをのせる。煮汁はかけない。

❹ 春菊はゆでて水にとり、水けを絞って食べやすく切り、③の残りの煮汁に入れて温める程度に煮て、③のキンメダイに添える。

キンメダイの煮つけ 減塩

1人分 エネルギー203kcal 塩分1.0g

材料／1人分

- キンメダイ（切り身）……100g（1切れ）
- 煮汁
  - しょうゆ 魚の1.5%塩分……9g（小さじ1½）
  - 砂糖……3g（小さじ1）
  - みりん……12g（小さじ2）
  - 酒……15g（大さじ1）
  - 水……100g（1/2カップ）
  - しょうが（薄切り）……4g（2枚）
- 針しょうが……1g
- 春菊……20g

作り方

❶ 減塩 小なべや浅めの小さなフライパンに煮汁の材料（しょうゆ［9g］、砂糖、みりん、酒、水）としょうがの薄切りを入れて火にかける。

❷ キンメダイを入れて沸騰したら中火にし、落しぶたをし、途中煮汁をキンメダイにかけながら7〜10分煮て火を通す。

❸ 減塩 キンメダイを器に盛り、針しょうがをのせる。煮汁はかけない。

❹ 春菊はゆでて水にとり、水けを絞って食べやすく切り、③の残りの煮汁に入れて温める程度に煮て、③のキンメダイに添える。

▼▼▼52ページ

サバのみそ煮 適塩

1人分 エネルギー309kcal 塩分1.4g

材料／1人分

- サバ（切り身）……100g（1切れ）
- 煮汁
  - みそ（淡色辛みそ） 魚の1.5%塩分……12g（小さじ2）
  - 砂糖……9g（大さじ1）
  - 酒……15g（大さじ1）
  - 水……100g（1/2カップ）
- ねぎ……15g（6cm）

作り方

❶ 適塩 なべに煮汁の材料（みそ［12g］、砂糖、酒、水）を入れて混ぜ合わせ、中火にかける。

❷ なべの縁がふつふつしてきたらサバを入れて沸騰したら落しぶたをし、途中煮汁をサバにかけながら15分煮て火を通す。

❸ 適塩 途中、サバを10分煮たところで、長さを半分に切ったねぎを加えて一緒に煮る。

❹ サバとねぎを器に盛り合わせ、残った煮汁を半量かける。

サバのみそ煮 減塩

1人分 エネルギー305kcal 塩分1.1g

材料／1人分

サバ(切り身)……100g(1切れ)
煮汁
- みそ(淡色辛みそ) 魚の1%塩分 ……9g(小さじ1½)
- 砂糖……9g(大さじ1)
- 酒……15g(大さじ1)
- 水……100g(½カップ)

おろししょうが……3g(小さじ½)
ねぎ……15g(6cm)

作り方

❶ 減塩 なべに煮汁の材料（みそ［9g］、砂糖、酒、水）を入れて混ぜ合わせ、中火にかける。
❷なべの縁がふつふつしてきたらサバを入れて沸騰したら落しぶたをし、途中煮汁をサバにかけながら15分煮て火を通す。
❸ 減塩 途中、サバを10分煮たところで、長さを半分に切ったねぎを加えて一緒に煮る。火を消し、煮汁におろししょうがを加え混ぜる。
❹サバとねぎを器に盛り合わせ、残った煮汁を半量かける。

▼▼▼54ページ

ブリのなべ照り焼き 適塩

1人分 エネルギー330kcal 塩分1.4g

材料／1人分

ブリ(切り身)……100g(1切れ)
塩 魚の0.5%塩分 ……0.5g(ミニスプーン½弱)
かたくり粉……適量
たれ※
- しょうゆ 魚の1.5%塩分 ……9g(大さじ½)
- みりん……9g(大さじ½)
- 酒……7.5g(大さじ½)

サラダ油……4g(小さじ1)
かぶ……¼個

※しょうゆ：みりん：酒＝1：1：1（容量比）

作り方

❶ 適塩 ブリは下塩（0.5g）をして10分おき、魚の表面の汁けをふきとり、かたくり粉をまぶす。
❷ 適塩 ボールにたれの材料（しょうゆ［9g］、みりん、酒）を合わせる。
❸フライパンにサラダ油をひいて中火にかけ、①のブリを表側から焼き、4割程度焼けたらひっくり返して裏面を焼いて火を通す。
❹②のたれと半分に切ったかぶを加えていっしょに煮からめる。
❺ブリとかぶを器に盛り合わせ、フライパンに残ったたれを小さじ1かける。

ブリのなべ照り焼き 減塩

1人分 エネルギー332kcal 塩分1.1g

材料／1人分

ブリ（切り身）……100g(1切れ)
かたくり粉……適量
たれ※
- しょうゆ 魚の1%塩分 ……6g(小さじ1)
- みりん……6g(小さじ1)
- 酒……15g(大さじ1)
- 砂糖……1g(小さじ⅓)

サラダ油……4g(小さじ1)
かぶ……¼個

※しょうゆ：みりん：酒：砂糖＝1：1：3：⅓（容量比）

作り方

❶ 減塩 ブリはかたくり粉をまぶす。
❷ 減塩 ボールにたれの材料（しょうゆ［6g］、みりん、酒、砂糖）を合わせる。
❸フライパンにサラダ油をひいて中火にかけ、①のブリを表側から焼き、4割程度焼けたらひっくり返して裏面を焼いて火を通す。
❹②のたれと半分に切ったかぶを加えていっしょに煮からめる。
❺ブリとかぶを器に盛り合わせ、フライパンに残ったたれを小さじ1かける。

▼▼▼56ページ

豚肉のしょうが焼き 適塩

1人分 エネルギー334kcal 塩分1.2g

材料／1人分

豚ロース肉(しょうが焼き用)……100g
たれ※
- しょうゆ 肉の2%塩分 ……12g(小さじ2)
- 砂糖……3g(小さじ1)
- 酒……5g(小さじ1)
- おろししょうが3g(小さじ½)

サラダ油……4g(小さじ1)
キャベツ……50g
ミニトマト……2個

※しょうゆ：砂糖：酒：おろししょうが＝2：1：1：½（容量比）

作り方

❶ 適塩 ボールにたれの材料（しょうゆ［12g］、砂糖、酒、おろししょうが）を入れて混ぜ合わせ、半分に切った豚肉を入れて5分おく。
❷フライパンにサラダ油をひいて火にかけ、強火で①の豚肉を両面焼き、つけたたれを加えて煮からめる。
❸器にせん切りにしたキャベツを盛って②の豚肉を盛り、フライパンに残ったたれを小さじ1をかける。半分に切ったミニトマトを添える。

豚肉のしょうが焼き 減塩

1人分 エネルギー333kcal 塩分1.0g

材料／1人分

豚ロース肉(しょうが焼き用)……100g
たれ※
- しょうゆ 肉の1.5%塩分……9g(小さじ1½)
- 砂糖……3g(小さじ1)
- 酒……5g(小さじ1)
- おろししょうが3g(小さじ½)

サラダ油……4g(小さじ1)
キャベツ……50g
ミニトマト……2個

※しょうゆ：砂糖：酒：おろししょうが=3：2：2：1(容量比)

作り方

❶減塩 ボールにたれの材料(しょうゆ[9g]、砂糖、酒、おろししょうが)を入れて混ぜ合わせ、半分に切った豚肉を入れて5分おく。
❷フライパンにサラダ油をひいて火にかけ、強火で①の豚肉を両面焼き、つけたたれを加えて煮からめる。
❸器にせん切りにしたキャベツを盛って②の豚肉を盛り、フライパンに残ったたれを小さじ1をかける。半分に切ったミニトマトを添える。

▼▼▼58ページ

鶏肉のから揚げ 適塩

1人分 エネルギー263kcal 塩分0.8g

材料／1人分

鶏もも肉……100g
つけだれ※
- しょうゆ 肉の1%塩分……6g(小さじ1)
- 酒……5g(小さじ1)
- おろししょうが2g(小さじ⅓)

かたくり粉……大さじ½
揚げ油……適量

※しょうゆ：酒：おろししょうが=1：1：⅓(容量比)

作り方

❶鶏肉を一口大に切る。
❷適塩 ボールにつけだれの材料(しょうゆ[6g]、酒、しょうが)を合わせ、①の鶏肉を入れてもみ、10分おく。
❸②の汁けをきり、かたくり粉をまぶす。
❹170度に熱した揚げ油で、3～4分揚げて火を通す。
❺から揚げを器に盛る。

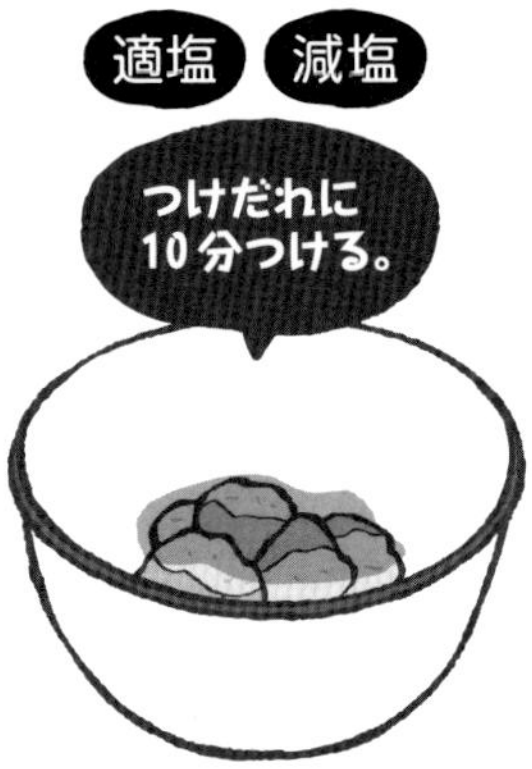

鶏肉のから揚げ 減塩

1人分 エネルギー269kcal 塩分0.5g

材料／1人分

鶏もも肉……100g
つけだれ※
- しょうゆ 肉の0.5%塩分……3g(小さじ½)
- 酒……5g(小さじ1)
- おろししょうが2g(小さじ⅓)

かたくり粉……大さじ½
揚げ油……適量
レモン(くし形切り)……⅙個
さんしょう、カレー粉などのスパイス……適量

※しょうゆ：酒：おろししょうが=1：2：⅔(容量比)

作り方

❶鶏肉を一口大に切る。
❷減塩 ボールにつけだれの材料(しょうゆ[3g]、酒、しょうが)を合わせ、①の鶏肉を入れてもみ、10分おく。
❸②の汁けをきり、かたくり粉をまぶす。
❹170度に熱した揚げ油で、3～4分揚げて火を通す。
❺減塩 から揚げを器に盛り、レモンとさんしょうやカレー粉などのスパイスを添える。

副菜

▼▼▼60ページ

野菜いため 適塩

1人分 エネルギー153kcal 塩分0.8g

材料／2人分

- キャベツ……130g
- 玉ねぎ……30g
- ピーマン……20g
- にんじん……20g

豚もも薄切り肉……50g
しょうが……4g
塩※ 野菜の0.8%塩分……1.5g(小さじ¼)
こしょう……少量
酒……10g(小さじ2)
サラダ油……16g(大さじ1⅓)

※オイスターソースいためにする場合、塩をオイスターソース12g(小さじ2)に変える。

作り方

❶適塩 キャベツは葉脈のかたい部分を除き、1cm幅に切る。玉ねぎは縦に薄切り、ピーマンはへたと種を除いて縦に薄切り、にんじんはせん切りにする。
❷豚肉は4～5cmに切る。しょうがはみじん切りにする。
❸フライパンを温めて油をひき、②のしょうがをいためる。香りが立ったら豚肉を加えて、肉の色が変わるまでいためる。

野菜いため 減塩

1人分 エネルギー153kcal 塩分0.5g

材料／2人分

- キャベツ……130g
- 玉ねぎ……30g
- ピーマン……20g
- にんじん……20g
- 豚もも薄切り肉……50g
- しょうが……4g
- 塩※ 野菜の0.5%塩分……1g（ミニスプーン1弱）
- こしょう……少量
- 酒……10g（小さじ2）
- サラダ油……16g（大さじ1⅓）

※オイスターソースいためにする場合、塩をオイスターソース9g（小さじ1½）に変える。

作り方

❶ 減塩 キャベツは葉脈のかたい部分を除き、4〜5cm角に切る。玉ねぎは縦に1cm幅に切り、ピーマンはへたと種を除いて縦に1cm幅に切り、にんじんはせん切りにする。

❷豚肉は4〜5cmに切る。しょうがはみじん切りにする。

❸フライパンを温めて油をひき、②のしょうがをいためる。香りが立ったら豚肉を加えて、肉の色が変わるまでいためる。

❹ 減塩 ①の野菜を、玉ねぎ、にんじん、ピーマン、キャベツの順で、1種類ずつ入れて野菜全体に油がまわったら次の野菜を加え、シャキシャキ感が残る程度にいためる。塩（1g）とこしょうをふり、酒を加えてひといためし、火から下ろして器に盛る。

（適塩）❹ 適塩 ①の野菜をすべて加えていため合わせ、野菜がしんなりとなったら、塩（1.5g）とこしょうをふり、酒を加えてひといためし、火から下ろして器に盛る。

サラダ 適塩

▼▼▼62ページ

1人分 エネルギー129kcal 塩分0.6g

材料／2人分

- レタス……60g
- きゅうり……40g
- トマト……100g
- ドレッシング※
  - 酢……15g（大さじ1）
  - 塩 野菜の0.6%塩分……1.2g（ミニスプーン1）
  - こしょう……少量
  - サラダ油……24g（大さじ2）

※市販品のドレッシングを使う場合は、塩分0.6g相当量を計ってかけましょう（63ページ参照）。

作り方

❶レタスは洗って水けをしっかりときり、一口大に手でちぎる。

❷きゅうりは洗って薄い輪切りにし、トマトは1.5cm角切りにする。

❸ 適塩 ボールに塩とこしょうと酢を合わせて塩をとかし、サラダ油を少しずつ加えて混ぜ合わせる（ドレッシング）。

❹ 適塩 ①と②の野菜を器に盛り合わせ、食べる直前に③のドレッシングをかける。

サラダ 減塩

1人分 エネルギー129kcal 塩分0.3g

材料／2人分

- レタス……60g
- きゅうり……40g
- トマト……100g
- ドレッシング※
  - オリーブ油……24g（大さじ2）
  - 酢……10g（小さじ2）
  - 塩 野菜の0.3%塩分……0.6g（ミニスプーン½）
  - こしょう……少量

※市販品のドレッシングを使う場合は、塩分0.3g相当量を計ってかけましょう（63ページ参照）。

作り方

❶レタスは洗って水けをしっかりときり、一口大に手でちぎる。

❷きゅうりは洗って薄い輪切りにし、トマトは1.5cm角切りにする。

❸ 減塩 食べる直前にボールに①と②の野菜を入れ、ドレッシングの調味料をオリーブ油、酢、塩、こしょうの順に1種類ずつ加えてはあえて器に盛る。

肉じゃが 適塩

▼▼▼64ページ

1人分 エネルギー216kcal 塩分1.0g

材料／2人分

- 具
  - 牛もも薄切り肉……60g
  - じゃが芋……140g
  - 玉ねぎ……60g
  - にんじん……40g
- サラダ油……12g（大さじ1）
- 煮汁※
  - だし……240〜300g（1⅕〜1½カップ）
  - 酒……15g（大さじ1）
  - しょうゆ 具の1%塩分……18g（大さじ1）
  - 砂糖……9g（大さじ1）
- グリーンピース（冷凍）……10g

作り方

❶牛肉とじゃが芋は一口大に切り、玉ねぎはくし形に、にんじんは半月切りかいちょう切りにする。

❷熱した小なべに油をひき、中火で①のじゃが芋と玉ねぎとにんじんをいためる。

❸玉ねぎが透き通ってきたら、煮汁のだしと酒を加えてふたをし、強火で煮る。沸騰したら①の牛肉を入れ、中火にして5分煮る。

❹ 適塩 煮汁のしょうゆ（18g）と砂糖を加え、さらに10分煮る。

❺グリーンピースを加えてひと煮して火を消し、器に盛る。

肉じゃが 減塩

1人分 エネルギー210kcal 塩分0.7g

材料／2人分

- 具
  - 牛もも薄切り肉……60g
  - じゃが芋……140g
  - 玉ねぎ……60g
  - にんじん……40g
- サラダ油……12g（大さじ1）
- 煮汁※
  - だし……240～300g（1⅕～1½カップ）
  - 酒……10g（小さじ2）
  - しょうゆ 具の0.7%塩分……12g（小さじ2）
  - 砂糖……6g（小さじ2）
- グリーンピース（冷凍）……10g

作り方

❶牛肉とじゃが芋は一口大に切り、玉ねぎはくし形に、にんじんは半月切りかいちょう切りにする。

❷熱した小なべに油をひき、中火で①のじゃが芋と玉ねぎとにんじんをいためる。

❸玉ねぎが透き通ってきたら、煮汁のだしと酒を加えてふたをし、強火で煮る。沸騰したら①の牛肉を入れ、中火にして5分煮る。

❹減塩 煮汁のしょうゆ（12g）と砂糖を加え、さらに10分煮る。

❺グリーンピースを加えてひと煮して火を消し、器に盛る。

▼▼▼66ページ

いり鶏 適塩

1人分 エネルギー225kcal 塩分2.3g

材料／2人分

- 具※
  - 鶏もも肉……80g
    - しょうゆ 肉の1.2%塩分……6g（小さじ1）
    - みりん……9g（大さじ½）
    - サラダ油……4g（小さじ1）
  - にんじん……40g
  - ごぼう……40g
  - れんこん……40g
  - 干ししいたけ……もどしたもの30g（2枚）
  - こんにゃく……50g
  - さやえんどう……20g
- サラダ油……8g（小さじ2）
- 煮汁
  - だし……240g（1⅕カップ）
  - 具の1.2%塩分
    - 塩……1.5g（小さじ¼）
    - しょうゆ……12g（小さじ2）
  - 砂糖……12g（大さじ1⅓）

※具の総量300g

作り方

❶適塩 鶏肉は一口大に切り、分量の油で焼き、しょうゆとみりんをからめて下味をつける。

❷こんにゃくは一口大にちぎり、熱湯で1～2分ゆでてざるにとる。

❸さやえんどうは熱湯で1～2分ゆで、冷水にとり、斜め半分に切る。（こんにゃくをゆでた後、同じお湯でさやえんどうをゆでてもよい）。

❹にんじん、ごぼう、れんこんは乱切り、しいたけはそぎ切る。

❺小なべに油を入れ、②のこんにゃくと④を入れていためる。

❻適塩 だしを加えて沸騰したら煮汁の調味料（塩〔1.5g〕、しょうゆ〔12g〕、砂糖）を加えてふたをして中火で15分煮る。

❼適塩 ①の鶏肉をつけ汁ごと加え、さらに2～3分、煮汁がなくなるまで煮からめる。

❽③のさやえんどうを加えてひと混ぜし、火を消して器に盛る。

いり鶏 減塩

1人分 エネルギー212kcal 塩分1.3g

材料／2人分

- 具※
  - 鶏もも肉……80g
    - サラダ油……4g（小さじ1）
  - にんじん……40g
  - ごぼう……40g
  - れんこん……40g
  - 干ししいたけ……もどしたもの30g（2枚）
  - こんにゃく……50g
  - さやえんどう……20g
- サラダ油……8g（小さじ2）
- 煮汁
  - だし……240g（1⅕カップ）
  - 具の0.8%塩分
    - 塩……0.4g（ミニスプーン⅓）
    - しょうゆ……12g（小さじ2）
  - 砂糖……12g（大さじ1⅓）

※材料の総量300g

作り方

❶減塩 鶏肉は一口大に切り、分量の油で焼く。

❷こんにゃくは一口大にちぎり、熱湯で1～2分ゆでてざるにとる。

❸さやえんどうは熱湯で1～2分ゆで、冷水にとり、斜め半分に切る（こんにゃくをゆでた後、同じお湯でさやえんどうをゆでてもよい）。

❹にんじん、ごぼう、れんこんは乱切り、しいたけはそぎ切る。

❺小なべに油を入れ、②のこんにゃくと④を入れていためる。

❻減塩 だしを加えて沸騰したら煮汁の調味料（塩〔0.4g〕、しょうゆ〔12g〕、砂糖）を加えてふたをして中火で15分煮る。

❼減塩 ①の鶏肉を加え、さらに2～3分、煮汁がなくなるまで煮からめる。

❽③のさやえんどうを加えてひと混ぜし、火を消して、器に盛る。

▼▼▼68ページ

ほうれん草のお浸し 適塩

1人分 エネルギー25kcal 塩分0.9g

材料／2人分

ほうれん草※……200g

浸し地
- しょうゆ ほうれん草の1%塩分……12g（小さじ2）
- だし（しょうゆの3倍容量）……30g（大さじ2）

削りガツオ……適量

※ほうれん草のゆで湯
- 水（ほうれん草の8倍重量）……1600g（8カップ）
- 塩（水の0.5%）8g（大さじ½弱）

作り方

❶ 適塩 塩を入れた沸騰湯でほうれん草を2～3分ゆでて水にとり、180gになるように水けを絞る。3cm長さに切る。

❷ 適塩 浸し地のしょうゆ（12g）とだしを合わせ、①のほうれん草をあえる。器に盛って削りガツオを天盛りにする。

ほうれん草のお浸し 減塩

1人分 エネルギー23kcal 塩分0.6g

材料／2人分

ほうれん草※……200g

浸し地
- しょうゆ ほうれん草の0.5%塩分……6g（小さじ1）
- だし（しょうゆの6倍容量）……30g（大さじ2）

削りガツオ……適量

※ほうれん草のゆで湯
- 水（ほうれん草の8倍重量）……1600g（8カップ）
- 塩（水の0.5%）8g（大さじ½弱）

作り方

❶ 減塩 塩を入れた沸騰湯でほうれん草を2～3分ゆでて水にとり、200gになるように水けを絞る。3cm長さに切る。

❷ 減塩 浸し地のしょうゆ（6g）とだしを合わせ、浸し地の⅓量を①のほうれん草にかけてあえて180gになるように軽く絞る。さらに残りの浸し地であえる。器に盛って削りガツオを天盛りにする。

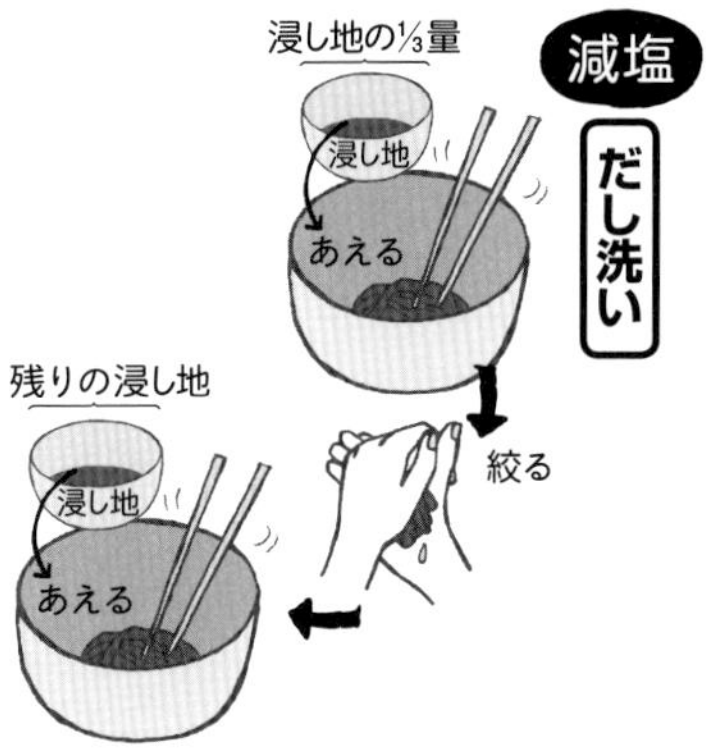

▼▼▼69ページ

さやいんげんのごまあえ 適塩

1人分 エネルギー36kcal 塩分0.4g

材料／2人分

さやいんげん※……100g

あえ衣
- すり黒ごま……6g（大さじ1）
- しょうゆ さやいんげんの1%塩分……6g（小さじ1）
- 砂糖……5g（小さじ1⅔）
- だし……5g（小さじ1）

※さやいんげんのゆで湯
- 水（さやいんげんの5倍重量）……500g（2½カップ）
- 塩（水の0.5%）……2.5g（小さじ½弱）

作り方

❶ いんげんは筋を除く。塩を入れた沸騰湯で3～5分ゆでる。ざるにとって湯をきり、4cm長さに切る。

❷ 適塩 あえ衣の材料（黒ごま、しょうゆ［6g］、砂糖、だし）を混ぜ合わせ、①のさやいんげんを熱いうちにあえ、器に盛る。

さやいんげんのごまあえ 減塩

1人分 エネルギー32kcal 塩分0.2g

材料／2人分

さやいんげん※……100g

あえ衣
- 黒ごま……6g（大さじ1）
- しょうゆ さやいんげんの0.6%塩分……4g（小さじ⅔）
- 砂糖……3g（小さじ1）
- だし……5g（小さじ1）

※さやいんげんのゆで湯
- 水（さやいんげんの5倍重量）……500g（2½カップ）
- 塩（水の0.5%）…2.5g（小さじ½弱）

作り方

❶ いんげんは筋を除く。塩を入れた沸騰湯で3～5分ゆでる。ザルにとって湯をきり、4cm長さに切る。

❷ 減塩 黒ごまはいってすり鉢ですするか、切り刻む。あえ衣の材料（黒ごま、しょうゆ［4g］、砂糖、だし）を混ぜ合わせ、①のさやいんげんを熱いうちにあえ、器に盛る。

▼▼▼70ページ

きんぴらごぼう 適塩

1人分 エネルギー62kcal 塩分0.7g

材料／2人分

- ごぼう……70g
- にんじん……30g
- 赤とうがらし（小口切り）…½本分
- サラダ油……4g（小さじ1）
- 酒（または水）……7.5～15g（大さじ½～1）
- しょうゆ 材料の1.5%塩分……9g（大さじ½）
- 砂糖……6g（小さじ2）

★2～3倍量してまとめ作りしてもよいでしょう。

作り方

❶ごぼうは皮をこそげて除き、5〜6cm長さの細切りにし、水に浸してすぐにざるにあげて水けをきる。

❷にんじんは皮をむいてごぼうと同じ5〜6cm長さの細切りにする。

❸フライパンに赤とうがらしと油を入れて熱し、①のごぼうと②のにんじん、酒を加えてしんなりとなるまでいためる。

❹ 適塩 しょうゆ（9g）と砂糖を加えて煮汁がなくなるまでいため煮にし、火を消して器に盛る。

きんぴらごぼう 減塩

1人分 エネルギー55kcal 塩分0.4g

材料／2人分

ごぼう……70g
にんじん……30g
赤とうがらし（小口切り）……1/2本分
サラダ油……4g（小さじ1）
酒（または水）……7.5〜15g（大さじ1/2〜1）
材料の0.8%塩分
しょうゆ……5g（小さじ4/5）
砂糖……3g（小さじ1）
七味とうがらし……適量

★2〜3倍量してまとめ作りしてもよいでしょう。

作り方

❶ごぼうは皮をこそげて除き、5〜6cm長さの細切りにし、水に浸してすぐにざるにあげて水けをきる。

❷にんじんは皮をむいてごぼうと同じ5〜6cm長さの細切りにする。

❸フライパンに赤とうがらしと油を入れて熱し、①のごぼうと②のにんじん、酒を加えてしんなりとなるまでいためる。

❹ 減塩 しょうゆ（5g）と砂糖を加えて煮汁がなくなるまでいため煮にし、火を消して器に盛り、仕上げに七味をふる。

麻婆なす 適塩

▼▼▼72ページ

1人分 エネルギー301kcal 塩分2.0g

材料／2人分

なす……200g（2本）
豚ひき肉……80g
ねぎ（みじん切り）……20g（20cm分）
しょうが（みじん切り）……4g（小さじ1）
にんにく（みじん切り）……4g（小さじ1）
サラダ油……24g（大さじ2）
豆板醤※……1.4g（ミニスプーン1）
赤みそ……6g（小さじ1）
鶏がらスープ……200g（1カップ）
合わせ調味料
材料の1%塩分
しょうゆ……18g（大さじ1）
砂糖……3g（小さじ1）
酒……30g（大さじ2）
かたくり粉……4g（大さじ1/2弱）
水……15g（大さじ1）
揚げ油……適量
ねぎ（みじん切り）……適量
ごま油……4g（小さじ1）

※豆板醤にも塩分が含まれています（25ページ参照）。

作り方

❶なすはへたを切り落とし、4cm幅の乱切りにする。

❷ 適塩 フライパンにサラダ油としょうが（4g）とにんにく（4g）を入れて中火にかけ、焦がさないように香りが立つまでいためる。

❸ひき肉とねぎを加えていため、肉の色が変わったら肉を端によせ、豆板醤と赤みそを加えていため合わせる。

❹①のなすを加えて、ひき肉とともにいため合わせる。

❺ 適塩 なすがしんなりとなったら、鶏がらスープと合わせ調味料（しょうゆ［18g］、砂糖、酒）を加えて混ぜ、煮立ったらときどき混ぜながら30秒くらい煮る。

❻水どきかたくり粉をまわし入れて混ぜ、とろみがついたら火から下ろして器に盛り、ねぎをふり、ごま油を垂らす。

麻婆なす 減塩

1人分 エネルギー298kcal 塩分1.5g

材料／2人分

なす……200g（2本）
豚ひき肉……80g
ねぎ（みじん切り）……20g（20cm分）
しょうが（みじん切り）……8g（小さじ2）
にんにく（みじん切り）……8g（小さじ2）
サラダ油……24g（大さじ2）
豆板醤※……1.4g（ミニスプーン1）
赤みそ……6g（小さじ1）
鶏がらスープ……200g（1カップ）
合わせ調味料
材料の0.6%塩分
しょうゆ……11g（大さじ3/5強）
砂糖……1g（小さじ1/3）
酒……30g（大さじ2）
かたくり粉……4g（大さじ1/2弱）
水……15g（大さじ1）
揚げ油……適量
ねぎ（みじん切り）……適量
ごま油……4g（小さじ1）

※豆板醤にも塩分が含まれています（25ページ参照）。

作り方

❶なすはへたを切り落とし、4cm幅の乱切りにする。

❷ 減塩 フライパンにサラダ油としょうが（8g）とにんにく（8g）を入れて中火にかけ、焦がさないよ

うに香りが立つまでいためる。

❸ひき肉とねぎを加えていため、肉の色が変わったら肉を端によせ、豆板醤と赤みそを加えていため合わせる。

❹①のなすを加えて、ひき肉とともにいため合わせる。

❺ 減塩 なすがしんなりとなったら、鶏がらスープと合わせ調味料（しょうゆ［11g］、砂糖、酒）を加えて混ぜ、煮立ったらときどき混ぜながら30秒くらい煮る。

❻水どきかたくり粉をまわし入れて混ぜ、とろみがついたら火から下ろして器に盛り、ねぎをふり、ごま油を垂らす。

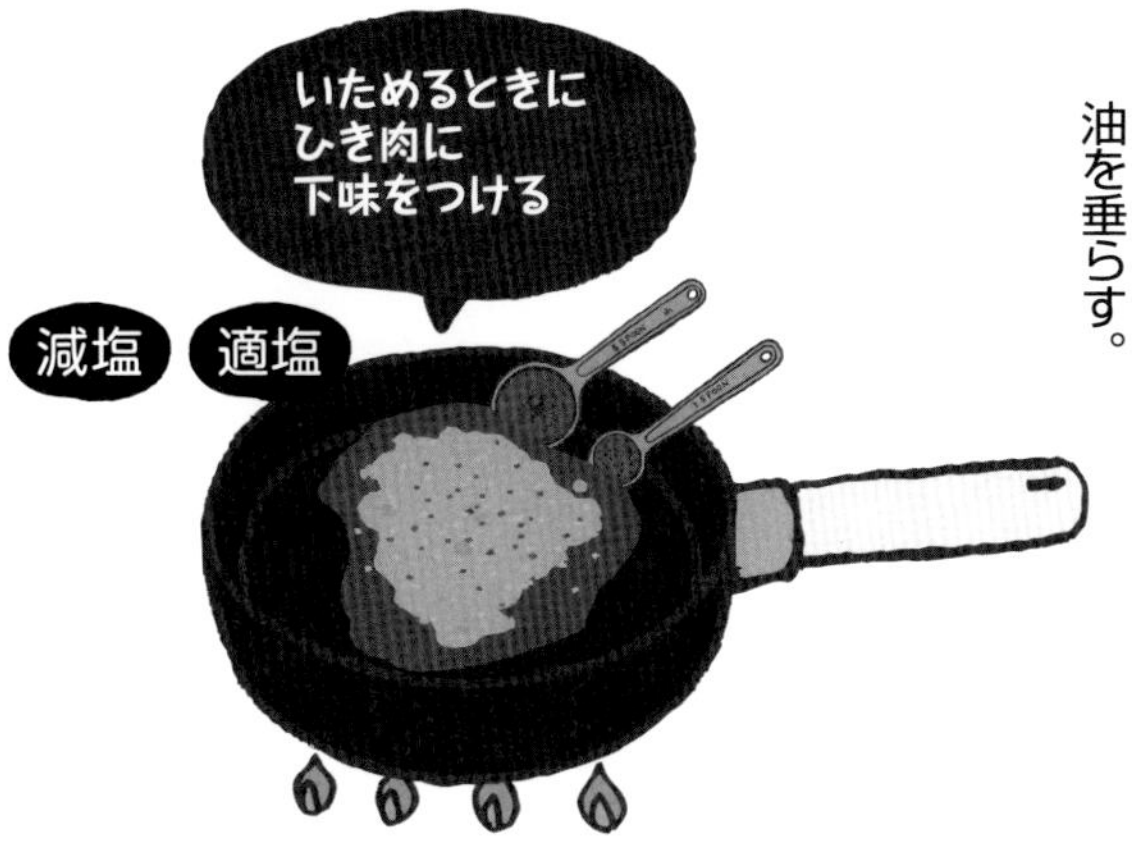
いためるときに
ひき肉に
下味をつける
減塩
適塩

▼▼▼74ページ

きゅうりの酢の物 適塩

1人分 エネルギー14kcal 塩分0.8g

材料／2人分

- きゅうり……………100g（1本）
- 塩 きゅうりの1%塩分……1g（ミニスプーン1弱）
- みょうが……………10g（½個）
- シラス干し…………10g（大さじ2）
- あえ酢
  - 塩 きゅうりの0.6%塩分……0.6g（ミニスプーン½）
  - しょうゆ…少量（2～3滴）
  - 酢…………8g（大さじ½強）
  - だし…………8g（大さじ½強）
  - 砂糖…………1g（小さじ⅓）

作り方

❶きゅうりを2～3㎜厚さの輪切りにし、全体に下塩をふってしんなりとなるまでおく。

❷みょうがは薄い輪切り、または半月切りにし、水にさらして水けを絞る。

❸ 適塩 あえ酢の材料（塩［0.6g］、しょうゆ2～3滴、酢、だし、砂糖）を混ぜ合わせる。

❹ 適塩 ①のきゅうりをもんで汁けを絞り、②のみょうがとシラス干しとともに③のあえ酢であえ、器に盛る。

きゅうりの酢の物 減塩

1人分 エネルギー14kcal 塩分0.4g

材料／2人分

- きゅうり……………100g（1本）
- 塩 きゅうりの1%塩分……1g（ミニスプーン1弱）
- みょうが……………10g（½個）
- シラス干し…………10g（大さじ2）
- あえ酢
  - 塩 きゅうりの0.2%塩分……0.2g（ミニスプーン⅙）
  - しょうゆ…少量（2～3滴）
  - 酢…………8g（大さじ½強）
  - だし…………8g（大さじ½強）
  - 砂糖…………1g（小さじ⅓）

作り方

❶きゅうりを2～3㎜厚さの輪切りにし、全体に下塩をふってしんなりとなるまでおく。

❷みょうがは薄い輪切り、または半月切りにし、水にさらして水けを絞る。

❸ 減塩 シラス干しをざるに入れて約1カップの熱湯をかけ、湯をよくきってあえ酢の材料（塩［0.2g］、しょうゆ2～3滴、酢、だし、砂糖）とともに合わせ、10分程度浸す。

❹ 減塩 ①のきゅうりをもんで汁けを絞り、②のみょうがと合わせ、③のあえ酢をシラス干しごとあえて器に盛る。

主食

▼▼▼76ページ

チャーハン 適塩

1人分 エネルギー441kcal 塩分1.6g

材料／1人分

- ごはん……………150g
- ねぎ……………10g（10㎝）
- 焼き豚……………15g
- 卵……………50g（1個）
  - 塩……………0.2g（ミニスプーン⅙）
  - サラダ油…………2g（小さじ½）
- サラダ油…………6g（大さじ½）
- ごはんの0.6%塩分
  - 塩……………0.8g（ミニスプーン⅔）
  - しょうゆ…………0.6g（ミニスプーン½）
- グリーンピース（冷凍）……10g

作り方

❶ねぎはみじん切りにし、焼き豚は1㎝幅の角切りにする。

❷ 適塩 卵に塩を入れてよくほぐし、フッ素樹脂加工のフライパンに油をひいて強火で熱し、いり卵を作ってとり出す。

❸ 適塩 ②のフライパンに油を加え、①のねぎ（10g）と焼き豚を弱火でいためる。

❹ねぎが透き通ってきたら中火にし、ごはんを加えていためる。ごは

ん1粒1粒をなべ肌で焼きつけるようにして、じっくりと焼いて、パラパラにいためる。

❺ 適塩 仕上げに②のいり卵とグリーンピースを加え、塩（0.8g）を加えてひといためし、最後になべ肌にしょうゆを垂らして全体をいため合わせ、火から下ろして器に盛る。

チャーハン 減塩

1人分 エネルギー448kcal 塩分1.0g

材料／1人分

- ごはん……150g
- ねぎ……20g（20cm）
- 焼き豚……15g
- 卵……50g（1個）
- サラダ油……2g（小さじ½）
- サラダ油……6g（大さじ½）
- ごはんの0.3%塩分
  - 塩……0.4g（ミニスプーン⅓）
  - しょうゆ……0.6g（ミニスプーン½）
- グリーンピース（冷凍）……10g
- 小ねぎ……3本

作り方

❶ねぎはみじん切りにし、焼き豚は1cm幅の角切りにする。

❷ 減塩 卵をときほぐし、フッソ素樹脂加工のフライパンに油をひいて強火で熱し、いり卵を作ってとり出す。

❸ 減塩 ②のフライパンに油を加え、①のねぎ（20g）と焼き豚を弱火でいためる。

❹ねぎが透き通ってきたら中火にし、ごはんを加えていためる。ごはん1粒1粒をなべ肌で焼きつけるようにして、じっくりと焼いて、パラパラにいためる。

❺ 減塩 仕上げに②のいり卵とグリーンピースを加え、塩（0.4g）を加えてひといためし、最後になべ肌にしょうゆを垂らして全体をいため合わせ、火から下ろして器に盛り、小ねぎを散らす。

▼▼▼78ページ

炊き込みごはん 適塩

1人分 エネルギー331kcal 塩分1.0g

材料／4人分

- 米……300g（2合※1）
- 水（米の120%）※2……360g（2合）
- 米に対して1.5%塩分
  - しょうゆ……27g（大さじ1½）
  - 酒……15g（大さじ1）
- 鶏もも肉……75g
- にんじん……60g
- 竹の子……40g
- 干ししいたけ（もどしたもの）……25g（2枚）
- グリーンピース（冷凍）……15g

※1 1合＝180mℓ（炊飯器に付属のカップ）
※2 水加減は、炊飯器に米を入れ、2合の目盛りまで水を注いでから、しょうゆと酒分の水（大さじ2½）をすくい除いてもよい。

作り方

❶米は洗って水けをきり、炊飯釜に入れ、分量の水を加える。

❷干ししいたけは水に浸してもどす。グリーンピースはさっとゆでて湯をきる。

❸鶏肉、にんじん、竹の子、しいたけは、1cm角のさいの目に切る。

❹①にしょうゆと酒を加えて混ぜ、③の具を米の上に散らし、普通モードで炊飯する。

❺炊き上がったら、②のグリーンピースを加えて、全体をさっくりと混ぜ、器に盛る。

米、具、調味料をいっしょに炊き込む
適塩

炊き込みごはん（かやく混ぜごはん） 減塩

1人分 エネルギー325kcal 塩分0.6g

材料／4人分

- 米……300g（2合※）
- 水（米の120%）……360g（2合）
- 具
  - 鶏もも肉……75g
  - にんじん……60g
  - 竹の子……40g
  - 干ししいたけ（もどしたもの）……25g（2枚）
- 煮汁 具の1.2%塩分
  - しょうゆ……15g（小さじ2½）
  - だし……160g（⅘カップ）
- グリーンピース（冷凍）……15g

※1合＝180mℓ（炊飯器に付属のカップ）

作り方

❶米は洗って水けをきり、炊飯釜に入れ、分量の水を加える。普通モードで炊飯する。

❷干ししいたけは水に浸してもどす。グリーンピースは解凍する。

❸鶏肉、にんじん、竹の子、しいたけは1cm角のさいの目に切る。

❹なべに③の具と煮汁の材料を入れて火にかけ、煮汁が大さじ1～2程度残るまで煮る。

❺①のごはんが炊きあがったら、②のグリーンピースと④の具を煮汁ごと加えて全体を混ぜ、器に盛る。

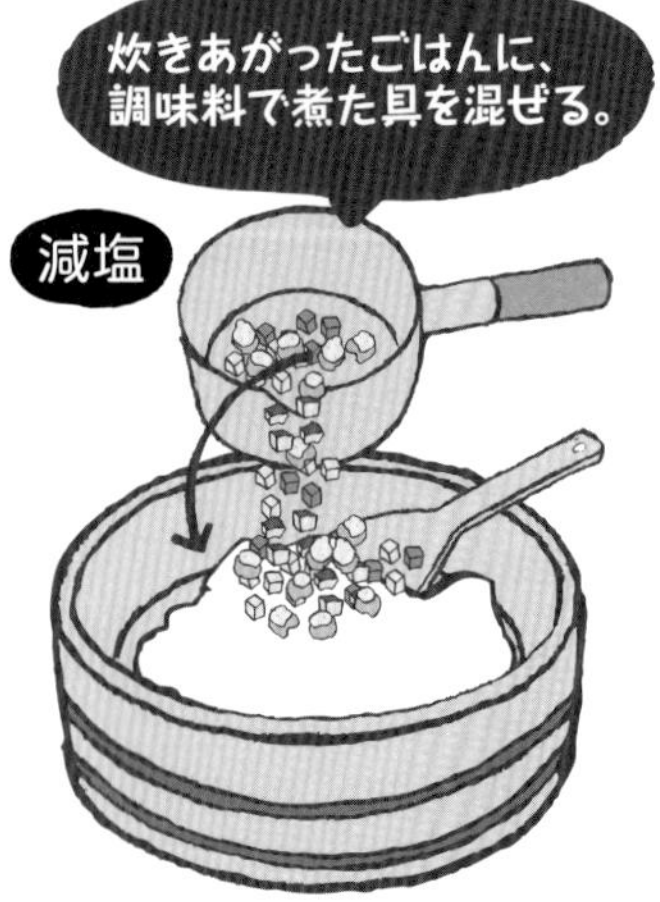
炊きあがったごはんに、調味料で煮た具を混ぜる。
減塩

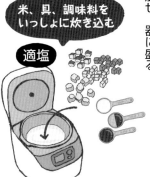

▼▼▼80ページ

きつねうどん 適塩

1人分 エネルギー385kcal 塩分3.2g

材料／1人分

うどん(乾)……70g(ゆでて210g)
油揚げ……15g(1/2枚)
ねぎ……40g(1/2本)
つゆ
　だし……300g(1 1/2カップ)
　しょうゆ……18g(大さじ1) だしの1%塩分
　みりん……18g(大さじ1)
七味とうがらし……適量

作り方

❶うどんはたっぷりの湯(1～1.5ℓ)でパッケージの表記どおりにゆでる。水にとって表面のべたつきを洗い流し、ざるにあげて水けをきる。

❷油揚げは三角形になるように2等分に切る。ねぎは1.5cm幅の斜め切りにする。

❸ 適塩 なべにだし、しょうゆ(18g)みりんを合わせて煮立て、つゆをつくる。

❹ 適塩 小なべに③のつゆ1/4カップと②の油揚げを入れて火にかけ、煮汁がなくなるまで煮る。③の残りのつゆに②のねぎを入れてねぎに火が通るまで煮る。

❺①のうどんに熱湯をかけて温め、湯をよくきって器に盛り、④の具やつゆを盛り七味とうがらしをふる。

きつねうどん 減塩

1人分 エネルギー375kcal 塩分2.2g

材料／1人分

うどん(乾)……70g(ゆでて210g)
油揚げ……15g(1/2枚)
ねぎ……40g(1/2本)
つゆ
　だし……250g(1 1/4カップ)
　しょうゆ……9g(大さじ1/2) だしの0.6%塩分
　みりん……15g(大さじ1弱)
七味とうがらし……適量

作り方

❶うどんはたっぷりの湯(1～1.5ℓ)でパッケージの表記どおりにゆでる。水にとって表面のべたつきを洗い流し、ざるにあげて水けをきる。

❷油揚げは三角形になるように2等分に切る。ねぎは1.5cm幅の斜め切りにする。

❸ 減塩 なべにだし、しょうゆ(9g)、みりんを合わせて煮立て、つゆをつくる。

❹ 減塩 ③のつゆに②の油揚げとねぎを入れてねぎに火が通るまで煮る。

❺①のうどんに熱湯をかけて温め、湯をよくきって器に盛り、④の具やつゆを盛り七味とうがらしをふる。

▼▼▼81ページ

そば（つけそば）つけ焼き添え 適塩

1人分 エネルギー401kcal 塩分2.4g

材料／1人分

そば(乾)……80g(ゆでると200g)
つけつゆ
　だし……100g(1/2カップ)
　しょうゆ……24g(大さじ1 1/3) だしの4%塩分
　みりん……18g(大さじ1)
薬味
　ねぎ(小口切り)……適量
　わさび……適量
　切りのり……適量
つけ焼き
　むきエビ……30g
　ねぎ……30g
　三つ葉……4g
　小麦粉……18g(大さじ2)
　水……30g(大さじ2)
サラダ油……適量

作り方

❶そばはたっぷりの湯(1～1.5ℓ)でパッケージの表記どおりにゆでる。水にとって表面のべたつきを洗い流し、ざるにあげて水けをきる。

❷ 適塩 なべにつけつゆの材料(だし、しょうゆ[24g]、みりん[18g])を合わせて煮立て、つけつゆを作る。

❸つけ焼きを作る。ねぎは5mm厚さの小口切りにし、三つ葉は3cm長さに切り、ボールにエビ、小麦粉、水とともに入れて混ぜ合わせる。

❹フライパンに油をひき、③を2等分して入れ、両面焼いて火を通す。

❺ 適塩 ざるに①のそばを盛り、つけつゆと薬味とつけ焼きを添える。

そば（ぶっかけそば）つけ焼き添え 減塩

1人分 エネルギー388kcal 塩分1.4g

材料／1人分

そば(乾)……80g(ゆでると200g)
かけつゆ
　だし……100g(1/2カップ)
　しょうゆ……12g(小さじ2) だしの2%塩分
　みりん……12g(小さじ2)
薬味
　ねぎ(小口切り)……適量
　わさび……適量
　切りのり……適量
つけ焼き
　むきエビ……30g
　ねぎ……30g
　三つ葉……4g
　小麦粉……18g(大さじ2)
　水……30g(大さじ2)
サラダ油……適量

作り方

❶そばはたっぷりの湯(1～1.5ℓ)でパッケージの表記どおりにゆでる。水にとって表面のべたつきを洗い流し、ざるにあげて水けをきる。

❷ 減塩 なべにかけつゆの材料(だし、しょうゆ[12g]、みりん[12g])を合わせて煮立て、かけつゆを作る。

❸つけ焼きを作る。ねぎは5㎜厚さの小口切りにし、三つ葉は3㎝長さに切り、ボールにエビ、小麦粉、水とともに入れて混ぜ合わせる。
❹フライパンに油をひき、③を2等分して入れ、両面焼いて火を通す。
❺ 減塩 器に①のそばを盛り、つけ焼きをのせて薬味を散らし、食べるときにかけつゆをかける。

▼▼▼82ページ

スパゲティ ナポリタン 適塩

1人分 エネルギー572kcal 塩分2.7g

材料／1人分

スパゲティ（乾）……80g（ゆでると200g※）

具
- 玉ねぎ……60g
- ピーマン……20g
- ロースハム……40g（4枚）

サラダ油……12g（大さじ1）
トマトケチャップ 具の1%塩分……36g（大さじ2）
こしょう……少量
粉チーズ……2g（小さじ1）
パセリ（みじん切り）……少量

※スパゲティのゆで湯
- 水（スパゲティの8～10倍重量）……800g（4カップ）
- 塩（水の0.5%）……4g（小さじ2/3）

作り方

❶ピーマンはへたと種を除き、玉ねぎとともにせん切りにし、ロースハムは細切りにする。
❷フライパンに油をひいて火にかけ、①の具をいためて火を通す。
❸ 適塩 トマトケチャップ（36g）とこしょうを加えていため合わせる。
❹スパゲティを分量の塩を加えたゆで湯で、パッケージの表示どおりにゆでて、湯をきる。
❺③に④のスパゲティを加えていため合わせ、器に盛る。
❻ 適塩 粉チーズをふり、パセリを散らす。

スパゲティ ナポリタン 減塩

1人分 エネルギー521kcal 塩分1.8g

材料／1人分

スパゲティ（乾）……80g（ゆでると200g※1）

具
- 玉ねぎ……60g
- ピーマン……20g
- ロースハム（減塩）※2……40g（4枚）
- ミニトマト……30g（3個）

サラダ油……12g（大さじ1）
トマトケチャップ 具の0.6%塩分……27g（大さじ1 1/2）
こしょう……少量
パセリ（みじん切り）……少量

※1 スパゲティのゆで湯
- 水（スパゲティの8～10倍重量）……800g（4カップ）
- 塩（水の0.5%）……4g（小さじ2/3）

※2 通常のロースハムを使う場合は、1/2量（20g）にする。

作り方

❶ピーマンはへたと種を除き、玉ねぎとともにせん切りにし、ロースハムは細切りにする。
❷フライパンに油をひいて火にかけ、①の具をいためて火を通す。
❸ 減塩 トマトケチャップ（27g）とこしょうを加えていため合わせる。
❹スパゲティを分量の塩を加えたゆで湯で、パッケージの表示どおりにゆでて、湯をきる。
❺③に④のスパゲティを加えていため合わせ、器に盛る。
❺ 減塩 パセリを散らす。

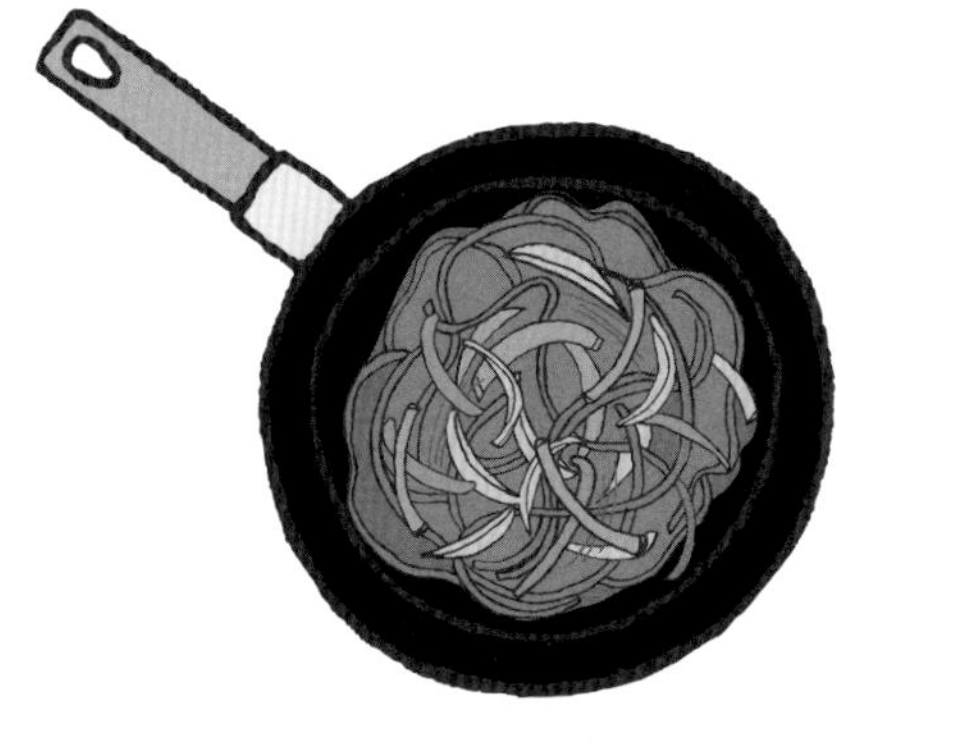

主菜&主食

▼▼▼84ページ

牛丼 適塩

1人分 エネルギー697kcal 塩分1.7g

材料／1人分

- 牛こま切れ肉※……80g
- 玉ねぎ……70g（1/3個）

煮汁
- しょうゆ 具の1.2%塩分……11g（小さじ1 5/6）
- みりん……23g（大さじ1 1/3弱）
- 酒……15g（大さじ1）

ごはん……200g
三つ葉……5g（3本）

※豚こま切れ肉を使って豚丼にしてもよい。

作り方

❶牛肉は3㎝幅に切る。玉ねぎは縦に薄切りにする。三つ葉は刻む。
❷ 適塩 なべに①の玉ねぎと煮汁の材料を入れて火にかけ、玉ねぎに火が通ったら①の牛肉を加えて煮汁をからめるようにして煮詰める。
❸器にごはんを盛り、②をのせて、①の三つ葉を天盛りにする。

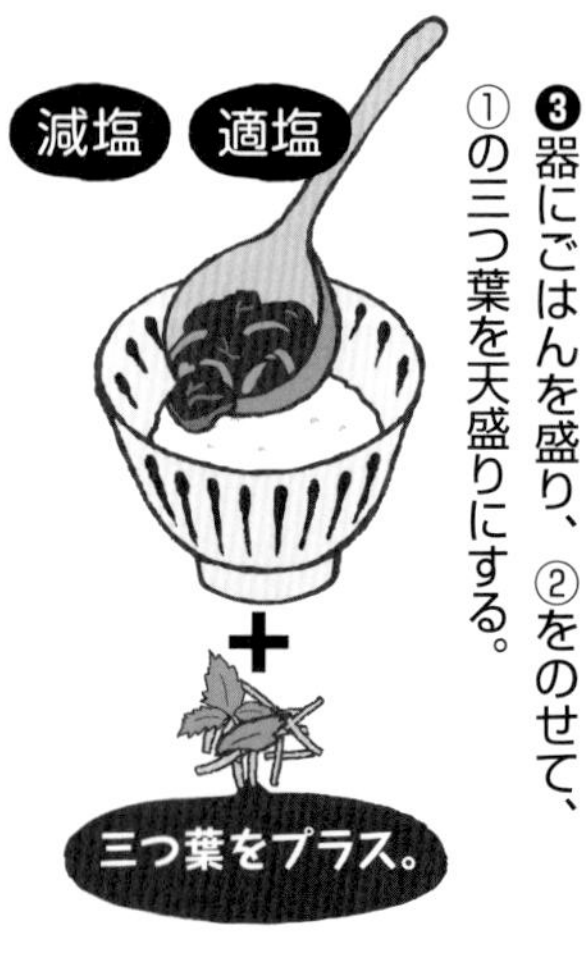

牛丼 減塩

1人分 エネルギー718kcal 塩分1.1g

材料／1人分

- 牛こま切れ肉※……80g
- 玉ねぎ……70g(1/6個)
- サラダ油……4g(小さじ1)
- 煮汁
  - しょうゆ 具の0.8%塩分……7g(小さじ1 1/6)
  - みりん……18g(大さじ1)
  - 酒……15g(大さじ1)
- ごはん……200g
- 三つ葉……5g(3本)

※豚こま切れ肉を使って豚丼にしてもよい。

作り方

❶牛肉は3㎝幅に切る。玉ねぎは縦に薄切りにする。三つ葉は刻む。

❷ 減塩 なべに油を熱し、①の玉ねぎをいためる。しんなりとなったら、①の牛肉を加えていため、肉の色が変わったら煮汁の材料を加えて、煮汁をからめるようにして煮詰める。

❸器にごはんを盛り、②をのせて、①の三つ葉を天盛りにする。

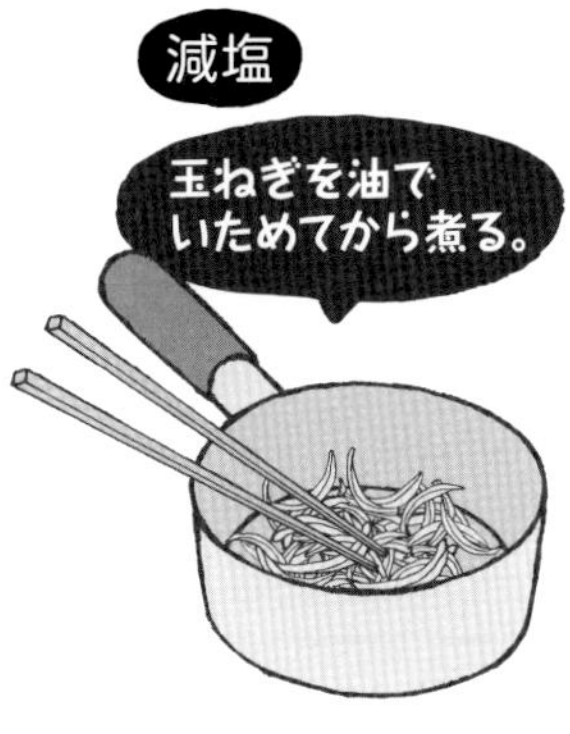

▼▼▼86ページ

ポークカレー 適塩

1人分 エネルギー716kcal 塩分2.3g

材料／2人分

- 豚肩ロース薄切り肉……120g
- 玉ねぎ……120g
- にんじん……60g
- じゃが芋……100g
- サラダ油……12g(大さじ1)
- カレールー(市販品) 具の1%塩分……40g
- 水……400g(2カップ)
- ごはん……400g

作り方

❶ 適塩 玉ねぎは皮をむいてくし型切りにする。

❷豚肉は5㎝長さに切る。にんじんは皮をむいて1㎝厚さのいちょう切りか半月切りにする。じゃが芋は皮をむいて5㎝角に切って水に浸し、ざるにあげて水けをきる。

❸ 適塩 なべに油をひいて中火で熱し、②の豚肉をいためる。肉の色が変わったら①の玉ねぎを加えていため、しんなりとなったら、②のにんじんとじゃが芋を加えていためる。

❹分量の水を加え、沸騰したらアクを除いて、野菜がやわらかくなるまで約15分煮込む。

❺分量のルーを加えて弱火で煮、2～3分して全体を混ぜてとろみがついたら火を消す。

❻器にごはんを盛り、⑤のカレーをかける。

ポークカレー 減塩

1人分 エネルギー705kcal 塩分1.2g

材料／2人分

- 豚肩ロース薄切り肉……120g
- 玉ねぎ……200g
- にんじん……60g
- じゃが芋……100g
- サラダ油……12g(大さじ1)
- カレールー(市販品) 具の0.4%塩分……20g
- カレー粉……6g(大さじ1)
- 水……400g(2カップ)
- ごはん……400g

作り方

❶ 減塩 玉ねぎは皮をむいて縦に薄切りにする。

❷豚肉は5㎝長さに切る。にんじんは皮をむいて1㎝厚さのいちょう切りか半月切りにする。じゃが芋は皮をむいて5㎝角に切って水に浸し、ざるにあげて水けをきる。

❸ 減塩 なべに油をひいて①の玉ねぎをきつね色になるまで中弱火でいためる。②の豚肉を加えていため、肉の色が変わったら、②のにんじんとじゃが芋を加えていためる。全体に油がなじんだらカレー粉を加えていため合わせる。

❹分量の水を加え、沸騰したらアクを除いて、野菜がやわらかくなるまで約15分煮込む。

❺分量のルーを加えて弱火で煮、2～3分して全体を混ぜてとろみがついたら火を消す。

❻器にごはんを盛り、⑤のカレーをかける。

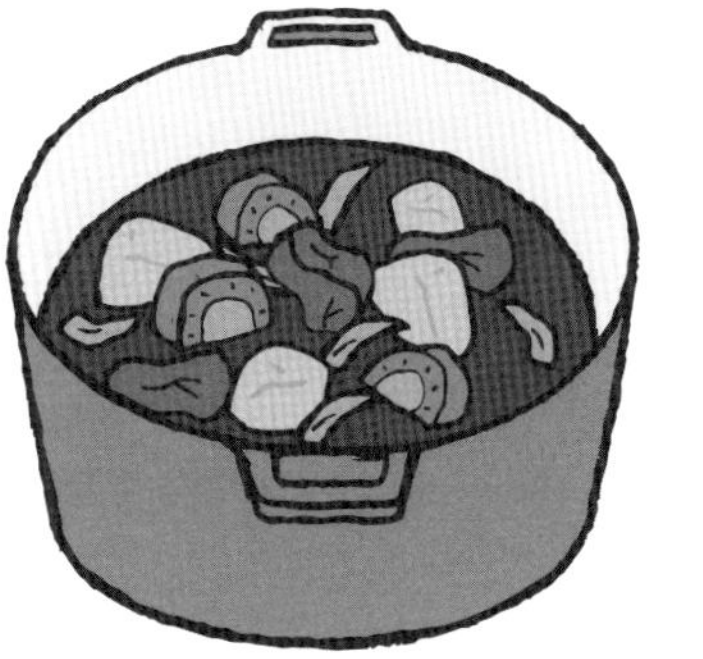

汁物

▼▼▼88ページ

みそ汁 適塩

1人分 エネルギー59kcal 塩分1.3g

材料／2人分

だし……300g（1½カップ）
みそ（淡色辛みそ）……18g（大さじ1） だしの0.7%塩分
油揚げ……16g
えのきたけ……50g
小ねぎ……5g

作り方

❶油揚げは、1cm幅の短冊切りにする。
❷えのきたけは石づきを除き、2cm長さに切る。
❸小ねぎは5mm幅の小口切りにする。
❹適塩 小なべにだしと①の油揚げと②のえのきたけを入れて中火にかけ、煮立ったらみそ（18g）をとき入れ、火を消す。
❺器に盛り、③の小ねぎを散らす。

みそ汁 減塩

1人分 エネルギー53kcal 塩分0.9g

材料／2人分

だし……300g（1½カップ）
みそ（淡色辛みそ）……12g（大さじ⅔） だしの0.5%塩分
油揚げ……16g
えのきたけ……50g
小ねぎ……5g

作り方

❶油揚げは、1cm幅の短冊切りにする。
❷えのきたけは石づきを除き、2cm長さに切る。
❸小ねぎは5mm幅の小口切りにする。
❹減塩 小なべにだしと①の油揚げと②のえのきたけを入れて中火にかけ、煮立ったら弱火にして5分煮て、みそ(12g)をとき入れ、火を消す。
❺器に盛り、③の小ねぎを散らす。

▼▼▼90ページ

吸い物 適塩

1人分 エネルギー51kcal 塩分1.2g

材料／2人分

だし……300g（1½カップ）
塩……1.2g（ミニスプーン1）
しょうゆ……6g（小さじ1）
だしの0.7%塩分
もめん豆腐……80g
えのきたけ……40g
しめじ……40g
しいたけ……40g
ねぎ……20g
しょうが……10g

作り方

❶豆腐はさいの目に切る。きのこは食べやすい大きさに切る。ねぎは5mm幅の小口切りに、しょうがはみじん切りにする。
❷適塩 なべにだしを入れて中火にかけ、煮立ったら①の豆腐ときのことねぎとしょうがを入れ、塩（1.2g）としょうゆ（6g）で調味し、豆腐がゆれたら火を消し、器に盛る。

吸い物 減塩

1人分 エネルギー70kcal 塩分0.6g

材料／2人分

だし……300g（1½カップ）
しょうゆ……6g（小さじ1）
だしの0.3%塩分
もめん豆腐……80g
えのきたけ……40g
しめじ……40g
しいたけ……40g
ねぎ……20g
しょうが……10g
ごま油……4g（小さじ1）

作り方

❶豆腐はさいの目に切る。きのこは食べやすい大きさに切る。ねぎは5mm幅の小口切りに、しょうがはみじん切りにする。
❷減塩 なべにごま油を熱し、①のきのことねぎとしょうがを入れていためる。油がまわったらしょうゆを加えていためる。だしとともに豆腐を入れて豆腐がゆれたら火を消し、ごま油を少量（分量外）垂らし、器に盛る。

▼▼▼92ページ

トマトと卵の中国風スープ 適塩

1人分 エネルギー107kcal 塩分1.4g

材料／2人分

トマト（完熟）……200g（1個）
玉ねぎ……50g（¼個）
きくらげ（もどしたもの）……20g
卵……50g（1個）
サラダ油……6g（大さじ½）
干しエビ……4g（小さじ2）
水……300g（1½カップ）
酒……10g（小さじ2）
塩……2.4g（ミニスプーン2） だしの0.8%塩分
こしょう……少量

作り方

❶適塩 水と干しエビを小なべに入れ中火にかけ、沸騰後5分加熱する。
❷トマトはへたを除いてくし形に切る。玉ねぎもくし形に切る。きくらげは1cm幅に切る。
❸適塩 フライパンに油をひいて強火にかけ、②の玉ねぎときくらげを入れていため、しんなりとなったら②のトマトを加えてさっといため、油が全体にまわったら、①の小なべに入れ、火にかけて5分煮る。

❹ 適塩 ③に調味料（酒、塩［2.4g］、こしょう）を加え、沸騰したらとき卵を細くまわし入れる。卵がふんわり浮かんできたら火を消して器に盛る。

トマトと卵の中国風スープ 減塩

1人分 エネルギー107kcal 塩分0.8g

材料／2人分

- トマト（完熟）……200g（1個）
- 玉ねぎ……50g（1/4個）
- きくらげ（もどしたもの）……20g
- 卵……50g（1個）
- サラダ油……6g（大さじ1/2）
- 干しエビ……4g（小さじ2）
- 水……300g（1 1/2カップ）
- 酒……10g（小さじ2）
- 塩 だしの0.4%塩分……1.2g（ミニスプーン1）
- こしょう……少量

作り方

❶ 減塩 分量の水に干しエビを入れて30分以上おく。小なべに入れ中火にかけ、沸騰後5分加熱する。

❷トマトはへたを除いてくし形に切る。玉ねぎもくし形に切る。きくらげは1cm幅に切る。

❸ 減塩 フライパンに油をひいて強火にかけ、②の玉ねぎときくらげを入れていため、しんなりとなったらとり出す。②のトマトを入れてくずれるくらいまでよくいため、玉ねぎときくらげとともに、①の小なべに入れ、火にかけて5分煮る。

❹ 減塩 ③に調味料（酒、塩［1.2g］、こしょう）を加え、沸騰したらとき卵を細くまわし入れる。卵がふんわり浮かんできたら火を消して器に盛る。

▼▼▼93ページ

ミネストローネ 適塩

1人分 エネルギー164kcal 塩分1.2g

材料／2人分

- 具
  - じゃが芋……80g
  - 玉ねぎ……40g
  - トマト……40g
  - にんじん……20g
  - ベーコンの薄切り……20g
- オリーブ油……8g（小さじ2）
- にんにく（みじん切り）……2g（小さじ1/2）
- 固形ブイヨン（小）……1/3個
- 水……300g（1 1/2カップ）
- ショートパスタ（好みのもの、乾）……20g
- 塩 だしの0.5%塩分……1.5g（小さじ1/4）
- こしょう……少量
- パセリ（みじん切り）……少量

作り方

❶ 適塩 具はすべて1cm角に切る。

❷なべにオリーブ油とにんにくを入れて火にかけ、油が温まったら①の玉ねぎとにんじんとベーコンをいためる。

❸野菜に油がなじんだら、①のトマトを加え、固形ブイヨンと水を加える。

❹沸騰後、中火で10分煮る。

❺ 適塩 パスタと①のじゃが芋を加えて中火で10分煮、塩（1.5g）とこしょうで調味する。

❻火を消し、器に盛ってパセリを散らす。

ミネストローネ 減塩

1人分 エネルギー164kcal 塩分0.9g

材料／2人分

- 具
  - じゃが芋……80g
  - 玉ねぎ……40g
  - トマト……40g
  - にんじん……20g
  - ベーコンの薄切り……20g
- オリーブ油……8g（小さじ2）
- にんにく（みじん切り）……2g（小さじ1/2）
- 固形ブイヨン（小）……1/3個
- 水……400g（2カップ）
- ショートパスタ（好みのもの、乾）……20g
- 塩 だしの0.2%塩分……0.8g（ミニスプーン2/3）
- こしょう……少量
- パセリ（みじん切り）……少量

作り方

❶ 減塩 具はすべて1.5cm角に切る。

❷なべにオリーブ油とにんにくを入れて火にかけ、油が温まったら①の玉ねぎとにんじんとベーコンをいためる。

❸野菜に油がなじんだら、①のトマトを加え、固形ブイヨンと水を加える。

❹沸騰後中火で10分煮る。

❺ 減塩 パスタと①のじゃが芋を加えて中火で20分煮、塩（0.8g）とこしょうで調味する。

❻火を消し、器に盛ってパセリを散らす。

適塩 減塩

ミネストローネの具（2人分）

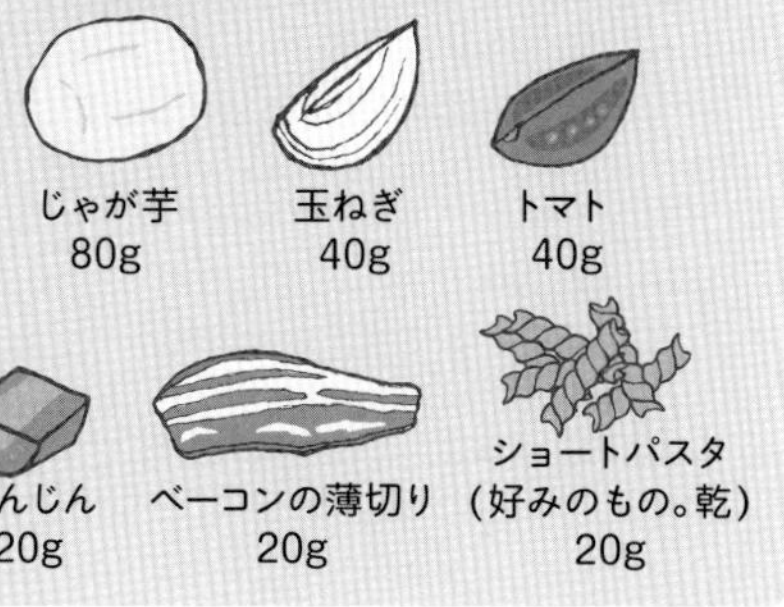

絵で見てわかる
定番おかずをおいしく減塩
——計量スプーンでできる 味つけのコツ——

著者 **松田康子**（まつだやすこ）

女子栄養大学調理学研究室教授。「調理操作による食塩、カリウムの変化」「家庭における食べられ方の変化」「肉類の加熱における余熱の影響」などの研究に携わる。

おもな著作に、『調理法の簡便化が食味に及ぼす影響 3報』（日本調理科学会誌、32（1）他）、『1974年から1984年の家庭における喫食料理品目の変化 2報』（女子栄養大学栄養科学研究所年報、2号他）、『肉類の加熱における余熱の有効利用』（日本調理科学会誌、44（1））、『第7版 調理学実習 基礎から応用』『家庭料理技能検定公式ガイド 1級 準1級 2級 筆記試験編』『家庭料理技能検定公式ガイド 1級 準1級 2級 実技試験編』（すべて女子栄養大学出版部）、『調理学 健康・栄養・調理』（アイ・ケイコーポレーション）、『新版 調理学』（光生館）、などがある。

著者 松田康子
絵 横田洋子（木本直子14～15、19、30～31ページ）
料理 松田康子 奥嶋佐知子 駒場千佳子
料理作成補助 礒菜穂子 高見朋子 中摩慶子
撮影 中村淳
デザイン 横田洋子
校正 くすのき舎
栄養価計算 女子栄養大学出版部

発行 2017年9月28日 初版第1刷発行

発行者 香川明夫
発行所 女子栄養大学出版部
〒170-8481
東京都豊島区駒込3-24-3
電話 03-3918-5411（営業）
03-3918-5301（編集）
ホームページ http://www.eiyo21.com
振替 00160-3-84647

印刷・製本 大日本印刷株式会社

ISBN978-4-7895-4747-5